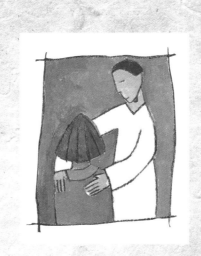

CHINESE KRUIDEN-GEHEIMEN

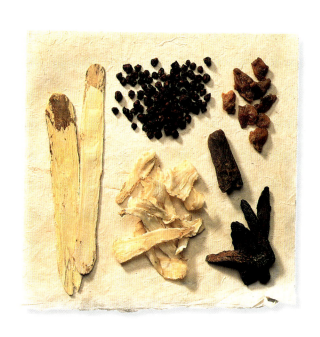

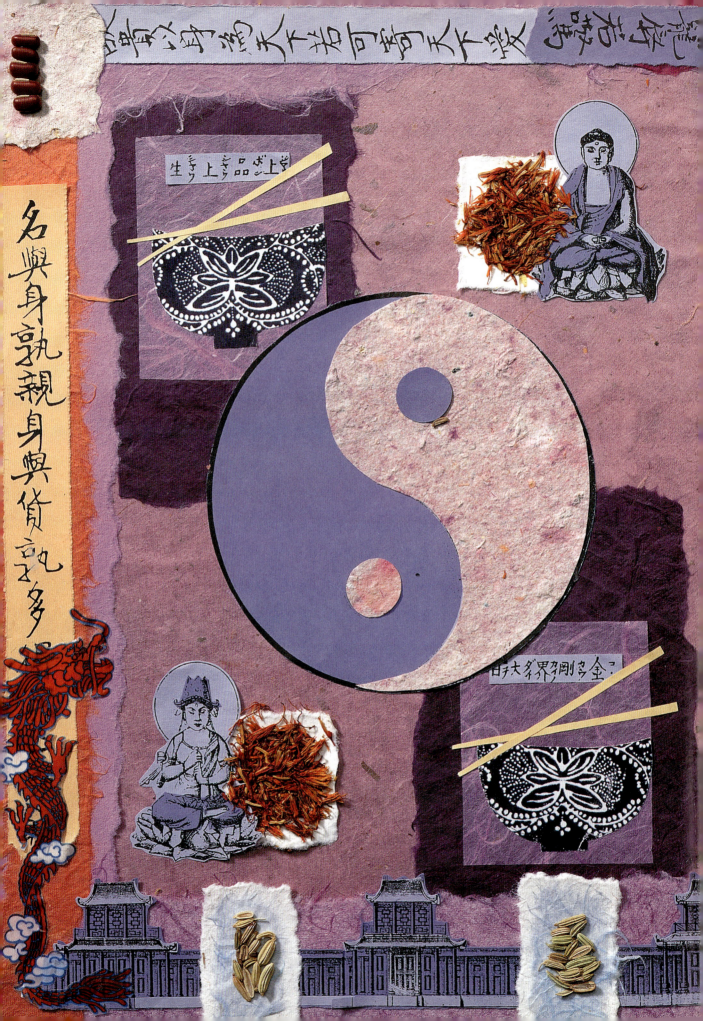

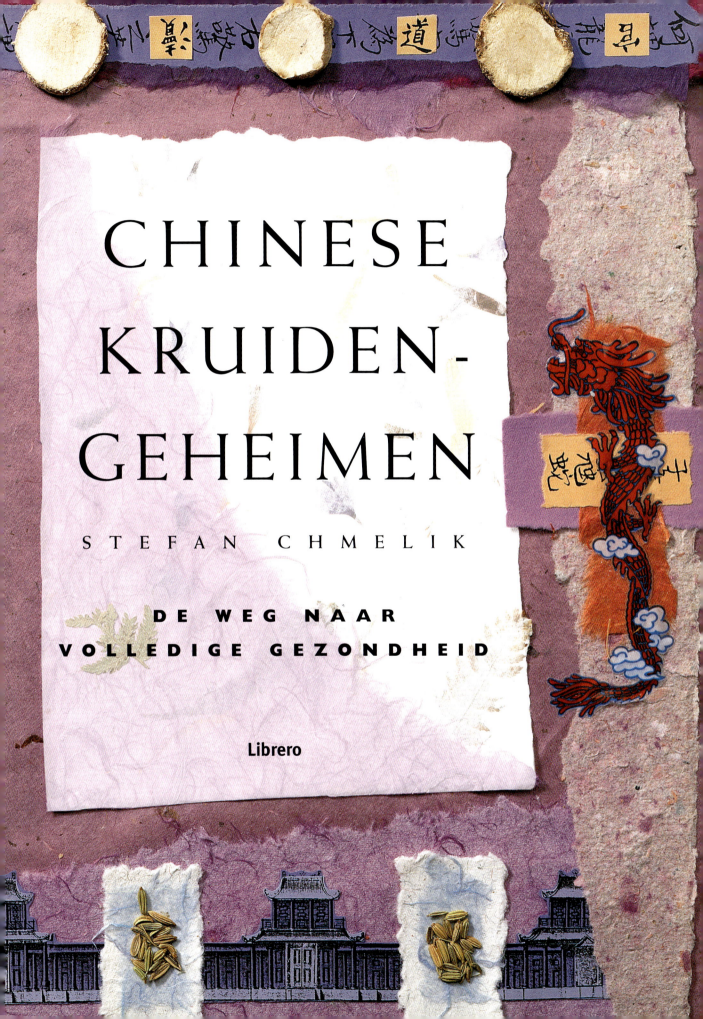

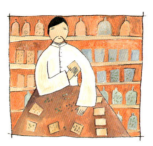

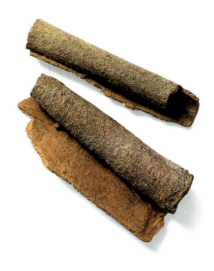

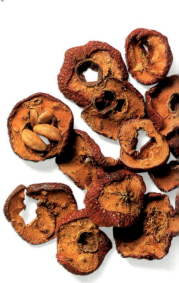

Oorspronkelijke titel: Chinese herbal secrets. The key to total Health
© 2000 Librero b.v. (Nederlandstalige editie),
Postbus 79, 5320 AB Hedel
© 1999 The Ivy Press Limited

Lay-out: Peter Bridgewater
Illustraties: Pip Adams, Pauline Allen, Michaela Blunden, Mike Courtney, Lorraine
Harrison, Andrew Kulman, Katty McMurray, Rhian Nest James
Foto's: Guy Ryecart
Redactie en productie: TextCase, Groningen
Vertaling: Carla Weis
Zetwerk: Niels Kristensen

Distributie Vlaanderen: Boeken Diogenes bvba,
Paulus Beyestraat 135, 2100 Deurne

Printed in China

ISBN 90 5764 099 6

10 9 8 7 6 5 4 3 2 1

Alle rechten voorbehouden

INHOUD

Voorwoord 6

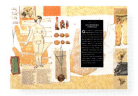

DEEL 1 **ONTDEK UZELF** 8
Hoe werkt de Chinese geneeskunde? 10
Gebruik van dit boek 12
Een holistische kijk 14
Qi – de levenskracht 16
Bepaal uw qi 18
Yin en yang 20
De vijf elementen en hun associaties 22
Vind uw element 24
De acht condities 30
De seizoenen en uw gezondheid 34
De twaalf organen 38
Damp, Slijm en Voedselstagnatie 42
Diagnostische methoden 46
Zelfdiagnose 56
Alles samengevoegd 58

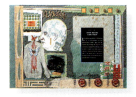

DEEL 2 **HOE KRUIDEN KUNNEN HELPEN** 62
De behandeling van de afzonderlijke organen 64
De spijsvertering 66
De vochthuishouding 68
Hart en ademhaling 70
Huid, haar en nagels 72
Pijn en stijfheid 74
Allergieën 78
Gezondheid: de vrouw 80
Gezondheid: de man 86
Baby's en kinderen 88
Emotionele zaken 90
Ontgifting 94
Het medicijnkastje 97

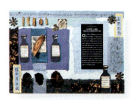

DEEL 3 **KRUIDEN EN HUN EIGENSCHAPPEN** 98
Wanneer is voedsel medicijn? 100
Chinese kruiden 102
China en thee 142
Ginseng – het keizerskruid 144

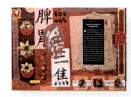

DEEL 4 **NUTTIGE KRUIDENRECEPTEN** 146
De kunst van de Chinese kruidenreceptuur 148
Voedsel 160
Medicinale wijn 162
Crèmes en zalven 164

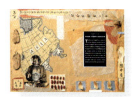

DEEL 5 **UW GOEDE GEZONDHEID** 166
Geschiedenis van de oosterse geneeskunst 168
Moderne ontwikkelingen 169
Feng Shui 170
Gezond blijven 172
Voeding 174
Giftige stoffen vermijden 176
Hoe een Chinese arts werkt 178
Wanneer een arts raadplegen? 180

Begrippenlijst 182
Leveranciers 184
Aanvullende literatuur 185
Register van trefwoorden en kruiden 186
Dankbetuiging 192

VOORWOORD

DE VRAAG die patiënten mij het meest stellen als ze meer over mij willen weten, is "hoe raakte u verzeild in de Chinese geneeskunde?" Een begrijpelijke vraag, want voor de meesten van ons is Chinese geneeskunde cultureel bepaald, en mensen die mij voor het eerst ontmoeten, zijn vaak verbaasd dat ik geen Chinees ben (vreemde namen werken blijkbaar verwarrend).

Voor mij was de bestudering van deze oeroude geneeskunde het logische vervolg van een proces dat begon toen ik een kind was. Thuis werd ons gezin altijd al behandeld met onconventionele geneeswijzen en mijn ouders waren geïnteresseerd in oosterse filosofieën. Toen ik de sprong waagde en besloot Chinese geneeskunde te studeren, voelde dat als een thuiskomen: ik vond de opvattingen logisch, verstandig en begrijpelijk – wat ik niet zozeer vind van de moderne wetenschap.

Ik ben erachter gekomen dat dit ook voor de patiënten geldt. De Chinese geneeskunde verschaft een begrijpelijk kader dat het patroon van symptomen verklaart –vaak voor het oog willekeurig– waar men aan kan lijden. Dit kan opbeurend werken voor de patiënt, die misschien voor de eerste keer in zijn leven de werkelijke aard van zijn ziekte begrijpt.

Hopelijk verschaft dit boek u deze informatie. Er bestaat een subtiel grensgebied tussen enerzijds de oprechte behoefte van de arts potentieel schadelijke werkwijzen en substanties te willen beheersen en het in stand houden van een geheimhouding die erop gericht is het ambt in raadselen te hullen. Dit wordt weerspiegeld in het feit dat er in China altijd al een hiërarchie heeft bestaan in de behandeling, van de arts die 'blootsvoets' ging tot de hofarts. De meeste Chinezen en Aziaten hebben een elementaire kennis van huismiddeltjes, die wij in het Westen grotendeels kwijt zijn. Dit boek is bedoeld om iets van deze kennis terug te geven aan de patiënt en geeft tegelijkertijd mensen advies wanneer ze professioneel advies moeten zoeken.

Ik raad u sterk aan een arts te consulteren die de Chinese geneeskunst praktizeert, ook al bent u van plan uzelf te behandelen. Bij regelmatig bezoek kan degene zo oog houden op wat u doet en kunt u vragen stellen over uw zelfmedicatie. Dit is ook de beste manier om aan kruiden te komen. Een arts die geregistreerd staat bij een officiële instantie voor Chinese kruidengeneeskunde, is de aangewezen persoon voor het geven van informatie over welke leveranciers de beste kwaliteit leveren. Dit is beter dan kruiden aan te schaffen in niet-geregistreerde winkeltjes, waar herkomst en samenstelling niet gecontroleerd worden.

Zelfmedicatie kent vele vormen. Het werd vanouds als een mislukking beschouwd wanneer een arts zijn toevlucht nam tot medicijnen; men bleef gezond door goede leefgewoonten en het in balans houden van alle aspecten van iemands leefwijze.

Naast het geven van informatie over kruiden die specifieke aandoeningen behandelen, wordt daarom een groot gedeelte van dit boek besteed aan voedsel, beweging en andere aspecten van een gezonde leefwijze. Iedereen kan hiermee invloed uitoefenen op zijn of haar huidige en toekomstige gezondheid; de doelen zijn vaak gemakkelijk te bereiken en de methoden goedkoop – of zelfs gratis.

HOE GEBRUIK IK DIT BOEK?

Chinese filosofie en geneeskunde zijn een geheel nieuwe manier van wereldbeschouwing. Wanneer u dit allemaal nieuw in de oren klinkt, dan raad ik u aan dit boek op traditionele wijze te lezen: begin bij het begin en eindig aan het eind. De informatie staat in een logische volgorde, zodat de vragen die in het ene deel aan de orde komen, in het volgende deel beantwoord worden. Ik wil benadrukken dat het tijd kost de ideeën te begrijpen; waarschijnlijk leidt simpelweg lezen niet tot een volledig begrip. Ik heb ervaren dat een juist perspectief en inzicht pas na verloop van tijd bereikt worden. Neem de tijd en geniet – lees de afzonderlijke delen zo vaak u wilt en lees ze indien nodig nog eens na.

DEEL EEN: ONTDEK UZELF

Hier treft u alle beginselen van de oosterse geneeskunde aan – qi, yin-yang, de vijf elementen, de Chinese opvatting van de seizoenen, de acht condities, de twaalf organen en de beginselen van zelfdiagnose.

DEEL TWEE: HOE KRUIDEN KUNNEN HELPEN

Dit deel presenteert de problemen waardoor elk lichaam getroffen kan worden en geeft een aantal kant-en-klare kruidenremedies die van pas komen in een medicijnkastje.

DEEL DRIE: KRUIDEN EN HUN EIGENSCHAPPEN

Een gedetailleerd overzicht van kruiden, onderverdeeld in categorieën naar gelang hun werking. Speciale aandacht wordt besteed aan thee en ginseng.

DEEL VIER: NUTTIGE KRUIDENRECEPTEN

Dit deel geeft informatie over het combineren van kruiden voor specifieke aandoeningen. U vindt hier recepten voor elk seizoen en hoofdstukken over medicinale wijn en het bereiden van crèmes en zalfjes.

DEEL VIJF: UW GOEDE GEZONDHEID

Chinezen hebben altijd gestreefd naar gezondheid en een lang leven; hier krijgt u informatie over hoe u deze traditionele ideeën in de moderne tijd kunt toepassen. Dit deel verklaart de ziekten die door het milieu worden veroorzaakt en hoe u ze kunt vermijden en ook is er aandacht voor Feng Shui en gezond voedsel. Verder vindt u hier meer informatie over de Chinese geneeskunde, zoals de voorgeschiedenis en moderne ontwikkelingen, en belangrijke aanwijzingen voor wanneer u een professionele genezer moet raadplegen.

STEFAN CHMELIK

LONDEN, NOVEMBER 1998

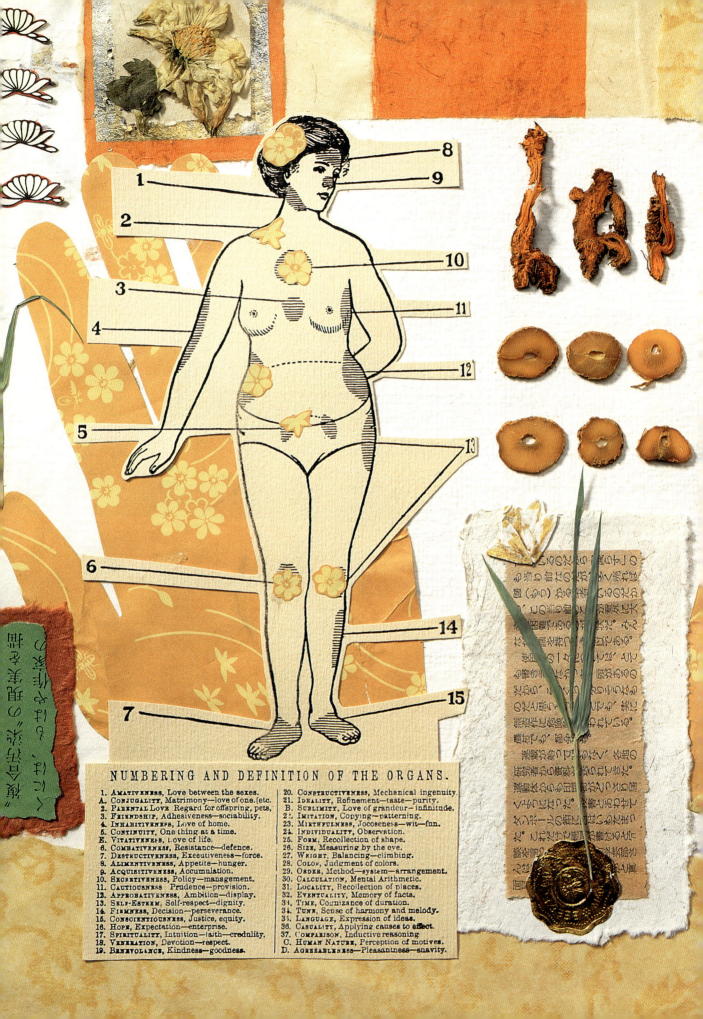

DEEL EEN

ONTDEK UZELF

Een goede gezondheid is meer dan de afwezigheid van ziekte. Er zijn genoeg mensen die zelden een arts zien, als ze er al een zien, maar dat betekent niet automatisch dat ze gezond zijn in de ware zin van het woord. Ware gezondheid veroorzaakt een gevoel van vreugde en bevrediging, van levensvreugde; het is geheel aan onszelf om dat te bereiken. De vele verschillende facetten van ons leven dragen bij aan onze algehele gezondheid. De Chinese geneeskunde kijkt naar het grote geheel en wijst erop dat we medische problemen daar niet los van kunnen zien.

Dit deel schetst de grondbeginselen van de Chinese geneeskunde, die een geheel andere benadering is dan de conventionele westerse geneeskunde.

ONTDEK UZELF

HOE WERKT DE CHINESE GENEESKUNDE?

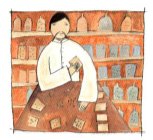

BOVEN **De traditionele Chinese geneeskunde kent duizenden kruiden.**

De Chinese geneeskunde is tot bijna vijfduizend jaar terug te voeren, naar de tijd van Shen Nong (de Goddelijke Boer) en Huang Di (de Gele Keizer). De grondslagen werden gelegd in een tijd dat de mens dichter bij de natuur en de wisseling van de seizoenen leefde – meer dan wij vandaag de dag. Men geloofde dat de energiestroom, een nauwe verbondenheid met de fundamentele elementaire krachten, en de invloed van hitte en kou van grote invloed waren op het menselijk welbevinden.

De basisbegrippen

YIN EN YANG

Yin-yang is de manier waarop de oude Chinezen de krachten beschreven die ze in de wereld om zich heen zagen. Het begrip is overal op toe te passen, de werking van het menselijk lichaam inbegrepen. De opvatting is dat alles is gebaseerd op twee tegengestelde krachten in verschillende stadia. Water kan bijvoorbeeld kokend heet of ijskoud zijn en alle temperaturen daartussenin. Yin-yang is een relatief concept: iets is yin of yang in vergelijking met iets anders.

DE VIJF ELEMENTEN

De vijf elementen –Vuur, Aarde, Metaal, Hout en Water– zijn gewoon een andere manier (naast yin-yang) om natuurlijke krachten te beschrijven. Ze worden gebruikt om de natuurlijke omgeving en het lichaam aan te duiden, waarbij elk element bepaalde organen en lichaamsfuncties bestuurt. Elk element wordt geassocieerd met een smaak, kleur, seizoen, richting en vele andere aspecten en kan aangepast worden aan lichaamstype en persoonlijkheid.

De vijf elementen zijn nauw met elkaar verbonden, wat ook hun oorsprong weergeeft. Water laat bijvoorbeeld in de lente de planten groeien die voor Hout zorgen, dat op zijn beurt door Vuur in de zomer vernietigd wordt om tot as en Aarde terug te keren. Aarde is de bron van erts waar Metaal uit voortkomt, dat door zijn koude structuur condensatie veroorzaakt dat verschijnt als Water.

DE TWAALF ORGANEN

Elk orgaan heeft een aantal functies, lichaamsgebieden die het bestuurt, en een kanaal of meridiaan waarlangs de acupunctuurpunten liggen. Deze 'organen' moet men niet verwarren met die van de moderne anatomie en de westerse geneeskunde. Ze worden daarom meestal met een hoofdletter geschreven. De Zang of massieve organen zijn de Lever, het Hart, de Milt, de Longen en de Nieren. De Fu of holle organen zijn de Galblaas, Dunne Darm, Maag, Dikke Darm en Blaas. De andere twee organen zijn het Pericardium (de beschermende laag van het hart) en de Drievoudige Verwarmer of San Jiao, die de verdeling van Hitte en Water controleert.

QI

Qi betekent energie of vitale kracht. Het is de potentiële energie van alle levende dingen. De kracht van onze qi bepaalt onze vitaliteit en is de katalysator van alle lichaamsprocessen. Qi laat het bloed stromen en het bloed voedt de organen om qi te produceren. We hebben allemaal diverse soorten qi en de belangrijkste stap om uw gezondheid te beschermen, is het koesteren en verzorgen ervan.

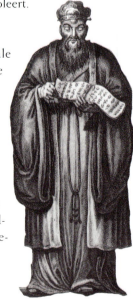

HOE WERKT DE CHINESE GENEESKUNDE

ZIE OOK Yin en yang *blz.* 20-21, De vijf elementen *blz.* 22-29, De twaalf organen *blz.* 38-41

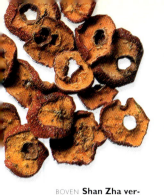

BOVEN **Shan Zha** verlaagt de bloeddruk en helpt bij spijsvertering

SHAN ZHA

BLOED EN DE DRIE SCHATTEN

Het Bloed is de vertegenwoordiging van alle bevochtigende, voedende en verkoelende lichaamsprocessen en werkt samen met qi om gezondheid en geluk te bewaren. Bloed verzorgt de organen, vooral de hersenen, Hart en Lever.

Jing of 'essence' is nauw verbonden met erfelijke qi (*zie blz. 19*), herstellende energie en de Nieren. Net als met qi helpt de jing-kracht –de energie waarmee we zijn geboren– ons bij het vaststellen van onze fundamentele constitutie. Net als Bloed bevochtigen en voeden de lichaamsvloeistoffen (Jin Ye) het lichaam, stromend vanuit de Maag door alle organen. Balansverstoring van lichaamsvloeistoffen wordt in verband gebracht met vocht en slijm. De shen (geest of ziel) resideert in het Hart en verstoring leidt tot slapeloosheid, verwarring en angst. Jing, qi en shen zijn de 'drie schatten'.

DE ACHT CONDITIES

Ook wel de 'acht principes' genoemd. De acht condities zijn specifiek geneeskundige concepten waar dieper wordt ingaan op de ideeën achter yin-yang. Ze bestaan uit vier paren tegengestelde krachten: yin-yang, heet-koud, vol-leeg, intern-extern en kunnen worden omschreven als vol (een teveel aan iets), leeg (een tekort aan iets), intern (innerlijke oorzaken), extern (externe oorzaken), heet (ziekten met hittesymptomen) of koud (ziekten met koudesymptomen). Een symptoom of ziekte kan meerdere van deze eigenschappen hebben.

DAMP EN ANDERE KWADEN

Ziekte is óf het gevolg van externe oorzaken (de zes kwaden: Wind, Koude, Vuur, Zomerhitte, Droogte en Vocht) óf van innerlijke disharmonie tussen de organen en de daarbij behorende emoties, vaak gerelateerd aan een verstoorde balans in de orgaanenergie. Ook emoties worden beschouwd als belangrijke ziekteveroorzakers. Een van de voornaamste oorzaken van een verstoorde balans is damp (net als water dat op een verkeerde plek naar binnen is gelekt). Damp heeft ook de neiging met elk beetje hitte ontstekingssymptomen te veroorzaken. De Chinese opvatting van slijm is een verslechtering van een probleem dat door damp wordt veroorzaakt.

LINKS **Confucius (551-479 v.Chr.)** besprak in zijn geschriften het belang van de vijf elementen.

HOE WERKEN DE MERIDIANEN

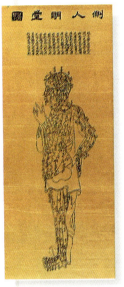

BOVEN **Meridianen worden met organen geassocieerd en bij acupunctuur gebruikt.**

De Chinese geneeskunde beschrijft een complex systeem van meridianen of 'kanalen', denkbeeldige lijnen die verschillende punten op het lichaam verbinden. Het meridiaansysteem verspreidt qi, bloed en vloeistoffen. Elke meridiaan heeft dezelfde therapeutische en diagnostische associatie als een bepaald lichaamsorgaan. Er zijn twee soorten kanalen: de normale kanalen (meestal Jing Mai genoemd), en de kleine zijtakjes daarvan – Luo Mai.

Er zijn veertien hoofdmeridianen: één voor elk orgaan, plus de leidende (Du Mai) en de ontvangende (Ren Mai) vaten. Elke hoofdmeridiaan heeft collaterale kanalen.

De meridianen worden vernoemd naar hun bijbehorend orgaan (bijvoorbeeld de longmeridiaan) of naar hun functie (bijvoorbeeld het vat van conceptie). De acupunctuurpunten zijn op verschillende afstanden langs deze kanalen gesitueerd. Voorbeeld: de hartmeridiaan heeft maar negen punten, terwijl de blaasmeridiaan er 67 heeft.

De qi circuleert voortdurend door de kanalen en zijtakken, en acupunctuur maakt gebruik van de verschillende punten om deze stroom te stimuleren en te regelen.

ONTDEK UZELF

GEBRUIK VAN DIT BOEK

Dit boek is onderverdeeld in vijf gedeelten en is opgezet om op een gemakkelijke manier bekend te raken met de Chinese geneeskunde. U maakt eerst kennis met belangrijke ideeën en theorieën van deze tak van geneeskunde en krijgt daarna gedetailleerde informatie over symptomen, behandelingen en kruideneigenschappen.

Uw vijfstappengids

Deel een verklaart de ideeën achter de Chinese geneeskunde. Deel twee bespreekt behandelingen, waarbij informatie wordt gegeven over ziekten en hun symptomen. Deel drie geeft informatie over Chinese en westerse kruiden.

Deel vier gaat verder met het geven van combinaties van kruiden in de vorm van recepten, waardoor u een behandeling kunt kiezen. Deel vijf gaat over preventieve gezondheidsmaatregelen en geeft een beknopte geschiedenis van de Chinese geneeskunde.

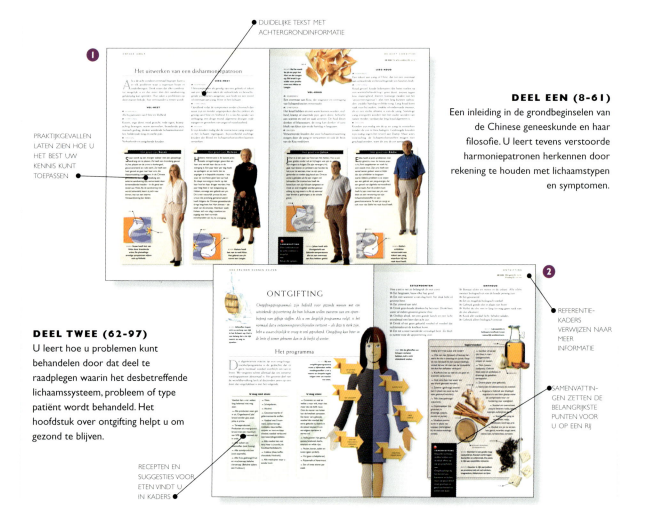

DUIDELIJKE TEKST MET ACHTERGRONDINFORMATIE

PRAKTIJKGEVALLEN LATEN ZIEN HOE U HET BEST UW KENNIS KUNT TOEPASSEN

DEEL EEN (8-61)
Een inleiding in de grondbeginselen van de Chinese geneeskunde en haar filosofie. U leert tevens verstoorde harmoniepatronen herkennen door rekening te houden met lichaamstypen en symptomen.

DEEL TWEE (62-97)
U leert hoe u problemen kunt behandelen door dat deel te raadplegen waarin het desbetreffende lichaamssysteem, probleem of type patiënt wordt behandeld. Het hoofdstuk over ontgifting helpt u om gezond te blijven.

RECEPTEN EN SUGGESTIES VOOR ETEN VINDT U IN KADERS

REFERENTIEKADERS VERWIJZEN NAAR MEER INFORMATIE

SAMENVATTINGEN ZETTEN DE BELANGRIJKSTE PUNTEN VOOR U OP EEN RIJ

GEBRUIK VAN DIT BOEK

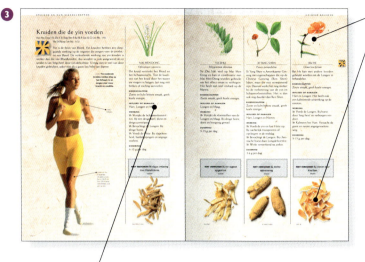

ELKE INGANG TOONT EEN ILLUSTRATIE VAN DE BLOEM EN EEN FOTO VAN HET GEDROOGDE KRUID

DEEL DRIE (98-145)

Een gids van de belangrijkste kruiden, waar eigenschappen en werking zijn vermeld, met aanbevolen dosering. De kruiden staan gegroepeerd rondom het gebied waar ze werkzaam zijn – zoals hiernaast de kruiden die de yin voeden.

VAN ELK KRUID VINDT U EEN LIJST MET EIGENSCHAP-PEN, WERKING EN VEILIGE DOSERING

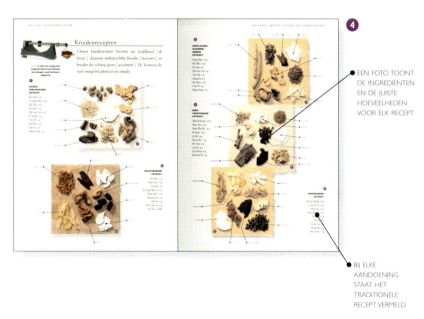

DEEL VIER (146-165)

Gedetailleerde informatie over hoe u verschillende kruidenrecepten kunt maken. Met onder andere heerlijke recepten die de elementen weer in evenwicht brengen en andere manieren van kruidengebruik, zoals opwekkende wijnen en uitwendige preparaten.

EEN FOTO TOONT DE INGREDIËNTEN EN DE JUISTE HOEVEELHEDEN VOOR ELK RECEPT

BIJ ELKE AANDOENING STAAT HET TRADITIONELE RECEPT VERMELD

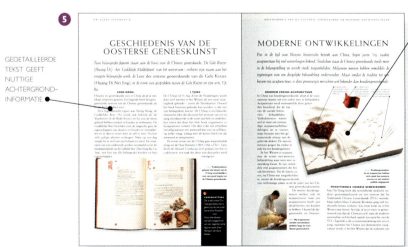

GEDETAILLEERDE TEKST GEEFT NUTTIGE ACHTERGROND-INFORMATIE

DRIEDIMENSIONALE ILLUSTRATIES BIEDEN EEN GOEDE VISUELE UITLEG

DEEL VIJF (166-175)

Een korte geschiedenis van de Chinese geneeskunde en informatie over Feng Shui. Strategieën om de kwaliteit van het dagelijks leven te verhogen, waaronder een verstandig oefenschema en een goed voedingspatroon.

ONTDEK UZELF

EEN HOLISTISCHE KIJK

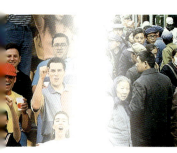

BOVEN **Oost en West zijn zeer verschillend, maar we kunnen veel van de Chinese geneeskunde leren.**

'Holistische geneeskunde' is een term die wereldwijd door miljoenen mensen wordt gebruikt. Denk eens na wat het woord voor u betekent, waarbij u voor ogen houdt dat het afkomstig is van het Engelse 'whole', geheel. Mijn gevoel zegt me dat een holistische kijk betekent dat je alle aspecten tezelfdertijd beschouwt. Voor u betekent dit dat elk deel van u —uw fysieke, emotionele en spirituele dimensies— even belangrijk zijn, en elke verstoring daarvan tot ziekte kan leiden.

Holistische versus allopathische geneeskunde

Holistische geneeskunde houdt rekening met lichaam en geest, voeding en beweging, leefwijze en relaties, werk en vrije tijd, prestaties en problemen. Misschien hebt u pijn in uw been, hoofdpijn of last van stress – niets staat echter op zichzelf. De Chinese geneeskunde volgt dit holistische principe.

De allopathische geneeskunde (de conventionele westerse behandelmethode bij ziekte) van uw huisarts betekent een meer symptomatische benadering. Ziekte wordt bestreden met medicijnen die een tegenovergestelde werking hebben – koorts wordt behandeld met koortsverlagende medicijnen, of pijnstillers worden gegeven voor een zere rug.

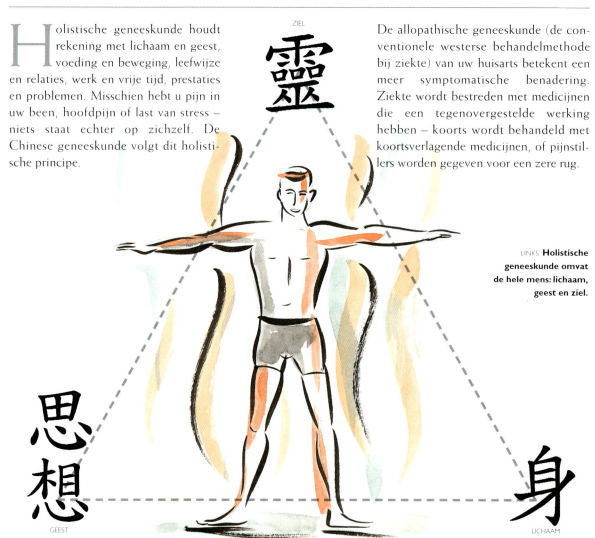

LINKS **Holistische geneeskunde omvat de hele mens: lichaam, geest en ziel.**

EEN HOLISTISCHE KIJK

ZIE OOK De Chinese methode van diagnose *blz. 46-55*. Geschiedenis van de oosterse geneeskunst *blz. 168-169*

WAT IS CHINESE GENEESKUNDE?

In dit hele boek verwijs ik naar Chinese geneeskunde als 'traditioneel' en de conventionele westerse geneeskunde als 'allopathisch'. Ik beschouw Chinese geneeskunde niet als 'alternatieve geneeskunde', 'niet-conventionele geneeskunde' en ook niet als 'complementaire geneeskunde', omdat het een geneeskundig systeem betreft dat al duizenden jaren toegepast wordt, zoals Ayurveda en Tibetaanse geneeskunde, en dat men overal zal blijven gebruiken. Over het algemeen zijn dit de eroude ware 'traditionele' geneeskundige systemen.

DE ALLOPATHISCHE BENADERING

Laten we het geval bekijken van mijnheer Jansen, die een maagzweer heeft. Een allopathische arts onderzoekt zijn ziekte en de symptomen en zou meer aandacht voor de maagzweer hebben dan voor de arme mijnheer Jansen.

In de Chinese geneeskunde wordt zijn maagzweer gezien als een uiting van disharmonie in mijnheer Jansen als geheel. De behandeling is gericht op de oorzaak van de zweer, zoals nagaan waarom hij te veel maagzuur afscheidde of de bron van de bacterie vinden die de zweer veroorzaakt.

DE CHINESE ZIEKTEBENADERING

Volgens de Chinese geneeskunde is ziekte een gevolg van een disharmonie in het lichaam. Het concept van lichaamsorganen verschilt volkomen van die van de westerse geneeskunde. Organen worden meer gezien volgens hun waarneembaar functioneren dan in de letterlijke functie waar ze in de westerse geneeskunde bekend om staan. Daarom worden de twaalf voornaamste organen onderscheiden met een hoofdletter wanneer er in de Chinese geneeskunst naar verwezen wordt: Milt (Chinees) of milt (westers). Dit systeem wordt ook bij de andere belangrijke organen gebruikt, zoals de Geest en het Bloed. Voor meer informatie zie *blz. 38-41*.

WIE BIEDT EEN HOLISTISCHE BEHANDELING?

Ik wil hier benadrukken dat het relatieve 'holisme' van een arts meer wordt bepaald door houding dan door het toegepaste geneeskundig systeem. Ik heb veel allopathische artsen ontmoet die de problemen van hun patiënten oprecht onderzoeken; er zijn ook veel (alternatieve) artsen die eigenlijk alleen symptoomonderzoek uitvoeren.

LINKS Net als het verschil tussen een echt mens en zijn kartonnen evenbeeld, hanteert de Chinese geneeskunde bij gezondheidsproblemen een driedimensionale aanpak, in plaats van een 'platte' eenduidige benadering.

Twee behandelwijzen

CHINEES	ALLOPATHISCH
Traditioneel.	Conventioneel.
Begrijpelijk beeld van de patiënt wordt nauwgezet opgebouwd door de arts.	Patiënt wordt waarschijnlijk alleen maar bekeken in termen van zijn of haar ziekte.
Behandelt de hele persoon, niet alleen de ziektesymptomen.	Behandelt gewoonlijk alleen ziektesymptomen en niet de hele persoon.

SAMENVATTING
Slechte gezondheid is het gevolg van een balansverstoring.
—
De holistische benadering van de Chinese geneeskunde gaat veel verder dan de fysiologie van de westerse geneeskunde.

De Chinese geneeskunde wordt al duizenden jaren gepraktizeerd. Ze is gebaseerd op het taoïsme, dat het één zijn van alles benadrukt, de onscheidbaarheid van vaste stof en energie en het feit dat er voor alle verschijnselen en ervaringen een gemeenschappelijke bron is. De Chinezen zeggen dat "de verlichte eet wanneer hij honger heeft en slaapt wanneer hij moe is". Dit betekent een leven in harmonie met de energie van de seizoenen en de eisen van uw geest en lichaam, waardoor u uw gezondheid bevordert.

QI ~ DE LEVENSKRACHT

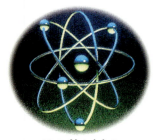

BOVEN **Net als het atoom in de wetenschap is qi de basis van alles in het leven.**

Qi (spreek uit 'tsji') is de universele levenskracht. Hij komt in het lichaam in verschillende vormen voor. Wanneer onze qi in harmonie is, versterken en behouden we niet alleen onze gezondheid, maar ook onze capaciteit voor geluk en welbevinden. Qi is verantwoordelijk voor alle lichaamsprocessen —als katalysator voor verandering in de stofwisseling— evenals voor de omzetting in energie die onze geest en ziel beroert.

Uw persoonlijke behoeften

Voor een optimale gezondheid moeten we onze qi in topconditie houden. Misschien houdt dat een verandering van leefwijze in, of het gebruik van kruiden om een disharmonie ('nietgezondzijn') te genezen. Er bestaat geen 'goed' kruid – een bepaald kruid is alleen goed voor u als u het nodig hebt. Ginseng en echinacea bijvoorbeeld zijn krachtige kruiden met een sterke medicinale werking die gebruikt kunnen worden om een verstoorde balans te herstellen, maar alleen als u dat specifieke gebrek ook daadwerkelijk hebt. Hoewel we verschillende behoeften hebben, kunnen bepaalde natuurwetten niet doorbroken worden zonder consequenties voor onze mentale of fysieke gezondheid. Daarom zijn goed voedsel, goede nachtrust, ademhaling en beweging noodzakelijk.

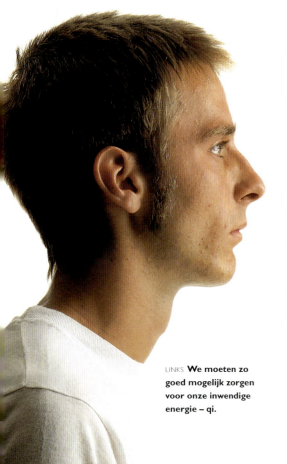

LINKS **We moeten zo goed mogelijk zorgen voor onze inwendige energie – qi.**

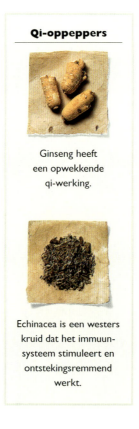

Qi-oppeppers

Ginseng heeft een opwekkende qi-werking.

Echinacea is een westers kruid dat het immuunsysteem stimuleert en ontstekingsremmend werkt.

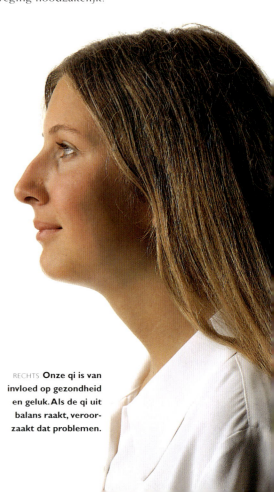

RECHTS **Onze qi is van invloed op gezondheid en geluk. Als de qi uit balans raakt, veroorzaakt dat problemen.**

QI – DE LEVENSKRACHT

ZIE OOK Bepaal uw qi *blz. 18-19*, Voedsel *blz. 160-161*, Beweging *blz. 172-173*

DUNNE DARM EN BLAAS (TAI YANG)

SAN JIAO EN GALBLAAS (SHAO YANG)

HART EN NIER (SHAO YIN)

PERICARDIUM EN LEVER (JUE YIN)

LONG EN MILT (TAI YIN)

DIKKE DARM EN MAAG (YANG MING)

SAMENVATTING

Een gezonde leefwijze met genoeg slaap en beweging, gezonde voeding en een goede ademhaling resulteert in een gezonde qi.

Al deze factoren moeten met elkaar in balans zijn – te veel of te weinig kan leiden tot gezondheidsproblemen.

LINKS EN RECHTS **De meridiaangebieden in het lichaam, voor- en achteraanzicht. Behandeling van orgaanproblemen kan gebeuren via de bijbehorende meridiaan.**

SLAPEN

Iedereen heeft behoefte aan acht uur of meer slaap. Als u zich bij het opstaan voortdurend moe voelt, hebt u meer slaap nodig; dat is net zo belangrijk als die acht uur. Eigenlijk is de mens erop ingesteld om tussen middernacht en 6 uur 's morgens te slapen met aan beide kanten ongeveer een uur voor pre- en postslaap. Diepe slaap komt alleen tussen deze uren voor en is de tijd waarin het lichaam zich vitaal kan herstellen.

Middagdutjes zijn een goede manier om bij te slapen als uw energie-eisen erg hoog zijn, of wanneer u herstellende bent.

ETEN

U moet wel eten! De stofwisseling is betrekkelijk constant en verschilt alleen bij extreme weers- of milieuomstandigheden. Onze spijsvertering werkt het beste in de vroege ochtenduren. U zou dus het meest moeten eten tijdens ontbijt en lunch en alleen licht voedsel in de avond. Dit is precies het tegenovergestelde van wat de meesten doen! Veel kruidenpreparaten moeten dan ook direct 's morgens worden ingenomen om zo de digestieve energie te benutten. Voedsel dat laat op de avond wordt gegeten, kan stagneren.

Ontbijt is goud, lunch is zilver en avondmaal is vergif.

ADEMEN

Zittend werk, weinig beweging, de kwaliteit van de lucht die we inademen en een verkeerde houding dragen alle bij aan slechte ademhalingsgewoonten. Vooral vrouwen hebben de neiging 'de buik in te houden', waardoor het middenrif niet goed kan worden gebruikt. Deze horizontaal liggende spier die over de onderkant van de borstkas loopt, regelt de ademhaling, niet de ribben of longen. Als hij niet wordt benut, zijn niet alleen de longen nooit echt leeg of vol, maar worden ook de organen in de buikholte beroofd van hun noodzakelijke massage door de ritmische beweging van de ademhaling.

BEWEGEN

Wat is de juiste manier van bewegen? Dat hangt af van uw sekse, leeftijd en constitutie. Stevige aerobics passen meer in de eerste dertig levensjaren, tijdens de middelbare leeftijd zijn harmoniserende en regulerende oefeningen geschikt en op de oude dag meditatieve beweging. Uw fysieke gesteldheid is bepalend voor de hoeveelheid en soort beweging. Als u een bepaalde zwakke plek hebt, moet u voorzichtig beweging uitoefenen op dat gebied. Als u zwak of herstellend bent, is het van belang uw reserves niet te overbelasten.

BEPAAL UW QI

Bekendheid met uw eigen qi-bron is van cruciaal belang bij het begrijpen van uw gezondheid. De Chinese geneeskunde deelt iemands qi in op drie manieren: ouderlijk, verkregen en erfelijk. Sommigen zijn gezegend met van hun ouders meegekregen sterke energiebronnen. Anderen moeten er hard voor werken om hun aangeboren energieniveaus met de juiste voeding en leefwijze te stimuleren en giftige stoffen die de qi kunnen aantasten, vermijden.

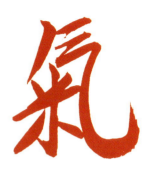

BOVEN **De Chinese kalligrafie voor qi.**

De drie qi-typen

De drie basistypen qi zijn ouderlijk, verkregen en erfelijk. De oorspronkelijke qi van onze ouders staat ook bekend als 'prenatale' qi, de tijdens het leven verkregen qi als 'postnatale' qi.

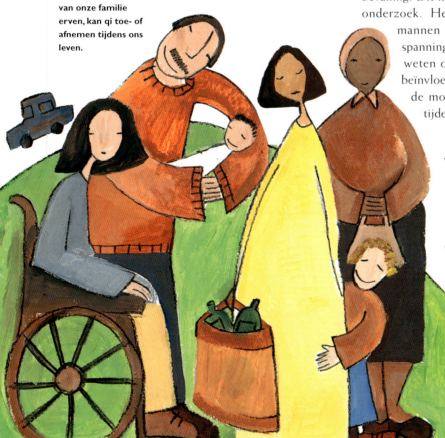

ONDER **Hoewel we qi van onze familie erven, kan qi toe- of afnemen tijdens ons leven.**

OUDERLIJKE QI

Ouderlijke qi is de basisgezondheid die u bij de geboorte meekrijgt. Hij ligt besloten in de gezondheidstoestand van uw ouders rondom de tijd (en speciaal het tijdstip) van de conceptie en in de gezondheid van de moeder tijdens de zwangerschap en de bevalling. Dit komt rechtstreeks overeen met huidig onderzoek. Het is bekend dat het sperma van mannen die veel drinken, roken en onder spanning leven, van mindere kwaliteit is. We weten ook dat de gezondheid van de baby beïnvloed kan worden door drugsgebruik van de moeder, haar leefwijze of door ziekte tijdens de zwangerschap.

VERKREGEN QI

Verkregen qi is de energie die we ontlenen uit wat we consumeren na onze geboorte. Slecht voedsel, overmatig alcoholgebruik of vervuilde lucht kunnen bijdragen tot een slechte gezondheid, zelfs bij diegenen met ouderlijke qi die gezond ter wereld kwamen.

ERFELIJKE QI

Erfelijke qi is wezenlijk. Hij wordt grotendeels bepaald door de algemene gezondheid van uw familie.

Uw qi-rekening

Qi lijkt wel op geld: iets wat u kunt uitgeven, sparen of investeren. Om met deze beeldspraak verder te gaan: beschouw qi als verschillende soorten bankrekeningen.

OUDERLIJKE QI – DE DEPOSITOREKENING
De depositorekening gebruikt u in tijden van nood of voor speciale dingen. Een overschot van de rekening-courant kan worden bijgeschreven. U krijgt een redelijke rente als u er niet te vaak geld afhaalt. Als u steeds rood staat op deze rekening, moet u terugvallen op uw appeltje voor de dorst om te kunnen overleven.

VERKREGEN QI – DE REKENING-COURANT
De rekening-courant is voor het dagelijkse levensonderhoud. Hij fluctueert afhankelijk van uw behoeften en de tijd van het jaar. Hij kan vaak leeggehaald en aangevuld worden. Als u te veel uitgeeft en regelmatig rood staat, blijft u van uw depositorekening halen.

ERFELIJKE QI – APPELTJE VOOR DE DORST
Het appeltje voor de dorst is een eenmalige hoeveelheid waar niet veel aan kan worden toegevoegd. Is het eenmaal op, dan bent u failliet. Sommigen krijgen maar een kleine erfenis mee, zoals mensen met een aangeboren ziekte. Mettertijd raakt deze basisvoorraad op. In de Chinese geneeskunde worden sommige natuurlijke ouderdomsaspecten, zoals de menopauze, in verband gebracht met de geleidelijke afname van qi.

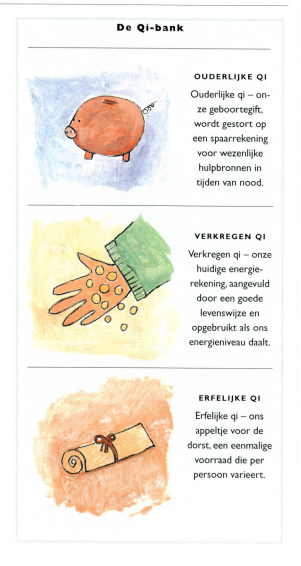

De Qi-bank

OUDERLIJKE QI
Ouderlijke qi – onze geboortegift, wordt gestort op een spaarrekening voor wezenlijke hulpbronnen in tijden van nood.

VERKREGEN QI
Verkregen qi – onze huidige energierekening, aangevuld door een goede levenswijze en opgebruikt als ons energieniveau daalt.

ERFELIJKE QI
Erfelijke qi – ons appeltje voor de dorst, een eenmalige voorraad die per persoon varieert.

Goed qi-beheer

Door goed te eten, rust en beweging houdt u uw qi-rekening-courant in de plus. Na een tijdje zal dit tot een surplus leiden, dat u naar een qi-depositorekening kan overhevelen. Als u er niet aankomt, groeit deze rekening.

Bereken de relatief zwakke en sterke punten van uw qi-financiën. Besluit op grond hiervan welke gebieden van het gezondheidsonderhoud speciale aandacht nodig hebben. Juiste qi-verzorging in goede tijden vergroot uw basisvoorraad, de energiebron voor ziektebestrijding.

Laten we als voorbeeld eens twee financiële situaties bekijken en parallellen trekken met qi-beheer. Jan, iemand met een trustfonds, hoeft niets te doen voor zijn qi. Deze mensen waarderen hun qi vaak niet en komen daar pas achter als het meeste op is. Annet, self-made, kreeg niet veel qi mee, maar door een combinatie van geduld, toewijding en geluk is ze erin geslaagd een reusachtige hoeveelheid op te bouwen. Jan kan weinig doen om zijn energiebronnen te vernieuwen, maar dankzij haar levenslange inspanningen leeft Annet misschien langer dan Jan.

SAMENVATTING
We kunnen weinig veranderen aan ons erfelijke qi, maar verkregen qi versterkt ons energieniveau.

Ouderlijke qi is grotendeels afhankelijk van de gezondheid van onze ouders.

YIN EN YANG

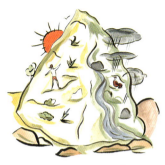

BOVEN **Yin en yang zijn tegengestelden en toch verbonden – als de zon- en schaduwzijde van een berg.**

Yin en yang is misschien wel het bekendste maar minst begrepen begrip uit de oosterse filosofie. Sommigen weten ongeveer wat yin of yang is, maar weten niet zeker wat wat is! Laat uw vooroordelen maar varen, want yin en yang gaat niet over lijstjes 'dingen' en zijn ook geen aparte begrippen. Ze kunnen niet los van elkaar bestaan: alles bevat zowel yin- als yang-aspecten.

De filosofie

De eerste opgetekende verwijzing naar yin en yang staat in de *Yi Jing*, of *Boek der Veranderingen* (vaak geschreven als *I Ching*), die de Chinezen voor waarzeggen gebruiken. Er is wel beweerd dat men de Chinese geneeskunde niet kan begrijpen zonder de *Yi Jing* te bestuderen.

De Chinese karakters voor yin-yang beschrijven twee zijden van een berg: de zonzijde, de yang-kant, en de schaduwzijde, de yin-kant. Dit ene object, de berg, kan dus zowel yin als yang zijn, donker of licht, heet of koud, afhankelijk van de heersende krachten. Yin-yang beschrijft een relatieve fase van overgang. Met andere woorden: iets is nooit yin of yang, maar in voortdurende beweging tussen beide overgangsfasen en er is altijd een deel van de één in de ander.

Dit wordt in het yin-yang-symbool weergegeven door de dynamische curve en de contrasterende punt. De lijn die yin van yang scheidt, is niet recht, maar gebogen: hij beschrijft de geleidelijke transformatie van de ene fase naar de andere, en alleen bovenaan de helix bestaat een volkomen yin-yang-fase.

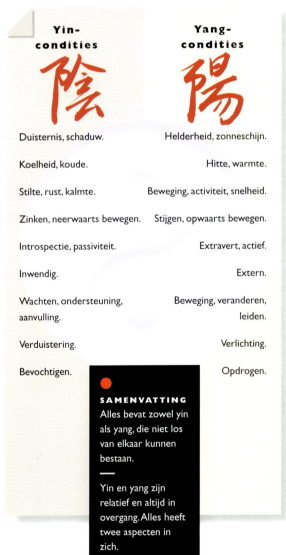

Yin-condities	Yang-condities
陰	陽
Duisternis, schaduw.	Helderheid, zonneschijn.
Koelheid, koude.	Hitte, warmte.
Stilte, rust, kalmte.	Beweging, activiteit, snelheid.
Zinken, neerwaarts bewegen.	Stijgen, opwaarts bewegen.
Introspectie, passiviteit.	Extravert, actief.
Inwendig.	Extern.
Wachten, ondersteuning, aanvulling.	Beweging, veranderen, leiden.
Verduistering.	Verlichting.
Bevochtigen.	Opdrogen.

● **SAMENVATTING**

Alles bevat zowel yin als yang, die niet los van elkaar kunnen bestaan.

Yin en yang zijn relatief en altijd in overgang. Alles heeft twee aspecten in zich.

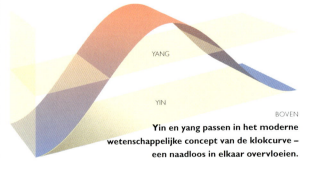

BOVEN **Yin en yang passen in het moderne wetenschappelijke concept van de klokcurve – een naadloos in elkaar overvloeien.**

YIN EN YANG

ZIE OOK De acht condities *blz. 30-33*,
Yang-kruiden *blz. 106-110*, Yin-kruiden *blz. 114-116*

De kracht van het moment

Hoewel we bepaalde uitspraken kunnen doen over wat yin en wat yang is, zijn het slechts momentopnamen. De Chinezen zeggen bijvoorbeeld dat middernacht de tijd is van het absolute yin, maar middernacht is eigenlijk geen tijdseenheid: het is een overgang tussen 'voor- en namiddernacht'.

Ook als we beweren dat Heet een yang-conditie is, gaat dat alleen op als het wordt vergeleken met iets dat kouder is dan datgene wat we beschrijven. Een kop warm water is dus yang vergeleken met koud water uit de kraan, maar yin vergeleken met water dat net gekookt heeft.

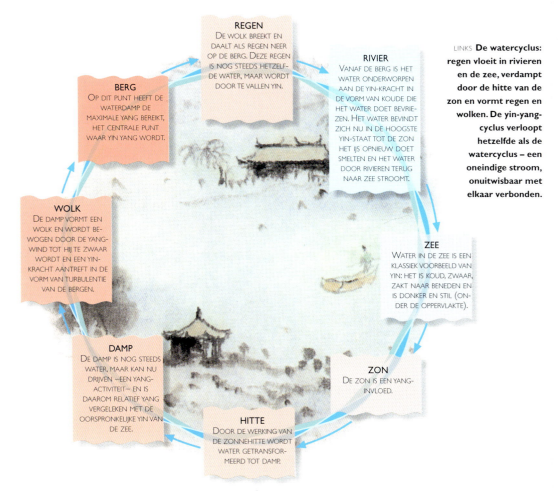

REGEN De wolk breekt en daalt als regen neer op de berg. Deze regen is nog steeds hetzelfde water, maar wordt door te vallen yin.

RIVIER Vanaf de berg is het water onderworpen aan de yin-kracht in de vorm van koude die het water doet bevriezen. Het water bevindt zich nu in de hoogste yin-staat tot de zon het ijs opnieuw doet smelten en het water door rivieren terug naar zee stroomt.

BERG Op dit punt heeft de waterdamp de maximale yang bereikt, het centrale punt waar yin yang wordt.

WOLK De damp vormt een wolk en wordt bewogen door de yang-wind tot hij te zwaar wordt en een yin-kracht aantreft in de vorm van turbulentie van de bergen.

ZEE Water in de zee is een klassiek voorbeeld van yin: het is koud, zwaar, zakt naar beneden en is donker en stil (onder de oppervlakte).

DAMP De damp is nog steeds water, maar kan nu drijven – een yang-activiteit – en is daarom relatief yang vergeleken met de oorspronkelijke yin van de zee.

ZON De zon is een yang-invloed.

HITTE Door de werking van de zonnehitte wordt water getransformeerd tot damp.

LINKS **De watercyclus: regen vloeit in rivieren en de zee, verdampt door de hitte van de zon en vormt regen en wolken. De yin-yang-cyclus verloopt hetzelfde als de watercyclus – een oneindige stroom, onuitwisbaar met elkaar verbonden.**

Yin en yang in balans

Mensen worden ingedeeld als yin of yang, afhankelijk van hun karakter. Yin en yang zijn beide van wezenlijk belang voor evenwicht: de een is niet superieur aan de ander. Het is niet beter een yin- of yang-persoon te zijn – we moeten naar evenwicht streven in ons aangeboren karakter door onze tegengestelde krachten in stand te houden. Naarmate we ouder worden, wordt het gebrek aan evenwicht groter, zodat een yang-persoon een tekort aan yin krijgt en vice versa.

Laten we dit eens vertalen in termen die naar ons lichaam verwijzen. Overdag zijn we wakker (yang) en 's nachts slapen we. Maar er is een periode wanneer we gaan slapen en wanneer we wakker worden. Dit zijn overgangsfasen.

Een koukleum kan omschreven worden als yin, iemand die het gauw warm heeft, is voornamelijk yang. Als u aldoor moe bent, komt dat misschien door onvoldoende yang (activiteit); hyperactieve mensen hebben misschien te weinig yin (stilte).

ONTDEK UZELF

DE VIJF ELEMENTEN EN HUN ASSOCIATIES

De vijf elementen (Wu Xing) vormen tezamen met yin-yang de fundamentele 'bouwstenen' van de Chinese kosmos. Het zijn: Aarde, Metaal, Water, Hout en Vuur. De principes van de vijf elementen zijn op alles van toepassing. Elk element is met de wereld rondom verbonden, met een seizoen, kleur, smaak, lichaamsorgaan en zintuig.

De relatie tussen de elementen

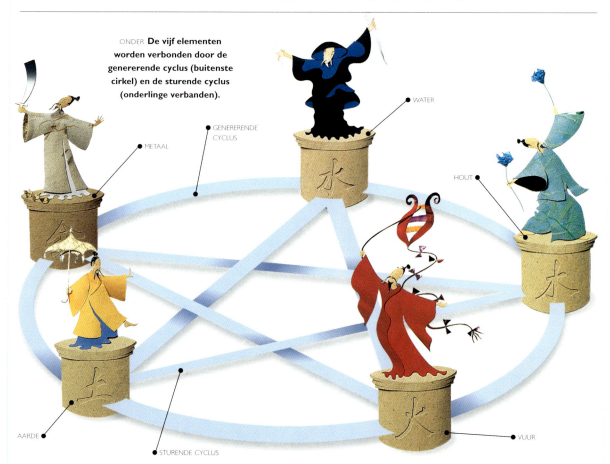

ONDER **De vijf elementen worden verbonden door de genererende cyclus (buitenste cirkel) en de sturende cyclus (onderlinge verbanden).**

DE GENERERENDE CYCLUS
De elementen hebben met cycli en veranderingspatronen te maken en zijn aan elkaar verwant. De buitenste cirkel die ze verbindt, wordt de genererende cyclus genoemd, als een moeder-kindverhouding, wat wil zeggen dat met de klok mee uit elk element het volgende voortkomt. Water bijvoorbeeld genereert Hout, want er kan geen groei zijn zonder vocht. Hout vormt brandstof voor Vuur en de hittewerking op het organische materiaal brengt de Aarde voort (denk aan een composthoop). Metalen en mineralen worden uit de Aarde gegenereerd en filteren en zuiveren het Water, dat weer terugkeert om de bomen te voeden. Zo gaat de cyclus door.

DE VIJF ELEMENTEN EN HUN ASSOCIATIES

ZIE OOK Aarde *blz.* 25, Metaal *blz.* 26,
Water *blz.* 27, Hout *blz.* 28, Vuur *blz.* 29

DE STURENDE CYCLUS EN DE EIGENSCHAPPEN VAN DE ELEMENTEN

De interne verbindingen tussen de elementen worden tezamen de heersende cyclus genoemd. Deze houdt de genererende cyclus in balans en verklaart de relatie tussen de elementen. Water bijvoorbeeld houdt Vuur in toom en Vuur kan Metaal bruikbaar maken. De hardheid van Metaal is nodig om Hout te temmen.

Zonder de wortelstructuur zou de Aarde instorten. Water is zonder vorm en zinkt naar het laagste niveau: de Aarde bepaalt zijn afmetingen. In de terminologie van de lichaamsorganen wordt dit uitgedrukt in de orgaanrelatie tussen elk van de vijf elementen. Elk element heeft een bijbehorend yin- en yang-orgaan.

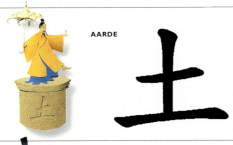

AARDE

Aarde is verbonden met de Milt en Maag, met de mond, lippen en spieren, met de kleur geel, met zomer en met Damp. Een gelige huidskleur wijst op een probleem met de Milt of met Damp. De bijbehorende emotie is bezorgdheid, de spirituele associatie heet 'Yi' of 'bewust zijn van mogelijkheden'.

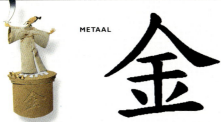

METAAL

Metaal is verbonden met de Longen en Dikke Darm, met de neus, lichaamshaar en huid, met de kleur wit, met herfst, Droogte en een scherpe smaak. De bijbehorende emotie is verdriet – longziekten kunnen verband houden met een sterfgeval. De spirituele associatie is 'Po' – dat gedeelte van de ziel dat onze dierlijke verlangens weerspiegelt.

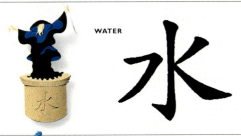

WATER

Water is verbonden met de Nieren en Blaas, met de oren, botten en hoofdhaar, met de kleur zwart, met winter en met Kou. Donkere kringen rondom de ogen wijzen vaak op een nierprobleem; een grijze gelaatskleur op een opkomende verkoudheid. De bijbehorende emotie is angst, de spirituele associatie is 'Zhi' – wijsheid of wilskracht.

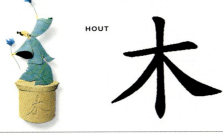

HOUT

Hout is verbonden met de Lever en Galblaas, en met ogen, pezen en nagels –oogproblemen worden daarom vaak behandeld met leverkruiden–, met de kleur groen, met lente en met Wind. De bijbehorende emotie is toorn (de uitdrukking 'gung-ho' betekent Lever-Vuur in het Chinees), de spirituele associatie is 'Hun' – deugd of vriendelijkheid.

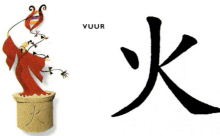

VUUR

Vuur is verbonden met het Hart en de Dunne Darm, met de tong, gelaatskleur en bloedvaten, met de kleur rood –een blozende teint wijst op Hart-Vuur–, met zomer en met Hitte. De bijbehorende emotie is vreugde of uitbundigheid. Het Hart wordt geassocieerd met de ziel, en iemand wiens leven een spirituele dimensie mist, riskeert een hartziekte.

ONTDEK UZELF

VIND UW ELEMENT

We gebruiken de uitdrukking 'in je element' als we ons in topvorm voelen. Ook in de Chinese geneeskunde behoren we tot een bepaald element en de harmonie daarmee houdt lichaam en geest in optimale conditie. Bekijk de gezondheidsproblemen die bij elk element staan en kijk hoe u die met kruiden, diëten, beweging en andere methoden kunt voorkomen.

HET LICHAAMSBEELD

Historisch gezien is de Chinese geneeskunde gebaseerd op het beschouwen van de complexe processen van het menselijk lichaam. Door de eeuwen heen hebben Chinese artsen een systeem samengesteld om de menselijke fysiologie te beschrijven, gebaseerd op de principes van yin-yang en de vijf elementen. Het systeem maakte gebruik van metaforen, allegorieën en zelfs poëzie om de waargenomen functies te beschrijven. Veel lichaamsfuncties werden beschreven in relatie tot de dagelijkse beslommeringen, zodat de beeldspraak vaak de landbouw betrof. De energiestroom werd vergeleken met het stromen van water door het land, met beken, rivieren en zeeën die rondom het lichaam werden gesitueerd. Het lichaam werd beschouwd als een landschap, met de Longen als wolken bovenaan. De vijf elementen hebben alle bijbehorende organen. Hun kenmerken stellen ons ook in staat onszelf als behorend tot een element in te delen.

DE VIJF ELEMENTAIRE LICHAAMSTYPEN

We hebben allemaal een element dat het dominante aspect van onze persoonlijkheid beschrijft. Ook zijn in onze aanleg in meer of mindere mate facetten van alle elementen aanwezig. Misschien is het u meteen duidelijk welk element u bent – misschien voelt u zich met geen enkel verwant. Juist daarom hebben de Chinezen manieren ontwikkeld om mensen en ziekten te definiëren en de verschillende mensen zullen zich kunnen vinden in de diverse systemen in dit boek. Gebruik de informatie op *blz. 25* en verder om het bij u passende element te vinden. Een inleidende tekst beschrijft de kenmerken van het element, gevolgd door de verwantschappen, sleutelwoorden, bijbehorende gezondheidsproblemen, belangrijke kruiden en informatie over wat wel of niet te eten en welke strategieën te volgen.

VERWANTSCHAPPEN
De sterke of zwakke punten van het elementaire type. De gelaatskleur; de toonhoogte van de stem; weersomstandigheden waar het type gevoelig voor is.

SLEUTELWOORDEN
Associaties die van oudsher in de Chinese geneeskunde in verband worden gebracht met het element.

VATBAAR VOOR
Gezondheidsproblemen waar het elementaire type gevoelig voor is.

BELANGRIJKE KRUIDEN
De voornaamste heilzame kruiden.

AANBEVOLEN VOEDING
De beste voeding om de gezondheid van het elementaire type te waarborgen.

VOEDING OM TE VERMIJDEN
Voeding die de energie van het type uitput en gezondheidsproblemen kan veroorzaken.

AANDACHTSPUNTEN
Punten waar extra aandacht aan kan worden besteed om tegenwicht te bieden aan de negatieve eigenschappen van het dominante element.

VIND UW ELEMENT

ZIE OOK Aardeorganen *blz. 39*
Chinese kruiden *blz. 102-141*

Aarde

SAMENVATTING
Ook mensen hebben, net als seizoenen, kleuren en organen een dominant element dat sterke en zwakke punten kan beïnvloeden.

Aarde staat voor productiviteit en vruchtbaarheid. Slapheid en gewichtstoename kan een probleem zijn, net als eetstoornissen.

Aarde is het middelpunt waar de andere elementen omheen draaien, net als de Aardeorganen Maag en Milt het middelpunt van het lichaam vormen. Alle voeding komt vanuit de Aarde: bomen zijn erin geworteld, en Water wordt erdoor gefilterd. De Aarde is een kracht die zorgt voor groei en ontwikkeling. Het voedsel en de vloeistoffen die we consumeren, worden door de Maag verwerkt tot onze qi en bloed. De aard van een Aardemens is overvloed en edelmoedigheid en deze ruimhartige houding strekt zich vaak uit naar de zorgen van anderen.

Opdat Aarde productief is, moet hij noch te droog, noch te vochtig zijn. Men zegt wel dat de Milt graag warm en droog is en de Maag koel en nat. Verandering van deze omstandigheden resulteert in een disharmonie in de organen; balans is belangrijk.

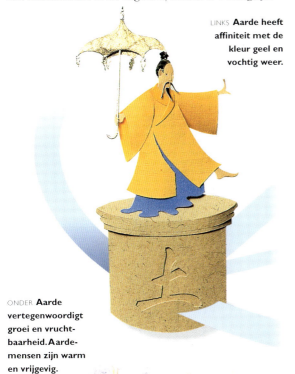

LINKS **Aarde heeft affiniteit met de kleur geel en vochtig weer.**

ONDER **Aarde vertegenwoordigt groei en vruchtbaarheid. Aardemensen zijn warm en vrijgevig.**

Welk element bent u? Aarde

VERWANTSCHAPPEN
Milt en Maag, seizoensverandering, zoete smaken, de spieren en de lippen/mond, de kleur geel, een kinderlijke stem, vochtig weer en vochtige omstandigheden.

SLEUTELWOORDEN
Verzorging, voeding, verandering, sympathie, zorg, obsessief, onderdrukkend

VATBAAR VOOR
Vermoeidheid, slechte musculatuur en slapte, gevoelig voor kneuzingen en spataderen, vale huidskleur, spijsverterings- en darmproblemen, eetstoornissen, schimmelinfecties en voedselallergieën, slecht(e) geheugen en concentratie, zorg.

BELANGRIJKE KRUIDEN
Ren Shen, Fu Ling, Bai Zhu, Yi Yi Ren, Shan Yao, Dang Shen, Chen Pi, Hou Xiang, Sha Ren.

AANBEVOLEN VOEDING
Granen als rijst en gerst; zoete groenten zoals wortel, pastinaak, koolraap en pompoen; vruchten zoals appels en peren; warme specerijen zoals gember, knoflook en kardemom.

VOEDING OM TE VERMIJDEN
Zoet voedsel waarin suiker is verwerkt en (vooral) kunstmatige zoetstoffen; te veel tropisch fruit zoals bananen en mango's; grote hoeveelheden vruchtensap; te veel koude vloeistoffen, vooral bij het eten; zuivelproducten van de koe; tarwe, vooral witbrood.

AANDACHTSPUNTEN
• Goed ontbijten: het belangrijkste maal van de dag.

• Vroeg avondeten. Niet op een laat tijdstip eten en dan naar bed gaan. Eet tot u voor tweederde voldaan bent.

• Regelmatig bewegen: aerobics.

Metaal

金 Metaal dient als bescherming of barrière. Zijn hardheid en zuiverheid kunnen zowel nadelig als nuttig zijn. Metaal heeft net als het bijbehorende seizoen, de herfst, en zijn kleur, wit, zowel schoonheid als wreedheid in zich. De kleuren van het herfstblad zijn adembenemend en herbergen tevens een vaalheid die koud aandoet.

De Longen en Dikke Darm worden met Metaal geassocieerd. Deze organen van eliminatie verwijderen afvalstoffen van het lichaam via de ingewanden en de huid. De huid is onze externe barrière, de grens van waar wij eindigen en de buitenwereld begint. Een van de functies van Metaal is bescherming tegen een invasie van schadelijke invloeden – een te goede werking leidt tot isolatie van menselijk contact.

De herfst is een tijd van sterven, waarin dingen tot de Aarde terugkeren. Men zegt dat verdriet schade toebrengt aan de Longen en ze reduceert tot verdroogd blad. Metaal heeft te maken met correct gedrag, protocol en deugd en het Metaaltype reageert snel op vermeende onrechtvaardigheden en beledigingen. Metaal is koud en kil en kan tot ongevoeligheid leiden. Metaaltypen moeten de spirituele kant van hun leven ontwikkelen; het verwaarlozen kan leiden tot lichamelijke ziekte.

> **SAMENVATTING**
>
> Metaalmensen neigen naar het opwerpen van barrières; ze kunnen lijden aan eenzaamheid en de onmacht hun problemen te delen.
>
> Water stroomt diep en Watermensen zijn meestal denkers en vooral gevoelig voor Dampstoornissen en Slijmproblemen.

LINKS **Metaal is een barrière die het lichaam tegen schadelijke invloeden helpt beschermen.**

ONDER **De hardgerande schoonheid van stalactieten weerkaatst de eigenschappen van Metaal.**

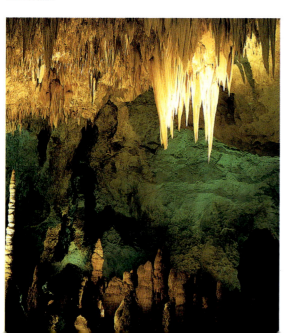

Welk element bent u? Metaal

VERWANTSCHAPPEN
Longen en Dikke Darm, herfst, scherpe of aromatische smaken, de huid, het lichaamshaar, de neus en reukzin, de kleur wit, een schreeuwerige stem, droog weer.

SLEUTELWOORDEN
Bescherming, eliminatie, dood, nauwkeurigheid, isolement, droevigheid en egoïsme.

VATBAAR VOOR
Kou, allergenen uit de lucht, verkoudheden, astma, droge huid, constipatie.

BELANGRIJKE KRUIDEN
Huang Qi, Dang Shen, Mai Men Dong, Bai He, Chen Pi, Bei Mu, Huang Qin, Sheng Jiang.

AANBEVOLEN VOEDING
Granen, wortelgewassen, peren, noten en zaden, en enkele scherpe specerijen zoals gember en zwarte peper.

VOEDING OM TE VERMIJDEN
Te veel gebraden of geroosterd voedsel, gerookt voedsel, te veel zuivelproducten.

AANDACHTSPUNTEN
- Regelmatig bewegen: aerobics.
- Spirituele kant ontwikkelen.
- Verdraagzaamheid voor de zwakheden van anderen.

VIND UW ELEMENT

ZIE OOK Metaalorganen *blz. 39*, Waterorganen *blz. 40*,
Chinese kruiden *blz. 102-141*

Water

水 Water is een uniek element vanwege zijn vermogen overal en nergens te zijn. Water is vormloos en neemt de vorm aan van het vat waarin het zich bevindt. Water is het diepe, verborgen aspect binnenin ieder levend wezen.

De Waterorganen –Nieren en Blaas– vervullen een belangrijke rol in onze vochthuishouding. Water verwijst ook naar de diepste groeiaspecten die ver in de Aarde plaatsvinden. Water is ook verantwoordelijk voor de lichaamsfuncties van vruchtbaarheid en ontwikkeling, en bepaalt welke eigenschappen en kwaliteiten via uw ouders op u overgaan. De kracht en ontwikkeling van de diepst liggende lichaamsdelen –zoals de botten, maar ook de tanden en kiezen– worden bepaald door de energie van Water.

Watertypen kunnen los komen te staan van hun innerlijke aard en dit kan angst voor de toekomst veroorzaken. De Nieren staan bekend als de wortel van alle yin en yang in het lichaam. Langdurige uitersten van Hitte of Kou hebben een nadelige invloed op Water en leiden tot een tekort aan yin of yang.

BOVEN **Water weerspiegelt onze diepere, verborgen aspecten.**

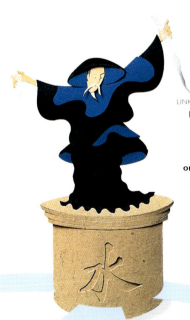

LINKS **Winter en de kleur zwart zijn met Water verbonden, net als koude of ijzige omstandigheden.**

Welk element bent u? Water

VERWANTSCHAPPEN
Nieren en Blaas, winter, opslag, een zoute smaak, de botten, tanden en oren, de kleur zwart, een bromstem, koud weer en koude omstandigheden.

SLEUTELWOORDEN
Wijsheid, lot, wilskracht, gestel, ontwikkeling, motivatie, angst, ontsteltenis.

VATBAAR VOOR
Rugproblemen, blaasproblemen, zwakke botten of tanden, hormonale veranderingen, slechte ontwikkeling.

BELANGRIJKE KRUIDEN
Shu Di, Gou Qi Zi, He Shou Wu, Gui Pi, Du Zhong, Huang Bai.

AANBEVOLEN VOEDING
Zeewier, van nature gezouten voedsel zoals venkel en selderie, warme vloeistoffen.

VOEDING OM TE VERMIJDEN
Koud voedsel en vloeistoffen, buitensporig veel zout.

AANDACHTSPUNTEN
• Dagelijkse beweging die knieën en rug sterk houdt.

• Een gematigd liefdesleven.

• De juiste hoeveelheid vloeistof gebruiken: niet te veel, niet te weinig.

ONTDEK UZELF

Hout

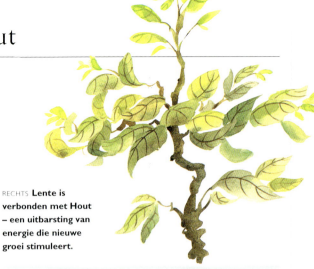

RECHTS **Lente is verbonden met Hout** – een uitbarsting van energie die nieuwe groei stimuleert.

木 De energie van Hout is de belichaming van dynamische beweging en een nieuw begin. De jonge scheuten van de lente zijn er een voorbeeld van. Hout heeft een opwaartse, expansieve energie die getemd moet worden om goed te worden benut.

Soms keren Houttypen hun energie tegen zichzelf. Hout hoort buigzaam en flexibel te zijn; disharmonie veroorzaakt stijfheid en hardheid, wat tot agressie en geweld kan leiden. Als de energie van Hout in harmonie is, is zij gericht en duidelijk met een heldere visie. De ogen zijn het zintuiglijk orgaan van de Lever, het orgaan dat met de Galblaas in verband staat met yin-eigenschappen van Hout. Als er disharmonie is, is het zicht slecht, zowel in letterlijke zin als in een veel breder verband.

Houtenergie is beperkt (de onvolwassen groei van de lente moet plaatsmaken voor de rijpheid van de zomer): het Houttype moet zijn energie op peil houden.

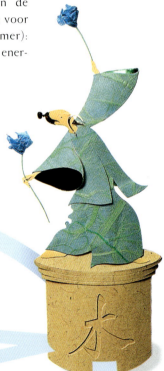

RECHTS **Hout is verbonden met beweging en lente** – het begin van het groeiseizoen.

Welk element bent u? Hout

VERWANTSCHAPPEN
Lever en Galblaas, lente, zure smaken, de pezen en ogen, de kleur groen, een harde stem, wind en beweging.

SLEUTELWOORDEN
Beweging, dynamiek, organisatie, kwaadheid, frustratie, rigide, gewelddadig.

VATBAAR VOOR
Stemmingswisselingen, depressie, menstruatieproblemen, oogproblemen, galstenen, alcohol/drugsmisbruik, slapeloosheid en nachtmerries, gewelddadig gedrag.

BELANGRIJKE KRUIDEN
Dang Gui, Bai Shao, Gou Qi Zi, Ju Hua, Chai Hu, Xiang Fu, Yu Jin.

AANBEVOLEN VOEDING
Groene groenten, vette vis, rode en oranje wortelgewassen, groene thee, lever, olijfolie, sesamolie.

VOEDING OM TE VERMIJDEN
Alcohol, koffie (cafeïnevrij), heet/gekruid/vet voedsel, cafeïnehoudende dranken, grote hoeveelheden augurken en azijn.

AANDACHTSPUNTEN
• Ontspannende activiteiten ondernemen, zoals mediteren, tuinieren, schilderen, Tai Qi of yoga.

• Bewust met uw kwaadheid omgaan: krop uw grieven niet op waardoor u heel erg kwaad kunt worden.

• Dagelijks ritmisch bewegen, zoals zwemmen of joggen.

SAMENVATTING
Houtmensen moeten zich hoeden voor te veel activiteit, boosheid en uitbundigheid. Vuurmensen zijn goede leiders, maar kunnen ook rusteloos en overactief zijn.

VIND UW ELEMENT

ZIE OOK Chinese kruiden *blz. 102-141*,
Houtorganen *blz. 40*, Vuurorganen *blz. 40*

Vuur

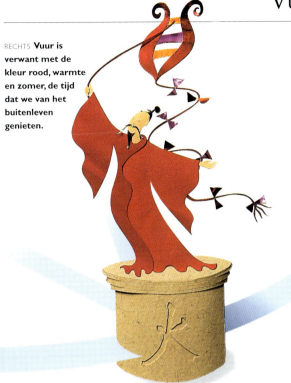

RECHTS **Vuur is verwant met de kleur rood, warmte en zomer, de tijd dat we van het buitenleven genieten.**

Welk element bent u? Vuur

VERWANTSCHAPPEN
Hart en Dunne Darm, zomer, groei, bittere smaken, gelaatskleur, tong, spraak, de kleur rood, een vrolijke stem, heet weer en hete omstandigheden.

SLEUTELWOORDEN
Geluk, liefde, opwinding, vreugde, visie, angst, overmaat, uitbundigheid.

VATBAAR VOOR
Angst, overdreven stimulering, slechte bloedsomloop, spataderen, slechte gelaatskleur, onrustige slaap, dromen, besluiteloosheid, slecht geheugen, gebrek aan communicatieve vaardigheden.

BELANGRIJKE KRUIDEN
Suan Zao Ren, Bai Zi Ren, Hou Ma Ren, Yuan Zhi, Ling Zhi, Dan Shen, Lian Zi, Huang Qin, Hong Hua.

AANBEVOLEN VOEDING
Vette vis, dadels, bittere salades zoals andijvie, radicchio of paardebloem, kruidenthee van bladeren en bloemen.

VOEDING OM TE VERMIJDEN
Stimulerende middelen zoals koffie en suiker, overmatig gekruid voedsel.

AANDACHTSPUNTEN
• Een rustig tijdverdrijf zoeken, zoals tuinieren, dat u met beide benen op de grond houdt.

• Uw leiderschapskwaliteiten, empathie en medeleven ontwikkelen.

• Vroeg naar bed gaan.

火 Vuur symboliseert de goddelijke natuur van intens beleefde, menselijke ervaringen. Vreugde en geluk vindt men daar waar licht en warmte is: Vuur verdringt de schaduwen en verjaagt de duisternis – het Vuurelement is verheffend.

Vuurmensen zijn vaak geboren leiders die de mensen rond hen inspireren en kunnen rekenen op loyaliteit en toewijding. Het Vuurorgaan is het Hart – het centrum van de emoties en verantwoordelijk voor de communicatie met anderen. Vuurmensen zijn daarom goed in staat hun gevoelens onder woorden te brengen en houden van praten.

De emotionele aspecten van het Hart zijn gevoelig voor externe invloeden. Vuur kan te helder branden of langzaam doven bij verkeerd onderhoud. De behoefte aan sociaal contact kan ook leiden tot een geestelijke overactiviteit. Men zegt dat het Hart of shen ons individueel bewustzijn herbergt en de shen verlangt rust en kalmte om goed in harmonie te blijven.

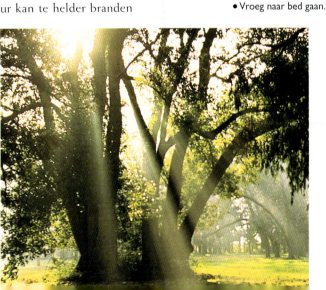

LINKS **Lange, warme zomerdagen weerspiegelen de gelukkige aard van Vuur.**

ONTDEK UZELF

DE ACHT CONDITIES

Yin en yang alleen volstaan niet om de complexiteit van het menselijk leven te beschrijven. Om dit probleem op te lossen, hebben de Chinezen de acht condities of Ba Gang in het leven geroepen. Door deze acht condities op uzelf toe te passen, kunt u uw eigen sterke en zwakke punten in kaart brengen en balansverstoringen die tot ziekte kunnen leiden vroegtijdig signaleren en vermijden.

BOVEN **Yin en yang** –de getinte tegengestelden– vormen een van de vier paren van de acht condities.

De vier paren

De acht condities zijn in wezen onderling afhankelijke eigenschappen, gegroepeerd in vier paren. Deze tegengestelde of tweepolige krachten zijn in overeenstemming met de taoïstische filosofie van yin en yang. Voor alle duidelijkheid: dit systeem neemt yin en yang als uitgangspunt, die de drie andere paren omvat. De vier paren van de acht condities zijn:

- Yin-yang;
- Heet-koud;
- Vol-leeg;
- Intern-extern.

Deze acht condities kunnen in vele combinaties voorkomen en bestrijken zo alle disharmonieën die de mens kan ontwikkelen. Het is goed mogelijk dat bij complexe disharmoniepatronen een aantal condities bij dezelfde mens optreden – zelfs voor het oog tegenstrijdige aspecten, zoals Hitte en Kou.

YIN-YANG

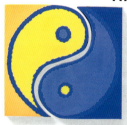

BOVEN **Tegengestelden:** elkaar overlappend en onderling afhankelijk.

Het algemene concept van yin-yang hebben we al bekeken. Aan de hand van de volgende beschrijvingen is het mogelijk na te gaan welk lichaamstype bij u hoort – afhankelijk of uw eigenschappen naar yin of yang neigen. Welke beschrijving past bij u?

YIN

YIN-MENSEN
Yin-mensen zijn meestal rustig en geneigd thuis of buitenshuis een rol te zoeken waarbij ze anderen tot steun kunnen zijn. Ze zijn nauwkeurig en ontspannen en houden van een rustig leven.

YIN-ZIEKTEN
Yin-ziekten zijn chronische problemen die zich na verloop van tijd ontwikkelen. Mensen met te veel yin hebben over het algemeen warmte en droogte nodig, en kruiden die de yang en qi versterken en de Damp kunnen verdrijven.

YANG

YANG-MENSEN
Yang-mensen zijn extrovert en hartelijk, krachtig en dynamisch. Je kunt niet aan ze voorbij! Ze kiezen meestal carrières waarin ze deze vaardigheden kwijt kunnen. Ze hebben veel energie, geen last van Kou, maar kunnen zich moeilijk ontspannen.

YANG-ZIEKTEN
Typische yang-ziekten zijn plotseling optredende, acute symptomen (vaak ernstig), zoals koorts, zwellingen, dorst en zelfs stuipen. Yang-mensen zijn gevoelig voor Hitteaandoeningen en hebben dus koelte en kalmte nodig, en kruiden die de yin voeden, het systeem ontgiften en bevochtigen en de geest kalmeren.

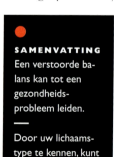

SAMENVATTING

Een verstoorde balans kan tot een gezondheidsprobleem leiden.

Door uw lichaamstype te kennen, kunt u problemen vroegtijdig signaleren.

DE ACHT CONDITIES

ZIE OOK Yin en yang *blz.* 20-21,
Disharmoniepatronen *blz.* 32-33

HEET-KOUD

Veel disharmonieën kunnen worden beschouwd als heet of koud. Yang-mensen krijgen eerder problemen met Hitte; yin-mensen vertonen vaak Koudesymptomen.

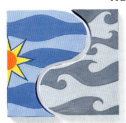

BOVEN **Heet en koud. Hitte is een yang-invloed; kou hoort bij yin.**

ZIEKTEN DOOR HITTE

✲ KENMERKEN

Rode kleur, koorts, dorst, droogte, heftige symptomen die plotseling opkomen en zich vaak (maar niet altijd) in het bovenste deel van het lichaam concentreren. Een brandende of zuurvormende pijn. Het probleem verergert wanneer de patiënt met warmte in aanraking komt, waardoor de Hitte nog groter wordt. De lichaamsvloeistoffen kleuren door Hitte donkergeel of groen en verdikken.

✲ VOORBEELDEN

Plotseling opkomende indigestie na te veel alcohol met een brandende opwaarts rijzende pijn.

Een typische sinusinfectie met dik geelgroen neusvocht, ontsteking en eventueel koorts.

Boosheid, irritatie, snel aangebrand, rood hoofd, hevige hoofdpijn, aanleg voor hoge bloeddruk.

ZIEKTEN DOOR KOU

✲ KENMERKEN

Donkergekleurde gebieden, koude rillingen, meer vocht, stijfheid – de symptomen komen langzaam op. De problemen concentreren zich meestal in het onderlichaam. Een krampachtige pijn. Grote hoeveelheden witte of heldere lichaamsvloeistoffen.

✲ VOORBEELDEN

Kou op de blaas: koude rillingen, rugpijn, geen dorst, veel, heldere urine.

Gewrichtspijn die bij kou erger wordt, stijfheid en vermoeidheid. Buikkrampen en waterige diarree na te veel koud voedsel.

VOL-LEEG

Het vol-leeg-paar helpt ons de relatieve kracht en zwakte van een disharmonie te ontdekken, en die van de mens die eraan lijdt.

AANDOENINGEN DOOR VOLHEID

✲ KENMERKEN

Ernstige symptomen wijzen op Volheid. Vaak komen ze plotseling op en nemen

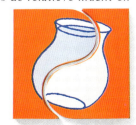

BOVEN **Vol en leeg. Volheid staat voor overmaat; Leegte voor gebrek.**

weer snel af. In wezen is deze aandoening te wijten aan een teveel van iets in het lichaam.

✲ SYMPTOMEN

Plotselinge, hevige pijn, sterke geestelijke opwinding, acute aandoeningen.

✲ VOORBEELDEN

Een onschuldige kou die snel verergert, dik slijmvlies, transpireren, verhoging en een pijnlijke keel, een overmaat aan Hitte.

AANDOENINGEN DOOR LEEGTE

✲ KENMERKEN

Een gebrek aan iets in het lichaam. Meestal ontwikkelt de disharmonie zich langzaam. Ze is chronisch en heeft tamelijk milde symptomen.

✲ SYMPTOMEN

Slap en slomerig gevoel, doffe pijn, slaperigheid, en veelal chronische aandoeningen.

✲ VOORBEELDEN

Kou in het lichaam die verbetert bij verwarming.

INTERN-EXTERN

Het laatste paar verwijst naar de plek in het lichaam waar de disharmonie zich manifesteert.

EXTERNE AANDOENINGEN

✲ KENMERKEN

Externe aandoeningen hebben betrekking op de huid en spieren. In de Chinese geneeskunde komt dat neer op verkoudheid, griep en virusziekten, omdat pijnlijke

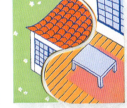

BOVEN **Intern en extern. Deze beschrijving verwijst naar de plaats van het probleem.**

spieren, koorts, rillerigheid, een stijve nek of uitslag vaak de eerste symptomen zijn. (Niet alle huidziekten kan men onderbrengen bij extern: de meeste hebben een interne oorzaak, die zich uit via de huid. Alleen huiduitslag die bij een ziekte hoort, zoals mazelen of waterpokken, valt onder externe aandoeningen.)

INTERNE AANDOENINGEN

✲ KENMERKEN

Interne aandoeningen zijn alle ziekten die niet extern zijn. In de Chinese geneeskunde betekent dit dat alles wat de inwendige lichaamsorganen aantast –Milt, Longen, Nieren, Lever, Hart enz.–, kan worden beschouwd als een intern probleem. Als kleine externe problemen niet worden behandeld, kunnen ze zich naar binnen keren, waar ze chronisch of levensbedreigend kunnen worden.

ONTDEK UZELF

Het uitwerken van een disharmoniepatroon

Als u de acht condities eenmaal begrijpt, kunt u er elk probleem waar u tegenaan loopt in onderbrengen. Denk eraan dat elke combinatie mogelijk is en dat meer dan één aandoening gelijktijdig kan optreden. Hoe vaker u problemen op deze manier bekijkt, hoe vertrouwder u ermee wordt.

VOL-HEET

KENMERKEN

Als bij patronen van Hitte en Volheid.

SYMPTOMEN

Koorts, erge dorst, rood gezicht, rode ogen, krampachtig bewegen, warm aanvoelen, brandende pijn, manisch gedrag, donker wordende lichaamsvloeistoffen, helderrode tong en snelle pols.

KRUIDEN

Verkoelende en ontgiftende kruiden.

LEEG-HEET

KENMERKEN

Hittesymptomen als gevolg van een gebrek of tekort aan yin. Hierdoor raken de verkoelende en bevochtigende yin-functies aangetast, wat leidt tot een teveel of overmaat aan yang-Hitte in het lichaam.

SYMPTOMEN

Opvallend is dat de symptomen eerder chronisch dan acuut zijn en minder uitgesproken dan bij ziekten als gevolg van Hitte en Volheid. Er is slechts sprake van verhoging, een droge mond, algemene droogte, rode wangen en gevoelens van angst of rusteloosheid.

KRUIDEN

Er zijn kruiden nodig die de overactieve yang-energie in het lichaam tegengaan, bijvoorbeeld vochtige kruiden die Bloed en lichaamsvloeistoffen kunnen versterken.

Het geval van Susan

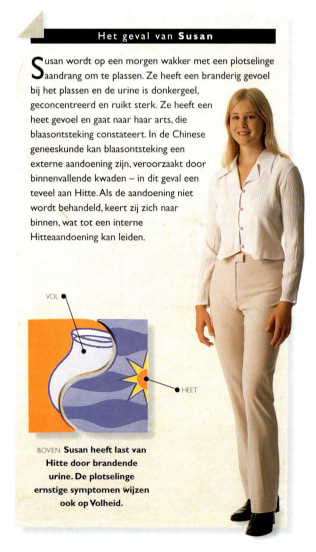

Susan wordt op een morgen wakker met een plotselinge aandrang om te plassen. Ze heeft een branderig gevoel bij het plassen en de urine is donkergeel, geconcentreerd en ruikt sterk. Ze heeft een heet gevoel en gaat naar haar arts, die blaasontsteking constateert. In de Chinese geneeskunde kan blaasontsteking een externe aandoening zijn, veroorzaakt door binnenvallende kwaden – in dit geval een teveel aan Hitte. Als de aandoening niet wordt behandeld, keert zij zich naar binnen, wat tot een interne Hitteaandoening kan leiden.

BOVEN **Susan heeft last van Hitte door brandende urine. De plotselinge ernstige symptomen wijzen ook op Volheid.**

Het geval van Heleen

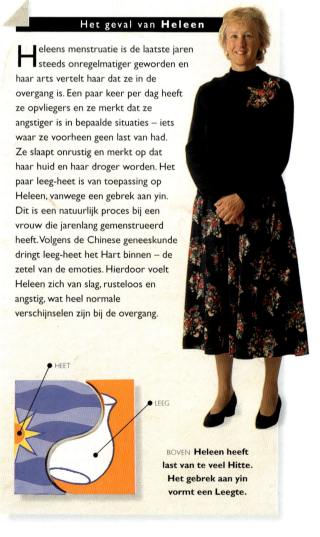

Heleens menstruatie is de laatste jaren steeds onregelmatiger geworden en haar arts vertelt haar dat ze in de overgang is. Een paar keer per dag heeft ze opvliegers en ze merkt dat ze angstiger is in bepaalde situaties – iets waar ze voorheen geen last van had. Ze slaapt onrustig en merkt op dat haar huid en haar droger worden. Het paar leeg-heet is van toepassing op Heleen, vanwege een gebrek aan yin. Dit is een natuurlijk proces bij een vrouw die jarenlang gemenstrueerd heeft. Volgens de Chinese geneeskunde dringt leeg-heet het Hart binnen – de zetel van de emoties. Hierdoor voelt Heleen zich van slag, rusteloos en angstig, wat heel normale verschijnselen zijn bij de overgang.

BOVEN **Heleen heeft last van te veel Hitte. Het gebrek aan yin vormt een Leegte.**

DE ACHT CONDITIES

ZIE OOK De acht condities blz. 30-31

BAI HE

RECHTS **Bai he** voedt de yin en pept het Hart en de Longen op. Dit kruid is geschikt voor problemen met Hitte en Leegte.

VOL-KOUD

KENMERKEN

Een overmaat aan Kou, die stagnatie en vertraging van lichaamsfuncties veroorzaakt.

SYMPTOMEN

Het koud hebben en niet warm kunnen worden, stijfheid, kramp of zeurende pijn, geen dorst, behoefte aan warmte en veel en vaak urineren. De huid kleurt donker of blauwpaars, de tong kan donker of juist bleek van kleur zijn en de hartslag is langzaam.

KRUIDEN

Verwarmende kruiden die voor lichaamsverwarming zorgen door de yang te verwarmen en ook de bron van de Kou verdrijven.

LEEG-KOUD

KENMERKEN

Een tekort aan yang of Hitte, dat tot een overmaat aan verkoelende en bevochtigende yin-functies leidt.

SYMPTOMEN

Koud gevoel, koude ledematen (die beter voelen na een warmtebehandeling), geen dorst, aversie tegen kou, slaperigheid, diarree (vanwege zwakte van het 'spijsverteringsvuur'), plas niet lang kunnen ophouden, zwakke hartslag en bleke tong. Leeg-koud komt vaak voor bij oudere, zwakke of ondervoede mensen, als er een sterke afname is van de yang. Sommige yang-energieën worden met het ouder worden van nature minder, vandaar dat leeg-koud algemeen is.

KRUIDEN

Kruiden zijn nodig om de qi en yang te versterken zonder de yin te beschadigen. Gedroogde kruiden zijn nodig tegen het teveel aan Damp. De lichaamsvloeistoffen mogen niet geschaad worden, want dit zou de yin aantasten.

Het geval van **Johan**

Johan is al een paar uur hout aan het hakken. Het is een paar graden onder nul en hij begint wat pijn in zijn vingers te krijgen. De pijn verergert. Hij gaat naar binnen en probeert zijn handen bij het vuur te warmen, maar ze zijn paars geworden en voelen ijzig koud aan. Directe actie is geboden als hij zijn vingers wil behouden. De intense kou heeft de buitenkant van zijn lichaam aangetast en moet zo snel mogelijk worden gestopt zolang zij nog extern is. Als zij eenmaal naar binnen is gedrongen, is de schade groot.

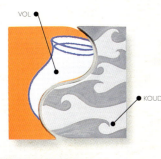

VOL • KOUD •

BOVEN **Johan** heeft zich blootgesteld aan ijskoude temperaturen die tot een overmaat aan Kou hebben geleid.

Het geval van **Eddie**

Eddie heeft al jaren problemen met zijn gewicht, maar de laatste jaren is hij flink aangekomen en voelt hij zich steeds moe. Zijn arts heeft een aantal testen gedaan waaruit blijkt dat zijn schildklier te langzaam werkt. Eddie's probleem is te wijten aan een gebrek aan yang-energie, dat een gevoel van algehele vermoeidheid veroorzaakt. Aan de andere kant heeft hij een overmaat aan yin, wat leidt tot een verstoring van zijn lichaamsvloeistoffen en een gewichtstoename. Te veel yin zorgt er ook voor dat Eddie het vaak koud heeft.

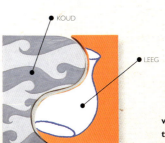

KOUD • LEEG •

BOVEN **Eddie's** schildklier veroorzaakt een tekort aan yang, waardoor hij het vaak koud heeft.

● **SAMENVATTING**

Elke combinatie van de acht condities is mogelijk.

Bekijk alle symptomen zorgvuldig voor u een diagnose stelt.

ONTDEK UZELF

DE SEIZOENEN EN UW GEZONDHEID

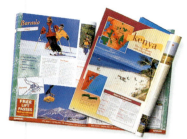

BOVEN **Door de moderne vervoersmiddelen kunnen we tijdszones snel overbruggen, van het ene seizoen naar het andere – maar wat voor effect heeft dat op onze qi?**

Door ons moderne leven raken we de verbondenheid met de seizoenen kwijt. Centrale verwarming, airconditioning en dubbele beglazing zorgen ervoor dat we onszelf kunnen beschermen tegen de weersomstandigheden. Hoewel we ons goed kunnen afsluiten van de buitenwereld, is onze qi nog steeds afgestemd op de tijd van het jaar.

Vijf seizoenen

In harmonie leven met de seizoenen is het behoud van een goede gezondheid. Het is normaal om in de lente actiever te worden na de lange wintermaanden die we veelal binnenshuis hebben doorgebracht; in de zomer genieten we van de warmte; in de herfst bundelen we onze krachten voor de winter.

Volgens de Chinese opvatting zijn er vijf seizoenen: lente, zomer, herfst, winter en een overgangsfase aan het eind van elk seizoen. Elk seizoen is verbonden met een element en deelt dezelfde kenmerken: zomer en Vuur hebben beide te maken met groei, warmte en plezier. Deze kenmerken kunnen echter ook iemands zwakke plekken zijn als het gaat om een dominantie van het element dat met het seizoen verbonden is. Een Watertype (verbonden met de winter) zal bijvoorbeeld gevoelig voor kou zijn.

DE VIJF KLIMATEN

De vijf klimaten verwijzen naar de omgevingsfactoren die in elk van de vijf seizoenen overheersen. De vijf klimaten vertegenwoordigen het natuurlijke weertype van een bepaald seizoen – 's zomers heet, 's winters koud. Als het weer niet past bij de tijd van het jaar —wat steeds vaker het geval is, als gevolg van de effecten van een wereldomvattende klimaatsverandering—, kan 'seizoensziekte' het gevolg zijn.

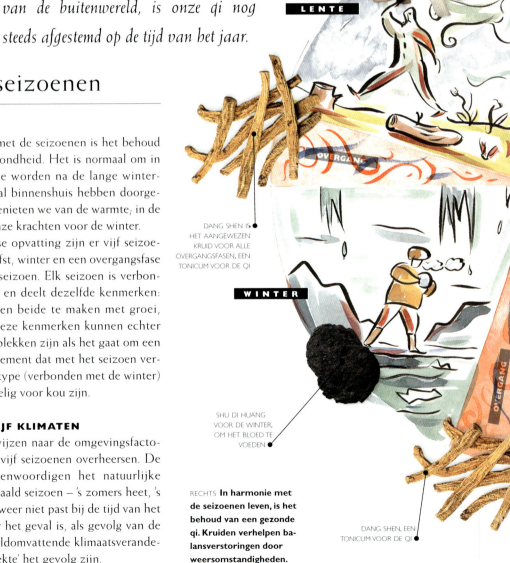

BAI SHAO VOOR DE LENTE, EEN TONICUM VOOR HET BLOED

LENTE

DANG SHEN IS HET AANGEWEZEN KRUID VOOR ALLE OVERGANGSFASEN, EEN TONICUM VOOR DE QI

WINTER

SHU DI HUANG VOOR DE WINTER, OM HET BLOED TE VOEDEN

RECHTS **In harmonie met de seizoenen leven, is het behoud van een gezonde qi. Kruiden verhelpen balansverstoringen door weersomstandigheden.**

DANG SHEN, EEN TONICUM VOOR DE QI

DE SEIZOENEN EN UW GEZONDHEID

ZIE OOK De vijf elementen *blz.* 22-29,
De acht condities *blz.* 30-33

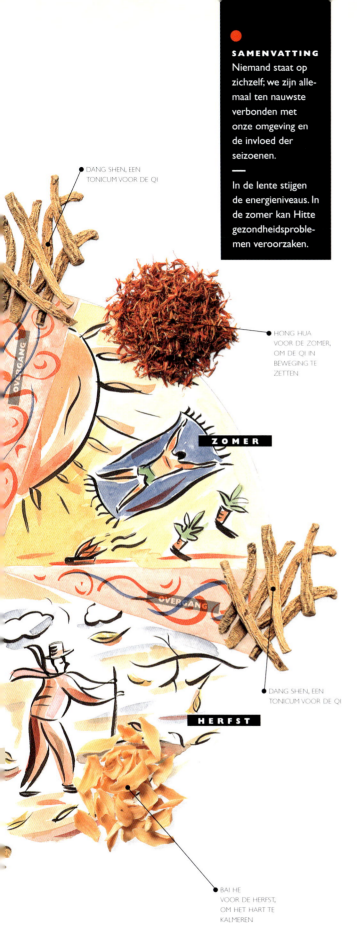

SAMENVATTING
Niemand staat op zichzelf; we zijn allemaal ten nauwste verbonden met onze omgeving en de invloed der seizoenen.

In de lente stijgen de energieniveaus. In de zomer kan Hitte gezondheidsproblemen veroorzaken.

• DANG SHEN, EEN TONICUM VOOR DE QI

• HONG HUA VOOR DE ZOMER, OM DE QI IN BEWEGING TE ZETTEN

• DANG SHEN, EEN TONICUM VOOR DE QI

• BAI HE VOOR DE HERFST, OM HET HART TE KALMEREN

LENTE

Met de eerste warme zonnestralen in de lente barst de energie los die in de aarde overwinterd heeft. Dit is een tijd van verandering en ontwikkeling.

ELEMENT: **HOUT**

De lente is de tijd van Wind. Het Chinese karakter voor Wind, of Feng, is een wilde vlaag die een klein insect draagt. Met dit symbool wordt het idee van ziekte, gedragen door de lucht, uitgedrukt. Wind impliceert beweging, meestal wild van aard, of een gebrek eraan. De lente is de tijd van een nieuw begin, als energie en beweging krachtig en opwaarts zijn. Wind brengt ook het idee van verandering en nieuwe groei met zich mee ('een frisse wind').

ADVIES VOOR DE LENTE

In de lente zijn we vaak het gevoeligst voor kou en virussen en steken allergieën de kop op. Het is dus van belang om uzelf tegen deze effecten te beschermen door u warm te kleden en vooral tocht op de hals en borst te vermijden. Als u gauw kou vat – helemaal als u een Metaaltype bent –, kies dan kruiden die de qi en Longen versterken om u zo te beschermen. Als u last van hooikoorts hebt, kies dan kruiden uit de Slijmcategorie; gebruik ook Leverkruiden, want Wind is verbonden met de lente, het seizoen van de Lever.

Zorg ervoor dat u voldoende beweegt. Eet minder en eenvoudiger of doe een ontgiftingskuur om het overgebleven wintervet weg te werken. Eet licht, rauw, zoet en scherp voedsel. Bereid het kort bij een hoge temperatuur.

ZOMER

In de zomer zien we de groei tot bloei komen. We zitten vol energie door de langere dagen en warmere nachten en lopen over van levenslust en liefde.

ELEMENT: **VUUR**

De zomer is de tijd van Hitte. Hitte en Vuur zijn yang-energieën. Yang is in de zomer op zijn hoogtepunt, wat zich manifesteert in groei, helderheid, activiteit, creativiteit en vreugde. Hitte verwarmt, droogt, zorgt voor energie en activeert. Alle veranderingsprocessen hebben Hitte nodig, zoals koken of de groei van een plant. Vuur is destructief – het is Hitte die niet meer onder controle is.

Vooral het Hart –het orgaan dat verbonden is met het Vuurelement– is gevoelig voor de effecten van Hitte. Dit wordt goed zichtbaar in geval van een acute zonnesteek, als de patiënt controle over zijn spraak verliest en overmatig transpireert (het Hart controleert spraak en transpiratie). In minder acute situaties, waarin Hitte bijvoorbeeld te wijten is aan de voeding, zijn de symptomen minder extreem – slapeloosheid of nachtelijke transpiratie.

ADVIES VOOR DE ZOMER

Vuurelementmensen moeten vooral in de zomermaanden niet oververhit raken – niet van binnen en niet van buiten. Kies kruiden die de geest kalmeren als er sprake is van geestelijke verstoring en kruiden om te ontgiften bij oplaaiende Hitte of Vuur.

Eet kleurrijk voedsel, gebruik specerijen en kook het voedsel kort. Gebruik weinig zout en veel water. Drink warme dranken. Eet op warme dagen kleine, lichte maaltijden.

SEIZOENSOVERGANG

Het is van wezenlijk belang om ons gedrag aan ieder nieuw seizoen aan te passen, want ziekte komt vaak in de overgangsperiode voor.

ELEMENT: **AARDE**

Dit is de periode aan het eind van elk seizoen. Een tijd om uzelf af te stemmen op het volgende seizoen. Net als yin-yang is de overgang van het ene seizoen naar het andere een proces. Deze tijd van verandering is verwant aan de transformerende eigenschappen van het Aarde-element. Iets keert eerst terug naar de Aarde voor het in iets anders overgaat – dit is ook op de seizoenen van toepassing. De Aarde is de as waar de seizoenen omheen draaien.

ADVIES VOOR SEIZOENSOVERGANG

Eet eenvoudig. Aarde-elementtypen moeten speciale aandacht aan hun spijsvertering besteden. Rustig en ontspannen eten op geregelde tijden is belangrijk. Kies zoete granen en groenten. Bereid hier eenvoudige en niet te grote maaltijden van.

HERFST

De herfst brengt helderheid en eenvoud. Het is een tijd van voorbereiding voor de 'overwintering'.

ELEMENT: **METAAL**

De herfst is de tijd van Droogte als de energie zich naar binnen en beneden richt, terug naar de aarde.

Onze huid wordt net als de bladeren droger. De Longen en Dikke Darm, de organen die verwant zijn aan Metaal, kunnen door Droogte gewond raken. Als de Longen te vroeg blootstaan aan een centrale verwarming zonder luchtbevochtiger, of aan airconditioning kunnen ze gevoelig worden, wat constipatie of verkoudheid tot gevolg kan hebben. Sommige astmatypen verergeren in deze tijd van het jaar.

ADVIES VOOR DE HERFST

Mensen die gevoelig zijn voor Droogte moeten kruiden uitzoeken die de qi en Longen versterken, of kruiden die de Longen, de Dunne en Dikke Darm bevochtigen.

Bereid het voedsel zorgvuldig om de energie ervan vast te houden. Het is belangrijk om de reuk te stimuleren. Bak en braad het voedsel en kook het langer met minder water op een lagere temperatuur. Ga geleidelijk meer zuur, zout en bitter voedsel eten.

WINTER

De winter met zijn lange, donkere nachten dwingt ons meer tijd binnenshuis door te brengen, voor meer bespiegeling en introspectie. We zijn minder actief.

ELEMENT: **WATER**

De winter is de tijd van Kou. Water is het element dat verwant is aan de winter met als belangrijkste eigenschappen verkoelen en bevochtigen. Water zinkt altijd naar het laagste punt, waar het tot voedsel dient (zoals voor plantenwortels) of een blokkage veroorzaakt (waar geen circulatie is). Water heeft beweging nodig om te functioneren, anders stagneert het. In de winter is onze energie latent aanwezig in ons diepste binnenste – daarom is Kou de aard van Water.

De circulatie van qi en Bloed wordt minder door de effecten van Kou. De samentrekkende aard van Kou maakt ook de spieren en pezen stijver en veroorzaakt pijn. Water staat in verband met de Nieren en Blaas, die een grote rol spelen in onze vochthuishouding. Kou zorgt er vaak voor dat we meer urineren of houdt het water in ons lichaam juist vast.

ADVIES VOOR DE WINTER

Mensen met Kou in hun lichaam of er erg gevoelig voor zijn, moeten kruiden kiezen die de yang en qi versterken, en die de qi en het Bloed (bij pijn) in beweging brengen.

Houd uzelf warm, neem voldoende rust, mediteer en bewaar uw energie. Eet verwarmende en hartige spijzen. Stoom de groenten. Kook het voedsel langer met minder water op een lagere temperatuur. Gebruik meer zout, bittere spijzen en eet gegist voedsel.

SAMENVATTING

Seizoensverandering is van invloed op de yin-yang-balans wanneer de zomerhitte overgaat in de koelte van herfst en winter.

Naarmate het kouder wordt, concentreren de gezondheidsproblemen zich op de lichaamsvloeistoffen en het Bloed: versterk de yang.

DE SEIZOENEN EN UW GEZONDHEID

ZIE OOK De vijf elementen blz. 22-29,
De acht condities blz. 30-33

De vijf smaken

Bij elk element hoort een bepaalde smaak. Vaak smachten mensen naar een bepaalde smaak wanneer er sprake is van een balansverstoring – mensen met bijvoorbeeld een zwakke Aarde-energie verlangen vaak naar iets zoets. Een klein beetje van de natuurlijke smaak van elk element stimuleert en versterkt het daarmee verbonden orgaansysteem. Eet regelmatig voedsel uit elke smaakafdeling en probeer voor elk type de natuurlijke bron te vinden.

Elke smaak heeft een bijpassende richting die naar de aard van de qi verwijst. Alcohol en pittig voedsel bijvoorbeeld, geven een opwaartse en naar buiten gekeerde energie. Dit betekent dat ze de qi meenemen in die richting – u krijgt het warm en u moet transpireren. Citroensap daarentegen is zuur en heeft een naar binnen gekeerde, stelpende energie. Dit betekent dat het dingen afsluit, zodat het gebruikt kan worden voor de behandeling bij vochtverlies.

ZOET | AARDE
Zoetheid geeft yang-energie, is verkoelend of verwarmend, heeft affiniteit met overgang en verandering, beweegt naar boven en naar buiten, is versterkend, bevochtigt Droogte (goed), veroorzaakt Damp (slecht), maakt weefsel (goed) en vet aan (slecht).
Voorbeelden van zoet voedsel: wortel, pompoen, fruit, honing.

Zout geeft yin-energie, is verkoelend, heeft affiniteit met de winter, beweegt naar beneden en naar binnen, reguleert vocht, dringt de Nieren binnen, verzacht (goed) en verhardt (slecht).
Voorbeelden van zout voedsel: zeewier, schelpdieren, sojasaus.

BITTER | VUUR
Bitterheid geeft yin-energie, is verkoelend, heeft affiniteit met de zomer, beweegt naar beneden, vermindert overmaat, bevordert de spijsvertering, droogt Damp (goed) en veroorzaakt Droogte (slecht).
Voorbeelden van bitter voedsel: radijs, rabarber, koffie.

ZUUR | HOUT
Zuurheid geeft yin-energie, is verkoelend, heeft affiniteit met de lente, werkt samentrekkend en stelpend, consolideert (goed), maakt gespannen (slecht).
Voorbeelden van zuur voedsel: grapefruit, forel, tomaat.

SCHERP | METAAL
Scherpte geeft yang-energie, verwarmt, heeft affiniteit met de herfst, beweegt naar boven en naar buiten, bevordert de bloedsomloop, helpt de spijsvertering en de transpiratie, verdeelt (goed) en verdrijft (slecht).
Voorbeelden van scherp voedsel: gember, ui, kool.

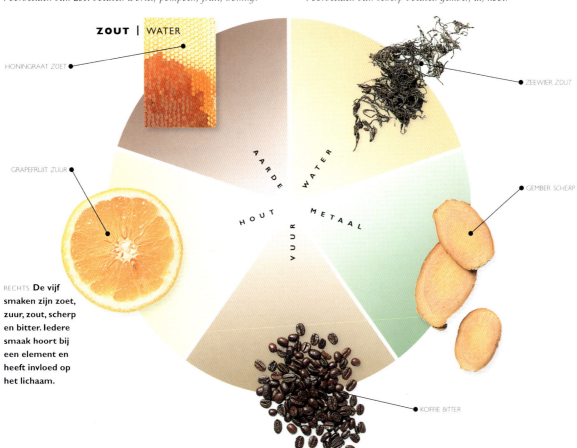

RECHTS **De vijf smaken zijn zoet, zuur, zout, scherp en bitter. Iedere smaak hoort bij een element en heeft invloed op het lichaam.**

ONTDEK UZELF

DE TWAALF ORGANEN

De twaalf organen zijn: Hart, Pericardium, Dunne Darm, Drievoudige Verwarmer (San Jiao), Milt, Maag, Longen, Dikke Darm, Nieren, Blaas, Lever en Galblaas. Elk orgaan is yin of yang met een bijbehorend element. De twaalf hoofdkanalen of meridianen corresponderen met de twaalf organen. Elk orgaan heeft een aparte functie.

De organen en hun elementen

Van de twaalf organen is elk orgaan aangesloten bij een van de vijf elementen en neemt de kenmerken over. Elk orgaan is yin of yang. Yin-organen hebben een corresponderend yang-orgaan en vice versa.

ELEMENT: **AARDE**
Yin-orgaan: Milt
Yang-orgaan: Maag

ELEMENT: **METAAL**
Yin-orgaan: Longen
Yang-orgaan: Dikke Darm

ELEMENT: **WATER**
Yin-orgaan: Nieren
Yang-orgaan: Blaas

ELEMENT: **HOUT**
Yin-orgaan: Lever
Yang-orgaan: Galblaas

ELEMENT: **VUUR**
Yin-organen: Hart
Pericardium (Xin Bao)
Yang-organen: Dunne Darm
Drievoudige Verwarmer (San Jiao)

RECHTS **Elk van de twaalf meridianen (energiekanalen) in het lichaam correspondeert met een van de twaalf organen. Er bevinden zich drie gepaarde yin-meridianen en drie gepaarde yang-meridianen in een arm; dit geldt eveneens voor een been. De yin-meridianen bevinden zich aan de binnenkant, de yang-meridianen aan de buitenkant.**

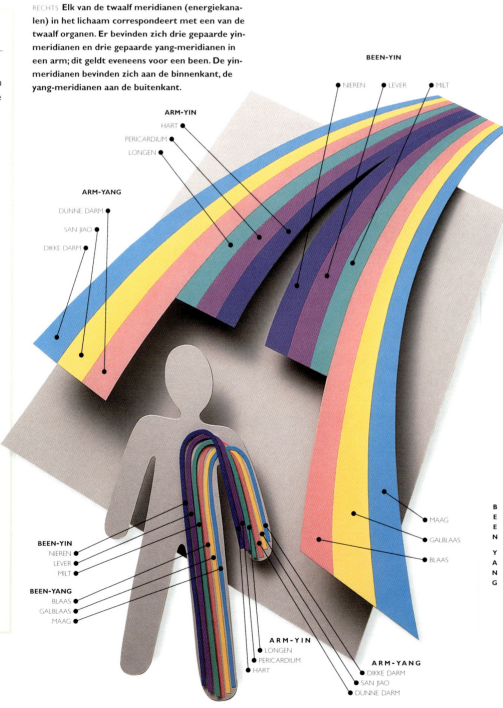

DE TWAALF ORGANEN

ZIE OOK De vijf elementen *blz.* 22-29,
Damp, Slijm en voedselstagnatie *blz.* 42-45

De functies van de inwendige organen

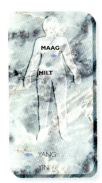

MILT, MAAG

De Milt en de Maag zijn verantwoordelijk voor de spijsvertering, de opname en distributie van voedingsstoffen en Water door het lichaam. Effectief functioneren is van vitaal belang voor het behoud van een goede gezondheid.

ELEMENT: Aarde.
GEVOELIG VOOR: Damp.
EMOTIONELE ASPECTEN: neiging tot piekeren, somberheid en melancholie, kan lijden aan dwangmatige stoornissen en ergernissen.

Hoofd-functies	Symptomen van disharmonie
Regelt de spijsvertering: voedingsstoffen worden uit het voedsel gehaald door de gecombineerde inzet van Milt en Maag.	Opgeblazen gevoel, slechte eetlust, vermoeidheid, dunne ontlasting, gewichtstoename, voedselintolerantie.
Verheft de zuiverheid: de voedingsstoffen, of de zuiverheid, stijgen op naar Hart en Longen, waar de ademhaling ze laat circuleren.	Verzakking, diarree, neerwaartse bloeding, spontane blauwe plekken.
Controleert de ledematen en spieren: omdat de Milt zo nauw is verbonden met de voedingsstoffen, controleert hij de ledematen en spieren.	Zwaar en slap gevoel in armen en benen. Slappe spieren, atrofie, zwakte.
Controleert de mond: omdat de mond en Milt door spieren worden verbonden, weerspiegelt de gezondheid van de Milt zich in de lipppen.	Problemen met de smaak.
Herbergt het verstand: het verstand zetelt in de Milt. Een slechte Miltenergie kan vergeetachtigheid veroorzaken.	Slechte concentratie en geheugen, verwardheid.

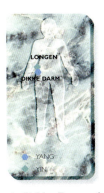

LONGEN, DIKKE DARM

De Longen zorgen voor de ademhaling, waar ze de luchtstroom en ook de qi-stroom controleren. Ze zijn verbonden met de Dikke Darm, die voor de verwijdering van de vaste afvalstoffen zorgt.

ELEMENT: Metaal.
GEVOELIG VOOR: Droogte, Slijm en Kou.
EMOTIONELE ASPECTEN: verdrietig, droevig.

Hoofd-functies	Symptomen van disharmonie
Regelt de ademhaling: de Longen zorgen voor de ademhaling, maar regelen ook de qi-stroom, waarbij ze de Wei Qi (verdedigingsenergie) door het lichaam en naar de huid en spieren verspreiden.	Zwakke stem, kortademigheid, vermoeidheid, koude handen.
Controleert de poriën: met het sturen van Wei Qi naar de huid, beïnvloeden de Longen ook de poriën.	Gauw kouvatten, spontane transpiratie.
Controleert de neus: omdat lucht van de neus naar de Longen stroomt, geloven de Chinezen dat beide organen verbonden zijn.	Slechte reuk, niezen, sinusproblemen.
Regelt de ingewanden: de ademhaling masseert via het middenrif de dikke darm en zorgt voor een goede stoelgang.	Constipatie.

● **SAMENVATTING**
De Zang-(massieve) organen zijn: Longen, Milt, Hart, Lever, Nieren. De Fu-(holle)organen zijn: Blaas, Dikke en Dunne Darm, Galblaas, Maag en San Jiao.

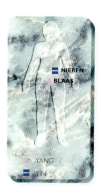

NIEREN, BLAAS

De Nieren bevorderen groei en spelen een rol bij de voortplanting. Ze reguleren Water en zijn verwant met de Blaas.

ELEMENT: Water.
GEVOELIG VOOR: Droogte, Kou.
EMOTIONELE ASPECTEN: angst, gebrek aan wilskracht en motivatie.
HERBERGT DE LEVENSPOORT: de kern van qi.

Hoofd-functies	Symptomen van disharmonie
Regelt ontwikkeling en groei: de Nieren slaan reproductieve qi op, die met erfelijke qi is verbonden.	Onvruchtbaar, impotent, achtergebleven ontwikkeling, snelle veroudering, menarche tot menopauze.
Produceert botten en merg: merg helpt het brein functioneren.	Zwakke botten en tanden, geestelijke achterstand, duizeligheid.
Regelt het Water: de Nieren spelen een centrale rol bij de controle van de lichaamsvloeistoffen.	Veel en bleke urine, schaarse donkere urine, vaak 's nachts moeten plassen, incontinentie, blaasontsteking, nierstenen.
Controleert de oren: via meridianen zijn de Nieren met de oren verbonden.	Doofheid, slecht gehoor, oorsuizingen.
Manifesteert zich in het hoofdhaar: via het Bloed wordt het haar gevoed.	Vroegtijdig kaal en grijs worden.

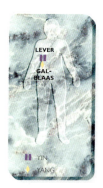

LEVER, GALBLAAS

Volgens de Chinese geneeskunst controleert de Lever het Bloed en de qi.

ELEMENT: Hout.
GEVOELIG VOOR: Hitte, Damp-Hitte, Droogte.
EMOTIONELE ASPECTEN: boosheid, frustratie, irritatie, PMS-syndroom.

Hoofd-functies	Symptomen van disharmonie
Regelt de qi-beweging: Lever-qi is verwant met de spijsvertering. Vloeiend stromende qi reguleert emoties.	Stagnatie van qi, migraine, depressie.
Slaat Bloed op: de Lever regelt de hoeveelheid Bloed in het lichaam. Nauw verbonden met de menstruatie, ogen, pezen en zenuwen, en nagels. Aan de nagels kan de gezondheid van de Lever afgeleid worden.	Onregelmatige/pijnlijke/hevige menstruatie, stagnatie van Bloed. Slecht gezichtsvermogen, droge/gevoelige/bloeddoorlopen ogen, fotofobie (lichtschuwheid). Stuipen, krampen, stijfheid, bevingen, tics.
Scheidt gal af: de Galblaas is de opslagplaats van gal, die de spijsvertering helpt.	Nierstenen, hypochondrische zwellingen.

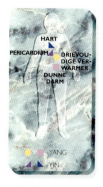

HART, DUNNE DARM

Het Hart heerst over de organen, controleert levensprocessen en coördineert de werking van de andere Zang-Fu-organen. De Dunne Darm scheidt na vertering het Zuivere van het Onzuivere.

ELEMENT: Vuur.
GEVOELIG VOOR: Hitte.
EMOTIONELE ASPECTEN: buitensporig enthousiasme, ongepast gedrag.
HERBERGT DE SHEN: de ziel.

Hoofd-functies	Symptomen van disharmonie
Regelt het Bloed: de Hart-qi is van invloed op de kracht van de bloedstroom.	Koude handen, gebrek aan vitaliteit, vermoeidheid.
Komt tot uiting in de gelaatskleur: de vele gelaatsbloedvaten weerspiegelen de gezondheid van het Hart (overdadige Hart-Hitte veroorzaakt een rode huid).	Kou: helderwit. Hitte: rood. Stagnatie van Bloed: paarsblauw.
Herbergt de geest: het Hart is nauw verbonden met emoties en mentale activiteiten, en ook met de shen of geest.	Depressie, angst, slecht geheugen, slapeloosheid, hartkloppingen, besluiteloosheid. Bloedcirculatieproblemen, dunne aderen.
Controleert de tong: de Chinezen associëren de tong traditioneel met het Hart en het spraakvermogen.	Afasie, stotteren, onophoudelijk praten, buitensporig lachen, slechte communicatie.

DE TWAALF ORGANEN

ZIE OOK De vijf elementen *blz.* 22-29, Damp, Slijm en voedselstagnatie *blz.* 42-45

De twaalf ministers

De *Nei Jing Su Wen* is een klassieke tekst – geschreven door Huang Di, de Gele Keizer (2696-2598 v.Chr.). In de Engelse taal staat hij bekend als *Classic of Internal Medicine*. Huang Di vroeg zijn arts Qi Bo hem over de twaalf organen en hun relaties te vertellen. Qi Bo beschreef ze als twaalf ministers en hun ministeries, en voegde eraan toe dat ze voor het bereiken van een goede gezondheid in harmonie met elkaar moesten werken.

● **SAMENVATTING** Elk orgaan heeft een functie, sterke en zwakke punten en wederzijdse afhankelijkheden. De gezondheid van de organen weerspiegelt zich in het lichaam – zoals rozerode lippen bij een gezonde Milt.

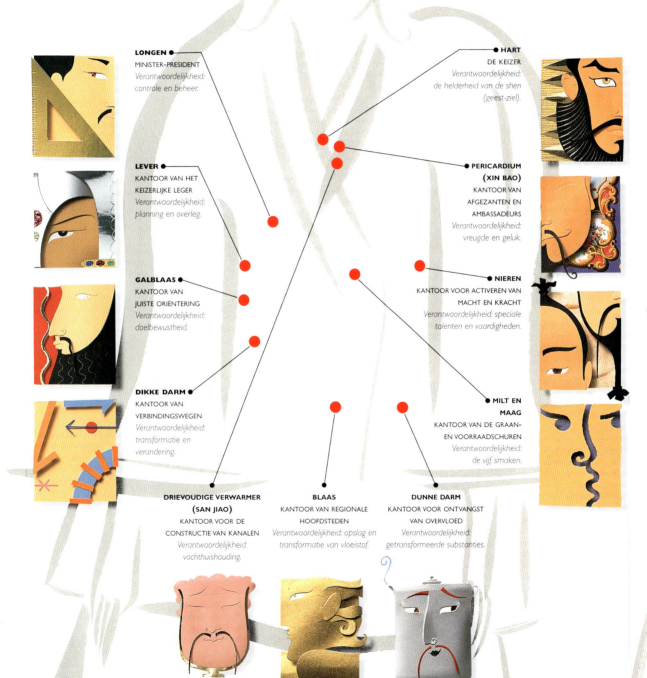

LONGEN ●
MINISTER-PRESIDENT
Verantwoordelijkheid:
controle en beheer.

LEVER ●
KANTOOR VAN HET
KEIZERLIJKE LEGER
Verantwoordelijkheid:
planning en overleg.

GALBLAAS ●
KANTOOR VAN
JUISTE ORIËNTERING
Verantwoordelijkheid:
doelbewustheid.

DIKKE DARM ●
KANTOOR VAN
VERBINDINGSWEGEN
Verantwoordelijkheid:
transformatie en
verandering.

DRIEVOUDIGE VERWARMER
(SAN JIAO)
KANTOOR VOOR DE
CONSTRUCTIE VAN KANALEN
Verantwoordelijkheid:
vochthuishouding.

BLAAS
KANTOOR VAN REGIONALE
HOOFDSTEDEN
Verantwoordelijkheid: opslag en
transformatie van vloeistof.

DUNNE DARM
KANTOOR VOOR ONTVANGST
VAN OVERVLOED
Verantwoordelijkheid:
getransformeerde substanties.

● **HART**
DE KEIZER
Verantwoordelijkheid:
de helderheid van de shen
(geest-ziel).

● **PERICARDIUM**
(XIN BAO)
KANTOOR VAN
AFGEZANTEN EN
AMBASSADEURS
Verantwoordelijkheid:
vreugde en geluk.

● **NIEREN**
KANTOOR VOOR ACTIVEREN VAN
MACHT EN KRACHT
Verantwoordelijkheid: speciale
talenten en vaardigheden.

● **MILT EN**
MAAG
KANTOOR VAN DE GRAAN-
EN VOORRAADSCHUREN
Verantwoordelijkheid:
de vijf smaken.

DAMP, SLIJM EN VOEDSELSTAGNATIE

Onze eetgewoonten kunnen voor een slechte spijsvertering zorgen, waardoor er problemen ontstaan als Damp, Slijm en Stagnatie. Een toename van veel medische en voedselproblemen is daarvan het gevolg: voedselallergieën en -intolerantie, chronische schimmelinfecties, ME en astma.

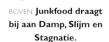

BOVEN **Junkfood draagt bij aan Damp, Slijm en Stagnatie.**

De oorzaken

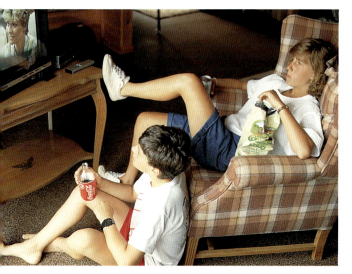

BOVEN **Een zittend leven en slechte voeding dragen bij aan voedingsproblemen in het Westen.**

DAMP
Lichaamsvloeistoffen (Jin Ye) bevochtigen en voeden de huid, de slijmvliezen, het synoviaal weefsel enz. Als de lichaamsvloeistoffen stollen en dik worden, worden ze pathologisch – ze staan dan bekend als Damp. Damp zal in het algemeen een combinatie vormen met het in het lichaam aanwezige vocht en Damp-Hitte van Damp-Kou worden.

KENMERKEN VAN DAMP
- Het is zwaar en zinkt naar beneden.
- Het belemmert de orgaanfuncties.
- Het belemmert de stroom van qi en Bloed.
- Het is te zien in de uitwerpselen.
- Het is te zien op de tong.

GEBIEDEN VAN DISHARMONIE
Milt, Dikke Darm, Blaas.

Verschillende factoren, zoals een geschiedenis van diëten, dragen bij aan Damp, Slijm en Stagnatie. Ook de manier waarop we eten is van invloed: te veel eten, slecht kauwen, te snel eten, en te veel koud drinken bij het eten. Bepaald voedsel veroorzaakt extra residu's: te veel zoetigheid, rauw of kleverig voedsel, zuivelproducten –inclusief eieren, tarwe, gist en in mindere mate rogge, maïs en gierst– dierlijke vetten, bevroren voedsel, ijskoude dranken, te veel alcohol en bewerkt en kunstmatig geconserveerd voedsel.

Orgaan	Algemeen Dampprobleem
Milt	Weinig eetlust, opgezet, dunne ontlasting, vermoeidheid, slaperigheid, zwaar aanvoelen van lichaam en ledematen, slecht mentaal functioneren, voedselintolerantie.
Dikke Darm	Diarree, slijm in de ontlasting, slechte en onvolledige stoelgang gepaard met kramp.
Blaas	Blaasontsteking.

DAMP, SLIJM EN VOEDSELSTAGNATIE

ZIE OOK Voedselstagnatie *blz. 45,*
De spijsvertering *blz. 66,* Voedsel *blz. 160*

SAMENVATTING

Damp kan veroorzaakt worden door slecht(e) voedings(gewoonten).

—

Dampproblemen houden vaak verband met balansverstoringen en vormen de oorzaak van vele ziekten.

RECHTS Gangbare anatomie, zoals de westerse arts wordt geleerd. De Chinese geneeskunde deelt de lichaamsorganen vele functies toe, die door de westerse geneeskunde als zodanig niet worden erkend.

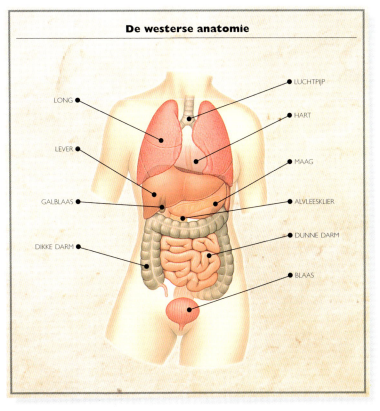

De westerse anatomie

DAMP-HITTE

De combinatie van Damp en Hitte komt met name in het Westen veel voor. Damp die blijft zitten en stagneert, brengt Hitte voort, als in een composthoop. Damp-Hitte is een vergif. Men treft deze combinatie vaak aan bij ziekten als AIDS, ME (chronisch vermoeidheidssyndroom) en kanker. Damp-Hitte wordt ook met rode huiderupties in verband gebracht, die blaren, koude zweren en gordelroos veroorzaken.

KENMERKEN

Zwellingen, jeuk, etter, wondvocht, sterk ruikende en gele afscheiding, infecties, geelzucht, ontstekingen. Een etterende wond, abces of zweer wijzen eigenlijk altijd op een Damp-Hitteaandoening. Het is meestal aanwezig bij het postvirale vermoeidheidssyndroom.

GEBIEDEN VAN DISHARMONIE

Lever, Galblaas, Milt, Maag, Dikke Darm, Blaas en Lagere Jiao.

VOEDSEL DAT DAMP-HITTE VEROORZAAKT

Pikant en vet voedsel, zoals curry's, gefrituurd en vet voedsel, suiker en zoetigheden, tropisch fruit en vruchtensappen, koffie, alcohol.

DAMP-KOU

Als Damp en Kou beide in het lichaam voorkomen, is Damp-Kou het resultaat. Dit veroorzaakt meestal een samentrekking van de bloedsomloop, stijve en pijnlijke spieren en gewrichten, vermoeidheid en aversie tegen kou. Ook kan de urineleider geïrriteerd raken.

KENMERKEN

Zie Kou en Damp.

GEBIEDEN VAN DISHARMONIE

Milt, Blaas en Maag.

VOEDSEL DAT DAMP-KOU VEROORZAAKT

IJs, bananen, avocado's, koude dranken, rauw voedsel.

Orgaan	Algemeen Damp-Hitteprobleem
Lever	Geelzucht, sclerose, bepaalde huidaandoeningen, gordelroos.
Galblaas	Galstenen, ontsteking.
Lagere Jiao	Genitale infecties, spruw, blaasontsteking, prostatitis.
Maag	Zweren, indigestie.
Dikke Darm	Ontsteking aan dikke darm, dysenterie.

Orgaan	Algemeen Damp-Kouprobleem
Milt	Slechte eetlust, vermoeidheid, zwaar gevoel, pijnlijke spieren.
Blaas	Irritatie aan de urineleider, met als gevolg frequent plassen en troebele urine; urinezuurstenen en lage rugpijn.
Maag	Misselijkheid, overgeven, geen dorst, krampen in de onderbuik en waterige diarree.

ONTDEK UZELF

SLIJM

Slijm is bedoeld om de longen en neus te bevochtigen. Pathologisch slijm is slijm dat opgehoest wordt bij verkoudheid. Het wordt gevormd door stagnerende Damp en door de werking van Hitte of Kou op gezond slijm.

KENMERKEN

- Slijm: aangemaakt door de Milt, gehuisvest in de Longen.
- Ongrijpbare ziekten worden erdoor veroorzaakt.
- Bij astma is altijd Slijm betrokken.

GEBIEDEN VAN DISHARMONIE

Slijm zit meestal in het bovenste deel van het lichaam of in de Longen of Maag. Ook in onderhuidse knobbels, ganglia, lymphomas, lypomas (onderhuidse vetbobbels), bepaalde tumoren, abcessen in de eileiders en een vergrote schildklier.

SLIJM-HITTE

Net als bij Damp wordt Slijm meestal in verband gebracht met een andere aandoening van het lichaam. Bij Slijm-Hitteaandoeningen is vaak sprake van dik, geel speeksel en koorts; de mond, lippen en stoelgang zijn droog. De tong is vaak geel uitgeslagen en de patiënt is geïrriteerd en rusteloos.

KENMERKEN

De combinatie Slijm-Hitte wordt veroorzaakt door te veel Hitte in de Longen of Maag. Dit kan komen door roken of stress.

GEBIEDEN VAN DISHARMONIE

Longen en Maag.

VOEDSEL DAT SLIJM-HITTE VEROORZAAKT

Alcohol, gekruid voedsel.

Orgaan	Algemeen Slijm-Hitteprobleem
Longen	Problemen gerelateerd aan roken, acute virusinfecties, allergische neusslijmvliesontsteking (rinitis), astma. Geelgroen slijm, soms met bloed, en afhankelijk van de Droogte van de Longen loszittend of vastzittend slijm.
Maag	Dorst, honger (maar moeite met eten), maagzuur. Neurose, ernstige waandenkbeelden, psychiatrische ziekten.

> **SAMENVATTING**
> Slijm is een stagnatie van long- en neusvocht en kan uiteenlopende symptomen hebben, waaronder duizeligheid en dorst.
>
> Slijmsyndromen komen voornamelijk voor bij Kou- of Hitte-problemen.

SLIJM-KOU

Het speeksel is vaak dun en schuimig; de patiënt heeft het koud en lijdt aan pijnlijke gewrichten en stijfheid. De tong is wit uitgeslagen.

KENMERKEN

Slijm-Kou wordt teweeggebracht door Kou in de Longen en Milt. Dit komt vaak voor bij kinderen, bij dikke mensen en bij mensen die vaak kou vatten. Bij een acute ziekte kan Slijm-Kou veranderen in Slijm-Hitte.

GEBIEDEN VAN DISHARMONIE

Longen, Milt en Maag.

Orgaan	Algemeen Slijm-Kouprobleem
Longen	Kriebelhoest en borstproblemen. Veel wit en plakkerig slijm, gemakkelijk uitgespuugd. Soms kortademig.
Milt	Last van de maag, opgeblazen gevoel, weinig eetlust, onprettig gevoel.
Maag	Pijn door koud eten en drinken, zuivelproducten, te veel getob. Minder eetlust, misselijkheid, overgeven, anorexia, duizeligheid, hoge bloeddruk.

SLIJM IN HET WEEFSEL

Dit verwijst naar de symptomen die ook bij Slijm optreden, maar waar men het Slijm niet ziet. Dit komt vaak voor bij gevallen van psychische aard. Van dit type Slijm zegt men dat het 'de Geest bewolkt'. Wanneer de geest geblokkeerd is, kan een beroerte, coma of epileptische aanval (Wind-Slijm) volgen.

Slijm in het weefsel is vaak het geval bij obstructies van de bloedsomloop, zoals verlammingen, MS, aderverkalking en ziekte aan de hartspier; ook bij de ziekten van Parkinson, Alzheimer en Huntington.

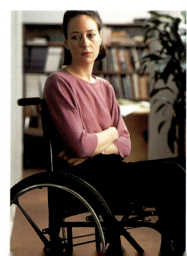

RECHTS **De Chinezen beschouwen Slijm als een van de veroorzakers van multiple sclerosis.**

DAMP, SLIJM EN VOEDSELSTAGNATIE

ZIE OOK De spijsvertering *blz. 66*
Chinese kruiden *blz. 102-141*, Voedsel *blz. 160*

Voedselstagnatie

Als de Maag propvol zit, als 's avonds te laat getafeld wordt of als te zwaar en te vet gegeten wordt, kan Voedselstagnatie ontstaan. Deze balansverstoring zien we vooral veel bij kinderen en wordt ook wel het 'accumulatiesyndroom' genoemd.

KINDEREN

Jonge kinderen hebben een nog zwakke en onvolgroeide spijsvertering en de moderne voedselgewoonten (voeden op verzoek, flesvoeding, te vroeg vast voedsel) dragen daaraan bij. Hun hoofdmenu bestaat uit vruchtensap, bananen, yoghurt, zoetigheden en koekjes. Dit leidt allemaal tot Voedselstagnatie, die vervolgens Damp en Slijm veroorzaakt. Als we een aantal kinderziekten bekijken (astma, koliek, koorts, loopneus, hoesten en hyperactiviteit), zien we een verband tussen eetgewoonten en gezondheid.

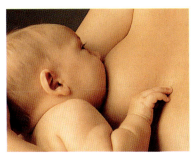

BOVEN **Borstvoeding is het best; flesvoeding kan spijsverteringsproblemen veroorzaken.**

LINKS **Als kinderen ouder worden, geeft u ze geleidelijk meer eenvoudige voedzame stoffen te eten.**

De voeding van een baby tot negen maanden zou alleen uit melk moeten bestaan (hebt u geen borstvoeding, gebruik dan schapenmelk die meer op moedermelk lijkt dan koemelk, steriliseer de melk en bewaar deze in de vriezer). Tussen twaalf en achttien maanden kunt u beginnen met rijstepap van water. Vanaf drie jaar kunt u beginnen met groenten en fruit. Als het kind ziek is, kunt u soep van mager vlees of vis geven.

VOLWASSENEN

Bij een volwassene kunnen we zien of er sprake is van chronische of acute Voedselstagnatie. Acute Voedselstagnatie is het gevolg van te veel eten, waardoor men zich onprettig voelt – het 'opgeblazen gevoel'. Dit gaat pas over als men overgeeft of als het eten verteerd is.

Chronische Voedselstagnatie vinden we bij mensen die te veel eten en slechte eetgewoonten hebben. Ze is vaak onderdeel van een Damp- of Slijmprobleem en speelt ook mee in veel voedselovergevoeligheden.

Algemene kruiden voor Damp, Slijm en Voedselstagnatie

REN SHEN

KRUIDEN DIE DE QI VERSTERKEN
De Milt is het voornaamste Damp producerende orgaan, daarom zijn kruiden die de qi van de Milt en Maag versterken goed.
KRUIDEN: *Ren Shen, Huang Qi, Shan Yao, Bai Zhu, Dang Shen, Zhi Gan Cao.*

YI ZHI REN

KRUIDEN DIE DE YANG VERSTERKEN
Een paar van deze kruiden hebben een verwarmende werking op de Milt en helpen bij de transformatie van Damp.
KRUIDEN: *Yi Zhi Ren, Sheng Jiang, Hu Jiao, Rou Dou Kou.*

CHEN PI

KRUIDEN VOOR DE SPIJSVERTERING
De spijsvertering moet een zekere mate van zwakheid vertonen, waardoor zich Damp vormt; deze kruiden versterken de andere.
KRUIDEN: *Chen Pi, Shan Zha, Mai Ya, Gu Ya, Shen Qu.*

HAI ZAO

KRUIDEN DIE HEET SLIJM EN DAMP VERKOELEN EN TRANSFORMEREN
Om heet en droog Slijm en Damp, die hoest en huidproblemen veroorzaken, op te lossen.
KRUIDEN: *Ze Xie, Bei Mu, Fu Ling, YiYi Ren, Qian Hu, Gua Lou, Tian Hua Fen, Zhu Li, Zhu Ru, Hai Zao.*

LIAN QIAO

KRUIDEN DIE KOUD SLIJM EN DAMP TRANSFORMEREN
Deze kruiden werken verwarmend.
KRUIDEN: *Ban Xia, Tian Nan Xing, Bai Fu Zi, Xuan Fu Hua, Bai Qian, Bai Jie Zi, Jie Geng, Zao Jiao, Huo Xiang, Xing Ren, Cang Zhu, Sha Ren.*

JIN YIN HUA

KRUIDEN DIE HITTE WEGNEMEN EN ONTGIFTEN
Als er sprake is van Damp-Hitte of Slijm-Hitte kunt u kruiden uit deze categorie gebruiken.
KRUIDEN: *Jin Yin Hua, Lian Qiao, Ju Hua, Pu Gong Yin, Cang Er Zi, Huang Lian, Huang Qin, Huang Bai.*

DIAGNOSTISCHE METHODEN

In de Chinese geneeskunde vindt de diagnose op een heel eigen manier plaats. De Chinezen ontwikkelden een bijna poëtische en eufemistische manier om anatomie en fysiologie te beschrijven. In navolging van het taoïsme werden de inwendige lichaamsprocessen vergeleken met bijvoorbeeld een rivier, de zee, aarde en hout. Chinese artsen uit vroeger tijden waren afhankelijk van wat ze konden zien of voelen; anatomische studie en ontleding werd nog maar weinig toegepast.

BOVEN **De vier methoden van diagnose: kijken, vragen, luisteren en voelen.**

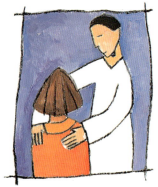

BOVEN **Een Chinese arts onderzoekt door middel van voelen.**

De tong

Een Chinese diagnose gebeurt aan de hand van kijken, vragen, luisteren en voelen.
Kijken is de observatie van de tong, de handen, het gezicht, de nagels, de huid, het lichaamstype van de patiënt en zijn manier van bewegen.
Vragen is het verkrijgen van informatie over de huidige conditie en medische geschiedenis.
Luisteren betekent luisteren naar het antwoord op de vragen, maar ook horen hoe de stem, de ademhaling, lichaamsgeluiden enz. klinken.
Voelen betreft het opnemen van de pols, maar indien nodig ook het betasten van het lichaam.

OBSERVATIE VAN DE TONG

De tong is een belangrijk diagnostisch werktuig. Men beschouwt hem als het enige inwendige orgaan dat ook aan de buitenkant te zien is. Voor een Chinese arts is het zien van de tong van een patiënt zoiets als een röntgenfoto of een MRI-scan.

De tong verschaft een enorme hoeveelheid informatie, zowel over de huidige ziekte als over de gezondheid in verleden en toekomst. Als u gedurende langere tijd uw tong regelmatig observeert, kunt u uw eigen gezondheid in de gaten houden en weet u wanneer u actie moet ondernemen.

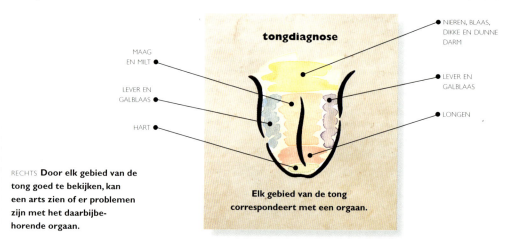

RECHTS **Door elk gebied van de tong goed te bekijken, kan een arts zien of er problemen zijn met het daarbijbehorende orgaan.**

Elk gebied van de tong correspondeert met een orgaan.

DIAGNOSTISCHE METHODEN

ZIE OOK De hartslag *blz.* 52-54, Het voelen *blz.* 55, Zelfdiagnose *blz.* 56-57

WAAR MOETEN WE NAAR KIJKEN?

Als we uit diagnostische overwegingen naar de tong kijken, moeten we met vier dingen rekening houden:

- Kleur van de tong.
- Vorm van de tong.
- Laagje van de tong.
- Verdeling van barstjes en vlekjes.

Het is vaak nodig naar een of meer aspecten te verwijzen om een algeheel beeld te krijgen. Het is natuurlijk moeilijk om te beoordelen wat abnormaal is, tenzij u weet hoe een gezonde tong eruitziet. Een kindertong wordt meestal als normaal beschouwd: lichtrood, gelijkmatig en symmetrisch van vorm, geen barstjes of vlekjes en voorzien van een dun laagje vocht.

Elke tong is natuurlijk anders, maar er zijn een aantal duidelijke afwijkingen aan de hand waarvan u een balansverstoring vroegtijdig leert herkennen. De kleur van een tong kan variëren van bleekroze tot paars, de vormveranderingen kunnen zijn: ongewoon dunne tong, gezwollen tong en tandafdrukken aan de zijkant.

Het laagje is erg belangrijk, want een relatief vochtige of droge tong kan een goede indicator zijn van een yin- of yang-dominantie. Het laagje kan de aanwezigheid van Slijm of Damp aantonen. U kunt uw gezondheid beter in de gaten houden door gedurende een langere periode uw tong regelmatig te bekijken dan er af en toe een blik op te werpen.

Hoe bekijkt u uw tong?

- Bekijk de tong bij daglicht om een juist beeld te krijgen van de kleur en het laagje.
- Open de mond wijd en steek de tong helemaal uit, zonder te spannen. Als de tong niet ontspannen is, verandert hij van vorm en kleur.
- Haast u niet: onderzoek van de hele tong neemt tijd in beslag. Let op de plaats van vlekjes of scheurtjes.
- Recent genuttigd voedsel, drank, vitaminen of medicijnen kunnen de kleur van het laagje veranderen. Wacht ten minste een uur voor inspectie.
- Als u als eerste 's morgens naar uw tong kijkt, voor u uw tanden heeft gepoetst, onthult het laagje zich in zijn volle glorie.
- Roken en thee kunnen aanmerkelijke veranderingen in de kwaliteit van het laagje aanbrengen.

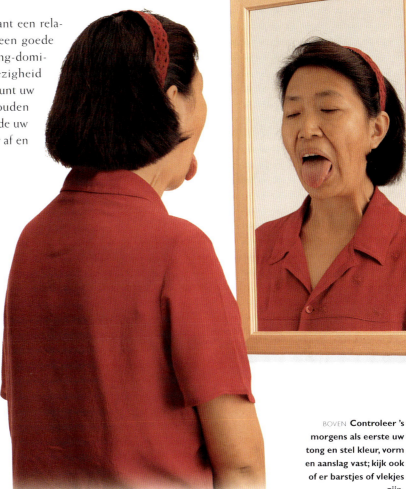

BOVEN **Controleer 's morgens als eerste uw tong en stel kleur, vorm en aanslag vast; kijk ook of er barstjes of vlekjes zijn.**

● **SAMENVATTING**

De Chinezen beschouwen de tong als een inwendig orgaan dat de gezondheid van de Zang-Fu-organen weerspiegelt.

De kleur, de vorm en het laagje op de tong, maar ook een ongewoon barstje of plekje, kunnen bij een diagnose allemaal van grote betekenis zijn.

ONTDEK UZELF

KLEUR VAN DE TONG

Een tong kan veel kleuren hebben (sommige zullen een verrassing voor u zijn), afhankelijk van de mate van gezondheid: roze, rood, paarsblauw en blauw.

BLEKE TONG

Een bleke tong kan variëren van iets bleker tot bijna wit. Een bleke tong is lichter dan het frisroze van de normale tong. Meestal wijst een bleke tong op een deficiëntie. Dit kan een deficiëntie zijn van qi, yang of Bloed.

RODE TONG

Een rode tong duidt op Hitte. Het rode gebied geeft aan waar de Hitte zich in het lichaam bevindt en de diepte ervan laat zien hoeveel Hitte er is. Hoe dieper het rood, des te erger de Hitte-conditie. De aan- of afwezigheid van aanslag op de tong geeft aan of de Hitte te wijten is aan een vol-heet-conditie (te veel yang) of een leeg-heet-conditie (te weinig yin).

ROODPAARSE TONG

Een fase verder dan de rode tong. Paars wijst op stagnatie van het Bloed, wat meestal het gevolg is van Hitteschade.

BLAUWPAARSE TONG

Een fase verder dan de bleke tong. Paars wijst op stagnatie van het Bloed, wat meestal het gevolg is van Kou door een deficiëntie.

BLAUWE TONG

Deze kleur is vaak moeilijk thuis te brengen. Bij acute ziekte of een levensbedreigende situatie kan de tong blauw worden door gebrek aan zuurstof, maar bij chronische ziekte heeft de tong een blauwachtige tint. Dit wijst op langdurige Kou in het lichaam, wat de yang-energie aantast.

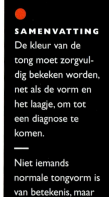

SAMENVATTING
De kleur van de tong moet zorgvuldig bekeken worden, net als de vorm en het laagje, om tot een diagnose te komen.

Niet iemands normale tongvorm is van betekenis, maar de *verandering* daarin.

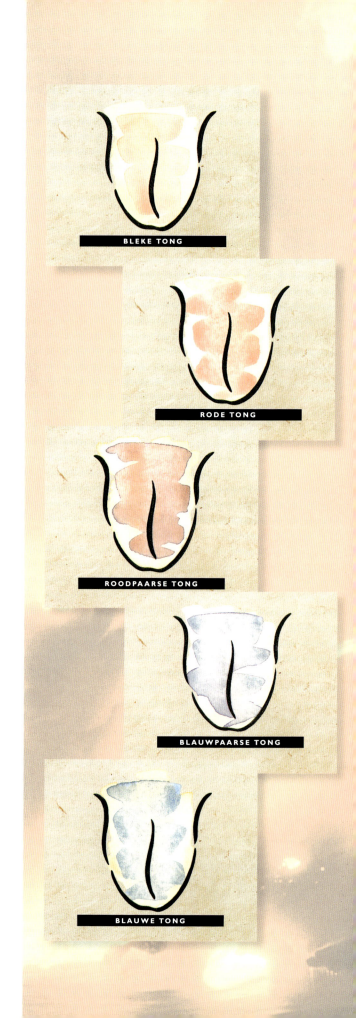

RECHTS **De kleur van een tong kan variëren van lichtroze tot donkere roodtinten, soms neigend naar blauw. Een bleke tong wijst meestal op een deficiëntie in het lichaam, terwijl een rode tong Hitte veronderstelt – als bij een vulkaanuitbarsting. Blauwe tinten wijzen op Voedselstagnatie en Kou.**

DIAGNOSTISCHE METHODEN

ZIE OOK De tong *blz. 46-47*,
Het laagje op de tong *blz. 50*, Barstjes en vlekjes *blz. 51*

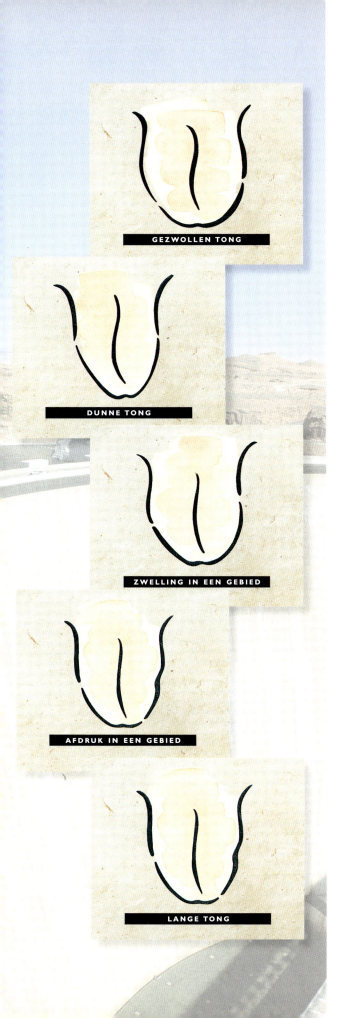

GEZWOLLEN TONG

DUNNE TONG

ZWELLING IN EEN GEBIED

AFDRUK IN EEN GEBIED

LANGE TONG

VORM VAN DE TONG

Een tong kan lang of kort zijn, en dun of gezwollen. Bepaalde gebieden zijn eventueel ingedeukt.

GEZWOLLEN TONG

Een zwelling wijst meestal op een deficiëntie van qi of yang, of op de aanwezigheid van Hitte. Een yang- of qi-deficiëntie zorgt voor een bleke gezwollen tong. Als de tong normaal is of rood wijst dat op Hitte.

De aan weerszijden ronde aanblik van een gezwollen tong kan wijzen op twee dingen: bij symptomen als slappe ontlasting, vermoeidheid en een opgeblazen gevoel is er sprake van een deficiëntie van de Milt-qi of -yang; bij hoofdpijn, duizeligheid, boosheid of een wazig gezichtsvermogen gaat het om Hitte in de Lever.

Als de tong gezwollen is met tandafdrukken langs de zijkant wijst dit op een deficiëntie van de Milt-qi.

DUNNE TONG

Een dunne tong lijkt dunner dan normaal, zelfs een beetje geschrompeld. Hij wijst op een gebrek aan lichaamsvocht; als de tong bleek is, gaat het om een Bloeddeficiëntie; een rode dunne tong wijst op een yin-deficiëntie. De tong kan ook droog zijn.

ZWELLING IN EEN BEPAALD GEBIED

Zwelling in een bepaald gebied van de tong wijst op een probleem met het orgaan dat daaraan verwant is (zie diagram op *blz. 46*). Zo wijzen gezwollen zijkanten op een deficiëntie in de Milt, een gezwollen tongpunt op een Hartprobleem en een zwelling tussen de punt en het middengedeelte op een Longprobleem.

AFDRUKKEN IN EEN BEPAALD GEBIED

Een afdruk in een bepaald gebied wijst op een deficiëntie in het verwante orgaan (zie diagram op *blz. 46*). Een tong met de afdruk van tanden erin wijst vaak op een Miltdeficiëntie. Als de tong abnormaal stijf is, kan dat op een Hartprobleem wijzen.

LANGE TONG

Een lange, smalle tong kan wijzen op Hitte en is vaak rood. Deze tongvorm wordt vaak geassocieerd met Hitte in het Hart en volgens de Chinese geneeskunde zou dit wijzen op een aanleg voor Hartziekten.

LINKS **De kleurdiagnose kan worden verfijnd door te letten op de vorm van de tong en op bepaalde eigenaardigheden. Een gezwollen tong wijst erop dat qi en yang zijn geblokkeerd, als bij een dam.**

HET LAAGJE OP DE TONG

Het laagje op de tong is een goede weergave van de conditie van alle organen – vooral die van de spijsvertering. Als we naar het laagje kijken, zijn vier dingen belangrijk: kleur, dikte, verspreiding en structuur. Het laagje kan aangetast worden door consumptie van bepaald voedsel, drank of medicijnen, dus moet er na het consumeren hiervan niet naar gekeken worden. Het laagje kan de aanwezigheid van een lichaamspathogeen weergeven, meestal Damp of Slijm. Een normale, gezonde tong heeft een dun, wit, beetje vochtig laagje. Een natuurlijk bijprodukt van het verteringsproces.

DE KLEUR VAN HET LAAGJE

De kleur van het laagje verraadt de aard van het probleem (indien aanwezig). Een wit laagje duidt op Hitte, en een vuilgrijze laag op Damp of Voedselstagnatie.

DE DIKTE VAN HET LAAGJE

De dikte laat ons de ernst van het probleem zien: hoe dikker het laagje, hoe meer Damp of Slijm er in het lichaam aanwezig is.

DE VERSPREIDING VAN HET LAAGJE

De verspreiding van het laagje toont de disharmonie in het lichaam.

GEEN LAAGJE

Een droge tong wijst op een gebrek aan het juiste lichaamsvocht door een yin-deficiëntie. Dit is meestal het geval bij een rode tong. Als de hele tong droog is wijst dat op een serieus tekort. Meestal gaat het om kleine droge vlekjes die duiden op een yin-deficiëntie in een bepaald gebied.

DROOG/NAT LAAGJE

Een droog laagje duidt op Hitte of op een deficiëntie van qi of yang (afhankelijk van andere symptomen). Een natte laag die vettig en kleverig aanvoelt, wijst op Damp door Kou.

> **● SAMENVATTING**
> Een laagje op de tong is normaal. Elke verandering in dat mooie witte laagje wijst op ziekte.
> Roken en voedsel kunnen van invloed zijn op het laagje. Houd goed in de gaten waar de de barstjes en vlekjes zitten.

RECHTS **Een normale tong heeft een glanzend laagje, als olie op water.**

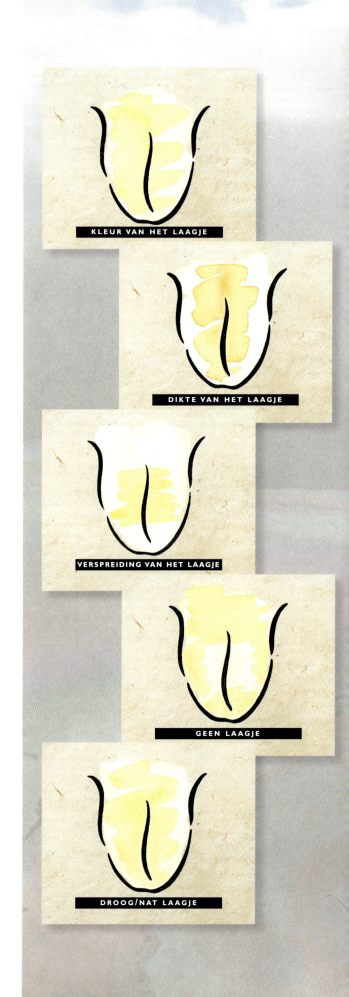

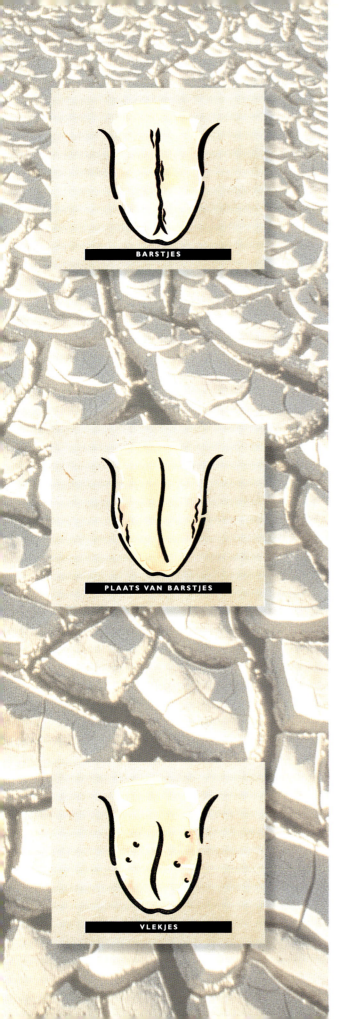

DIAGNOSTISCHE METHODEN

ZIE OOK De tong *blz. 46-47,*
De kleur van de tong *blz. 48,* De vorm van de tong *blz. 49*

BARSTJES EN VLEKJES

De normale tongstructuur kan aan vele veranderingen onderhevig zijn, waarvan de betekenis wordt bepaald door de soort en de plaats.

BARSTJES

Volgens het Chinese standpunt zijn barstjes op de tong een uiting van de hoeveelheid lichaamsvocht. Net als de tong zwelt bij een teveel aan Water (of Hitte), vertoont hij barstjes bij een gebrek hieraan. Denk maar aan de barsten in een opgedroogde rivierbedding na een droogteperiode.

Barstjes zijn eigenlijk sneetjes in de tong. (Niet te vergelijken met de soms gerimpelde aanblik van een gezwollen tong, die eruitziet als huid die lang in het water is geweest.) De barstjes hebben wel of geen laagje; indien beide aanwezig zijn, is de betekenis gecombineerd.

PLAATS VAN DE BARSTJES

De betekenis van de barstjes wordt bepaald door de diepte en de plaats. Hoe dieper de barstjes zijn, hoe ernstiger en hoe langer het probleem al aanwezig is. De plaats geeft het probleemorgaan aan.

❧ Kleine barstjes over de hele tong: Droogte van de Maag en misschien deficiëntie van de Milt-yin.

❧ Veel barstjes: deficiëntie van de Nier-yin.

❧ Verticale barstjes aan de zijkanten van de tong: deficiëntie van de Milt-qi of -yang. Deze treft men het vaakst op een bleke tong aan.

❧ Een verticale barst langs het midden van de tong wijst op een probleem met de Maag, of met het Hart en de Maag, afhankelijk van de lengte van de barst. Een barst die niet doorloopt tot de punt (Hartgebied) duidt op een deficiëntie van de Maag-yin. Als de barst wel tot de punt doorloopt en vooral als hij zich daar splitst, zijn er emotionele problemen die in verband staan met het Hart.

VLEKJES

Vlekjes bevinden zich op verschillende plaatsen in verschillende kleuren op de tong. De plaats bepaalt het betrokken orgaan, de kleur het probleem.

Rode vlekjes wijzen op Hitte, paarse vlekjes op Bloedstagnatie en bleke vlekjes op qi-stagnatie. De grootte en het aantal vlekken, evenals de kleurintensiteit, vertellen ons de ernst van de disharmonie. Bekijk het diagram op bladzijde 46 om te zien welk orgaan is aangetast.

LINKS **Net als een uitgedroogde woestijn kan de tong overdekt zijn met een netwerk van barstjes, wat op een gebrek aan vocht wijst.**

De hartslag

De andere grote pijler van de Chinese diagnose is het opnemen van de hartslag. Het duurt een heel leven om een algeheel begrip te verkrijgen over de betekenis van de hartslag en zijn diagnostisch potentieel. Het is wel mogelijk een vereenvoudigd overzicht te geven van de dingen waar u bij de hartslagopname op moet letten. Als u deze simpele versie ervan samen met een tongdiagnose gebruikt, kunt u aardig wat over uw qi en Bloed te weten komen. De hartslag kan op veel plaatsen opgenomen worden, maar al sinds de eroude tekst van Li Shi Zhen is opname via de spaakbeenader van de pols het gebruikelijkst.

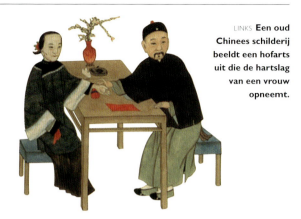

LINKS **Een oud Chinees schilderij beeldt een hofarts uit die de hartslag van een vrouw opneemt.**

DE FILOSOFIE

De opvatting over de hartslag is heel anders in de Chinese geneeskunde. Het is een manier om rechtstreeks in contact te komen met de qi van de patiënt, omdat de Longen via de ademhaling de qi beheersen. De hartslag in beide polsen kan sterk verschillen, wat, interessant genoeg, een cardioloog kan bevestigen.

DE NEGEN HARTSLAGEN

Een ervaren beoefenaar van de Chinese geneeskunde is in staat negen verschillende hartslagen op elke pols te lokaliseren – een totaal dus van achttien. De arts gebruikt drie vingers, waarbij hij iedere vinger op een verschillende hartslag plaatst. De hartslag heeft drie niveaus op elke positie, een totaal van negen.

Elk van de achttien hartslagen hoort bij een bepaald inwendig orgaan en geeft daar gedetailleerde informatie over. Er zijn ook nog 28 manieren om via de hartslag de toestand van de qi te bepalen. Deze worden vertaald in termen als Glibberige Hartslag, die duidt op de aanwezigheid van Damp, of Krappe Hartslag, wanneer er sprake is van obstructie. Elk soort hartslag kan op elk van de posities op de pols gevonden worden, met steeds een andere betekenis.

De achttien hartslagen

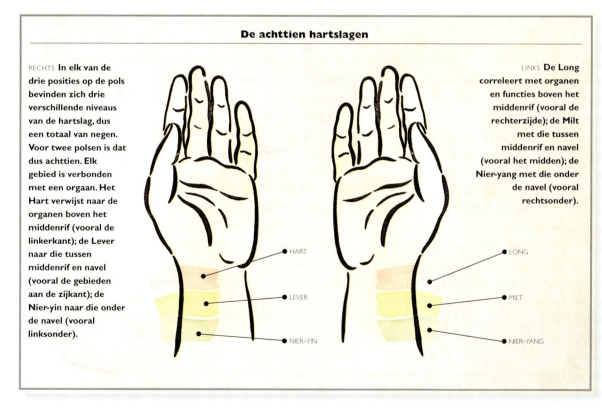

RECHTS **In elk van de drie posities op de pols bevinden zich drie verschillende niveaus van de hartslag, dus een totaal van negen. Voor twee polsen is dat dus achttien. Elk gebied is verbonden met een orgaan. Het Hart verwijst naar de organen boven het middenrif (vooral de linkerkant); de Lever naar die tussen middenrif en navel (vooral de gebieden aan de zijkant); de Nier-yin naar die onder de navel (vooral linksonder).**

LINKS **De Long correleert met organen en functies boven het middenrif (vooral de rechterzijde); de Milt met die tussen middenrif en navel (vooral het midden); de Nier-yang met die onder de navel (vooral rechtsonder).**

DIAGNOSTISCHE METHODEN

ZIE OOK Qi – de levenskracht *blz.* 16-19,
Voelen en betasten *blz.* 55

Hoe voelt u de hartslag

1 De persoon moet tegenover u zitten, met zijn handen ontspannen ongeveer ter hoogte van de solar plexus of borst.

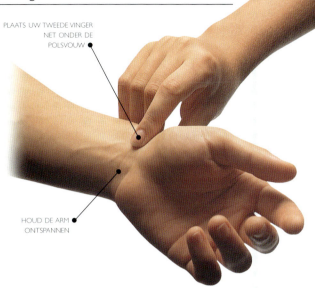

PLAATS UW TWEEDE VINGER NET ONDER DE POLSVOUW

HOUD DE ARM ONTSPANNEN

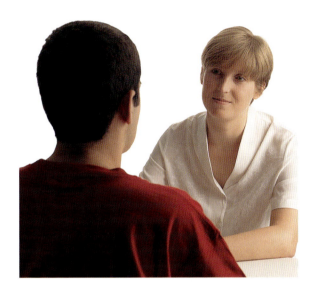

2 Gebruik de vingers van uw rechterhand om de linkerpols van de persoon te voelen, en vice versa.

● SAMENVATTING

De Zang-Fu-organen worden in de achttien hartslagen weerspiegeld, die zo verstoring helpen lokaliseren. De drie verschillende niveaus van de hartslag geven stadia van een ziekte weer en de mate van balansverstoring.

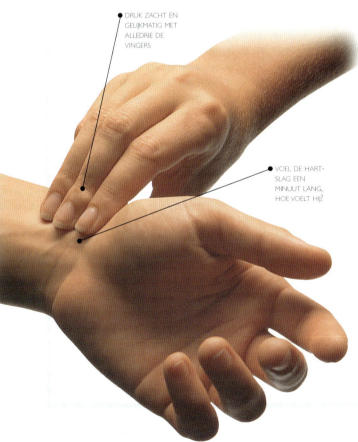

DRUK ZACHT EN GELIJKMATIG MET ALLEDRIE DE VINGERS

VOEL DE HARTSLAG EEN MINUUT LANG, HOE VOELT HIJ?

3 Gebruik de middelste drie vingers van uw linkerhand om de rechterhartslag te voelen. Plaats uw tweede vinger net onder de polsvouw (aan de duimkant) over de spaakbeenader. Leg uw andere twee vingers er rustig naast. Gebruik uw duim niet; u zou met uw eigen hartslag in de war komen.

Druk zacht en gelijkmatig met alledrie de vingers tot u de hartslag voelt. Doe dat gedurende een minuut en voel hoe de kwaliteit van de hartslag is.

4 Druk een beetje harder tot de hartslag verdwijnt. Verminder de druk licht, tot u hem weer kan voelen. Houd hem een minuut vast en kijk of u vindt dat de hartslag op dit diepere niveau anders aanvoelt dan de eerste keer.

U hebt nu de kwaliteit van iemands qi gevoeld.

WAT ZOEKEN WE

We zoeken naar aspecten van Diepte, Snelheid en Kracht. De gezonde hartslag is gemakkelijk te voelen en heeft een gelijkmatig en vast ritme. Hij varieert afhankelijk van leeftijd, constitutie en fitheid. Meestal wordt de hartslag met het klimmen der jaren langzamer en de kracht hangt af van iemands bouw – een gespierde man heeft een krachtiger hartslag dan een slanke vrouw. Bij kinderen onder de zeven jaar is de hartslag nog niet volledig ontwikkeld.

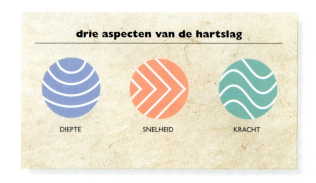

drie aspecten van de hartslag

DIEPTE SNELHEID KRACHT

Diepte – een hartslag kan normaal, oppervlakkig of diep zijn

- De normale hartslag is op elke diepte gemakkelijk te vinden.

- De oppervlakkige hartslag is met lichte druk heel gemakkelijk te voelen, maar verdwijnt bij diepe druk. Deze hartslag geeft aan dat er meer qi in het bovenste gedeelte van het lichaam zit dan in de onderkant. (Dit is het geval bij een yin-deficiëntie van de Nieren, waardoor hoofdpijn, oorsuizingen en opvliegers worden veroorzaakt, en ook als er te veel energie in de Longen zit.

- De diepe hartslag is afwezig bij zachte aanraking en alleen bij diepe druk te voelen. Hij wijst op een deficiëntie van yang-energie, want er is niet genoeg yang-qi om de hartslag naar de oppervlakte te halen. (Los van andere problemen kan dit leiden tot symptomen als vermoeidheid, verzakking, diarree, incontinentie en vaginale afscheiding.)

Snelheid – een hartslag kan normaal, snel of langzaam zijn

- De normale hartslag heeft een rustig vast ritme, niet snel, niet langzaam.

- De snelle hartslag is sneller dan bij de leeftijd van de patiënt past. (Dit moet men afmeten aan de hartslag in rust. De hartslag is sneller als de patiënt net actief is geweest of erg angstig.)

  De snelle hartslag duidt op Hitte, en hoe vlugger de hartslag hoe meer Hitte. De Hitte kan Vol of Leeg zijn, afhankelijk van andere tekenen en symptomen.

- De langzame hartslag is langzamer dan bij de leeftijd van de patiënt past. Een langzame hartslag wijst op Kou, en hoe langzamer de hartslag, des te meer Kou. De Kou kan Vol of Leeg zijn, afhankelijk van andere tekenen en symptomen.

Kracht – een hartslag kan normaal, vol of leeg zijn

- De hartslag in de rechterpols geeft de meeste informatie over qi, de linkerpols voornamelijk over Bloed. Als de Volheid of Leegte vooral aan één kant zitten, zijn de aangedane organen:

  Links: Lever, Hart, Nier-Yin.
  Rechts: Milt, Maag, Longen, Nier-Yang.

- De volle hartslag is erg krachtig, met een agressieve golfkwaliteit. Kan meestal op beide niveaus met alledrie de vingers worden gevoeld. Hoe uitgesprokener de kracht, des te groter de mate van Volheid. Een volle hartslag duidt op een teveel aan iets in het lichaam, wat opgezocht en behandeld moet worden.

- De lege hartslag is zwak, met een losse golfkwaliteit. Hoe uitgesprokener de zwakheid, des te leger de aandoening. Een lege hartslag wijst op een deficiëntie van iets in het lichaam. Het is in dit geval belangrijk het zwakke gebied te determineren en te versterken.

DIAGNOSTISCHE METHODEN

ZIE OOK De twaalf organen *blz. 38-41*,
De hartslag *blz. 52-53*

Het voelen

Verscheidene lichaamsgebieden worden Mu Xue, of alarmpunten genoemd. Deze waarschuwen voor orgaanproblemen. Als een bepaald gebied gevoelig is wanneer erop gedrukt wordt, betekent dat dat het corresponderende orgaan niet meer in balans is.

BETASTEN VAN DE ORGAANZONEN

Druk met de vingers van een van beide handen zacht maar stevig 2-7 cm in de spier. Hoeveel vingers en de mate van druk hangen af van het te betasten gebied en de omvang van de patiënt. Voor vlezige gebieden van grote mensen zijn meer vingers en druk vereist dan voor kleine benige gebieden bij slanke mensen.

Als een van de Mu Xue duidelijk gevoelig is, hebt u misschien een probleem gelokaliseerd. U kunt nu vragen gaan stellen over dat specifieke orgaan om zo tot een diagnose te komen.

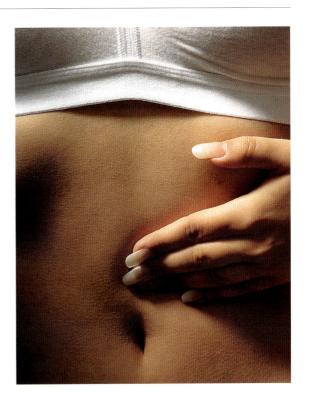

RECHTS **Betasting van de Maagzone van een patiënt met spijsverteringsklachten om gevoelige gebieden te vinden.**

Manieren van aanraken

Het vierde Chinese diagnostische werktuig, betasting en hartslag, wordt wel beschreven als 'aanraken'. Een arts kan veel leren van lichaamstemperatuur en de mate van droogte of vochtigheid.

Als de huid koud aanvoelt, is er waarschijnlijk sprake van een Kousyndroom of yang-deficiëntie. Als hij heet aanvoelt, kan het probleem een verstoorde Hittebalans of een yin-deficiëntie zijn.

Een extreem droge huid is vaak het gevolg van een gebrek aan Bloed of lichaamsvocht, of van Hitte die het Bloed binnendringt. Als de huid vettig aanvoelt, wijst dit op Damp.

De combinatie van deze indicaties en de informatie verkregen met kijken, vragen en luisteren, geeft de arts een totaalbeeld van de patiënt en helpt hem bij het vaststellen van een diagnose.

We hebben nu uitgebreid gekeken hoe we de gezondheid en energie van het lichaam kunnen vaststellen. Op *bladzijde 58* wordt een en ander nog eens samengevoegd.

BOVEN **De alarmpunten of Mu Xue. Betasting van deze gebieden geeft informatie over de relevante organen.**

LONG • LONG • MAAG • HART • LEVER/GALBLAAS • MILT • DIKKE DARM • DIKKE DARM • NIER (QI/YANG) • NIER (BLOED/YIN/BAARMOEDER/BLAAS)

SAMENVATTING

Kijken, vragen, luisteren, voelen zijn nodig voor een juiste diagnose.

Diagnose kan het zieke orgaan en de balansverstoring identificeren.

Het lezen van de hartslag heeft zich tot een complexe en uiterst nauwkeurige vorm ontwikkeld.

ONTDEK UZELF

ZELFDIAGNOSE

Er zijn twee belangrijke redenen om uw eigen gezondheid vast te stellen; u hebt een probleem dat u wilt behandelen of u wilt uw gezondheid op het huidige peil houden. In beide gevallen onderzoekt u echter eerst wat het bestaande of mogelijke probleem is, voor u advies inwint over een eventuele behandeling. Deze eenvoudige vragenlijst kan u daarbij helpen.

Hoe gebruikt u deze vragenlijst

De vragenlijst is een hulpmiddel om alle belangrijke informatie te verifiëren die u nodig hebt om uw vragen te beantwoorden bij het doorlezen van dit boek. Misschien moet u nieuwe informatie toevoegen of uw antwoorden herformuleren naarmate u de tekst doorwerkt. Maak er daarom enkele fotokopieën van.

Vragenlijst over uw gezondheid

1 WAT IS VOLGENS U UW VOORNAAMSTE PROBLEEM?

2 HEEFT UW HUISARTS EEN DIAGNOSE GESTELD?

3 ALS ER MEERDERE PROBLEMEN ZIJN, HERHAALT U DE TEST VOOR ELK PROBLEEM

- Wanneer begon het probleem
- Waar bevinden zich de symptomen?
- Beschrijf de voornaamste symptomen.
- Is er iets wat de symptomen verergert?
- Is er iets wat de symptomen verbetert?
- Hebt u een behandeling voor dit probleem gehad?
- Heeft dit probleem met andere gezondheidszaken te maken?
- In welke mate beïnvloeden ze elkaar?

4 VOCHTHUISHOUDING

- Beschrijf uw normale dorstpatroon.
- Hoeveel vloeistof drinkt u per dag?
- Drinkt u liever hete of koude drank?
- Hoe vaak moet u meestal per dag plassen?
- Hoe vaak moet u meestal 's nachts plassen?
- Wat is de kleur en de hoeveelheid?
- Ondervindt u ongemak, moeilijkheden of een branderig gevoel bij het plassen?

5 ENERGIE

- Beschrijf hoe u zich meestal voelt.
- Wanneer merkt u het meest dat u moe bent?
- Hoe voelt u zich als u 's morgens wakker wordt?

6 SPIJSVERTERING

- Beschrijf uw eetlust.
- Hebt u last van maagzuur? Waardoor?
- Hebt u vaak last van een opgeblazen gevoel? Waardoor?
- Bent u vaak misselijk? Waardoor?
- Hebt u een voedselintolerantie? Welke?
- Hebt u sterke behoefte aan bepaald voedsel?

SAMENVATTING
Bij een diagnose horen veel indringende vragen om relevante symptomen te kunnen herkennen. Mate van dorst, voedselvoorkeur of slaappatroon kunnen alle behulpzaam zijn bij het herkennen van een disharmonie.

ZELFDIAGNOSE

ZIE OOK Alles samengevoegd *blz. 58,*
Praktijkgevallen *blz. 59-61*

7 STOELGANG

- Is uw stoelgang:
  Dagelijks (Hoe vaak?)
  Zoniet, hoe vaak? (Elke .. dagen)
  Vast? Beschrijf.
  Zacht? Beschrijf.
  Hard?
  Afwisseling tussen constipatie en diarree?
- Is er sprake van:
  Pijn?
  Bloed?
  Slijm?
  Winderigheid?
  Inspanning?

8 EETGEWOONTEN

- Hoe vaak per dag gebruikt u een volledige maaltijd?
- Snoept u ook?
- Slaat u regelmatig maaltijden over?
- Volgt u regelmatig een vermageringsdieet? (Welk?)
- Komt u gemakkelijk aan of valt u gemakkelijk af?
- Eet u vaak op verschillende tijden van de dag of heel laat op de avond?
- Beschrijf een typisch ontbijt.
- Beschrijf een typische lunch.
- Beschrijf een typische avondmaaltijd.
- Wat voor snoep eet u?
- Moet u zich vaak haasten of werkt of doet u iets anders tijdens een van de maaltijden?
- Noteer de etenswaren waarvan u weet dat ze waarschijnlijk een symptoom teweegbrengen. Beschrijf het symptoom.

9 PIJN

- Hebt u vaak ergens pijn?
- Beschrijf de pijn.
- Verplaatst de pijn zich naar een andere plek?
- Waardoor ontstaat de pijn?
- Waardoor neemt hij af?

10 GYNAECOLOGIE

- Hoe oud was u toen u voor het eerst menstrueerde?
- Hoe voelde dat?
- Hoeveel tijd zit er nu gemiddeld tussen twee menstuaties?
- Als ze onregelmatig zijn, wat is de langste en wat de kortste?
- Hoe lang duurt uw menstuatie?
- Wat is (zijn) de zwaarste dag(en)?
- Is het pijnlijk? Hoe erg?
- Beschrijf het bloeden en hoe het verandert (helder, donker, klonterig, plekjes, dun).
- Verandert uw stemming voor de menstruatie?
- Beschrijf de stemmingswisselingen. Hoe lang van tevoren beginnen ze?
- Zijn er lichamelijke symptomen voor uw menstruatie?
- Bent u ooit zwanger geweest? Indien ja, hebt u kinderen?
- Hoe was de zwangerschap en bevalling?
- Wat voor voorbehoedsmiddelen hebt u gebruikt?
- Als u de menopauze achter de rug hebt, beschrijf dan hoe u zich voelde.

11 MENTAAL/EMOTIONEEL

- Hoe zou u uw mentale en emotionele gesteldheid onder woorden willen brengen?
- Hebt u ooit last van angst of depressies gehad?
- Hebt u vaak last van een onbeheerste emotie?
- Hoe zijn uw concentratie en geheugen?
- Kunt u moeilijk inslapen?
- Wordt u 's nachts wakker?
- Hebt u dromen die uw slaap verstoren?

12 ALGEMENE VRAGEN

- Bent u gevoelig voor bepaalde temperaturen of een bepaald weertype? Welke?
- Wordt u vaak warm of transpireert u bovenmatig?
- Hebt u een bepaald probleem met uw oren, ogen of neus? Beschrijf.
- Beschrijf uw voorgaande ziektegeschiedenis.
- Schrijf de medicijnen en supplementen op die u regelmatig inneemt.

ALLES SAMENGEVOEGD

Een Chinees spreekwoord luidt: "De bekwame arts behandelt de gezonde mens, de minder bekwame arts alleen de zieken." Preventieve geneeskunde —kennis van eigen zwakheden en balansverstoring— staat al meer dan 2000 jaar centraal in de Chinese theorie.

Hoe voert u de zelfdiagnose uit

Zelfdiagnose is allesbehalve simpel en voor ernstige en chronische klachten is het beter een professionele arts te raadplegen. Voor uw eigen eenvoudige problemen helpt de vragenlijst op de *bladzijden 60-61* u bij het vinden van de oorzaak. Dit is uiteraard nog maar het begin. De Chinese geneeskunde behelst nog veel meer ziektesymptomen dan die bij Damp, Slijm en Stagnatie horen – hoewel die het vaakst voorkomen in ons koele, vochtige klimaat. De zes kwaden van Wind, Koude, Vuur, Zomerhitte, Vocht en Droogte (externe ziekteoorzaken) kunnen ook in combinatie een aanval op uw lichaam doen, zoals Damp-Kou, of Slijm-Hitte. Wind-Damp bijvoorbeeld is een belangrijke oorzaak van vele huidaandoeningen. Vuur verspreidt zich vaak naar de inwendige organen en wordt als oorzaak aangewezen van een hele reeks ziekten die de westerse geneeskunde wel bronchitis of chronische gastritis noemt. Volgens de Chinese geneeskunde is artritis een gecombineerde aanval van Wind, Kou en Damp. Artritispatiënten hebben bij koud, vochtig weer meer last van hun ziekte, terwijl –net als de Wind– de pijn in de vorm van steken en scheuten soms overal te voelen is. Externe factoren kunnen ons allemaal van tijd tot tijd gezondheidsproblemen bezorgen, waar we, als we er op tijd bij zijn, niet zo veel last van hebben. De Chinese geneeskunde gelooft erin ziekten zo vroeg mogelijk te bestrijden, anders tasten de slechtere condities de qi- en yin-yang-balans aan.

Andere ziekten worden door inwendige problemen veroorzaakt, zoals een vermindering van bepaalde soorten qi als natuurlijk gevolg van veroudering, of door een balansverstoring van de vijf elementen die bij bepaalde Zang-Fu-organen tot overactiviteit leidt en tot functieonderdrukking bij andere. Daarom is het van belang al eerder uw lichaamstype te hebben vastgesteld, zodat u eventuele problemen in een vroeg stadium herkent. Als u uw innerlijke balans begrijpt, onderkent u snel veranderingen en kunt u herstelmaatregelen nemen om verslechtering tegen te gaan.

ONDER **Het uitwerken van een diagnose is net als het stapelen van bouwstenen.**

Een oplossing voor een gezondheidsprobleem

Vul de vragenlijst op de vorige bladzijde in

Lees de bladzijden 14-55. Hierdoor krijgt u de informatie in de volgorde die voor u van belang is. Analyseer uzelf nu volgens het Chinese standpunt.

- Is uw algemene constitutie meer yang of yin?
- Hoe corresponderen uw symptomen met de acht condities?
- Welk van de vijf elementen en het daarbijbehorend orgaan zijn betrokken bij uw ziektebeeld?
- Hebt u een bepaald teken of symptoom van Slijm, Damp of Voedselstagnatie?
- Kijk naar uw tong. Welke kleur en vorm heeft hij? Hoe ziet het laagje eruit? Zijn er barstjes of vlekjes?
- Controleer uw hartslag. Is deze snel of langzaam? Oppervlakkig of diep? Vol of leeg? Bedenk dat uw hartslag dat niet altijd hoeft te zijn.

Om u te helpen een idee te krijgen van alle verkregen informatie, volgen hier twee praktijkgevallen.

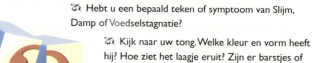

ALLES SAMENGEVOEGD

ZIE OOK De vijf elementen *blz.* 22-29, De acht condities *blz.* 30-33, Damp *blz.* 42-45

PRAKTIJKGEVALLEN

Alicia's hartslag was zwak aan de rechterkant en vol aan de linkerkant. Haar tong was bleekjes met duidelijke tandafdrukken aan de zijkant, kleverig in het midden met enkele bleke vlekjes aan beide zijden.

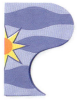

BOVEN **Alicia's symptomen zijn niet Hitte of Kou.**

✿ Toepassen van de acht condities

Zijn Alicia's symptomen te wijten aan Hitte of Kou – is er te veel van het een en niet genoeg van het ander?

De symptomen zijn niet zonder meer Hitte of Kou of voornamelijk yin of yang van aard. Ze is moe en voelt zich slechter na diarree, wat wijst op Leegte. Constipatie en PMS verbeteren als ze menstrueert, wat op Volheid duidt. Het gaat hier om een chronisch, inwendig probleem waarbij de organen betrokken zijn.

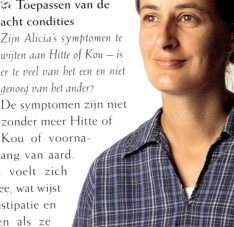

BOVEN **Alicia merkte dat ze door voortdurende vermoeidheid moeilijk haar werk kon doen.**

Het geval van **Alicia**

Patiënt: Alicia, leeftijd 35. Werkt als voorlichtster.

Ziektegeschiedenis: al zes jaar spijsverteringsproblemen. Geïrriteerde ingewanden.

Symptomen: twee tot drie keer per dag slappe ontlasting, vaak met slijm; bij spanning diarree, waardoor ze uitgeput en moe raakt. De week voor de menstruatie last van constipatie, waardoor drie tot vier dagen geen ontlasting, daarna droog en pijnlijk. Opgezet gevoel en hevige buikpijn, die verdwijnt na ontlasting of wanneer de menstruatie begint. Duidelijke PMS-symptomen zoals stemmingswisselingen en geïrriteerdheid. De laatste jaren is de menstruatie onregelmatiger. Vaak moe, vergeet dingen, verminderde concentratie. Slaat vaak lunch over, eet tijdens haar werk achter de computer een boterham. Eet al jaren geen ontbijt meer.

✿ Toepassen van de vijf elementen

Is een bepaald element van toepassing in Alicia's geval?

Aarde regelt de spijsvertering via de Milt en Maag. Slappe ontlasting en diarree zijn voornamelijk te wijten aan een deficiëntie van de Milt-qi. Dit idee wordt versterkt door de vermoeidheidssymptomen, haar slechte geheugen en verstoorde concentratie.

Hout heeft een belangrijk effect op de menstratie en speciaal op PMS. De Lever hoort bij Hout en controleert de qi-beweging in het lichaam en dus ook van het Bloed. Onregelmatige menstruatie, stemmingswisselingen en weinig beweging (constipatie met pijn in onderbuik) zijn allemaal aanwijzingen van een onvermogen van de Lever om de qi en het Bloed goed te laten circuleren.

Alicia's jarenlange, onregelmatige eetpatroon heeft haar Milt-qi verzwakt. Sla het gedeelte over Aarde erop na *(blz. 25)* wat voor effect dit kan hebben op de spijsvertering.

✿ Zoeken naar Slijm, Damp of Voedselstagnatie

Is er sprake van Slijm, Damp of Voedselstagnatie?

Slijm in de ontlasting wijst meestal op Slijm en Damp. De Milt is de bron van Slijm en Damp in het lichaam. In Alicia's geval wordt Damp veroorzaakt door een deficiëntie van de Milt-qi.

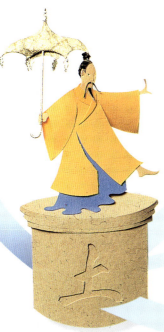

LINKS **Gebrek aan Milt-qi wordt geassocieerd met het Aarde-element.**

● SAMENVATTING

Door toepassing van de gebruikelijke diagnose is het probleem te lokaliseren. De leefwijze kan men niet negeren. Energiestoornissen kunnen onverwacht zichtbaar worden.

ONTDEK UZELF

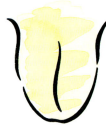

BOVEN **Alicia's tong is bleek en gezwollen met tandafdrukken.**

De tong lezen
Wat vertelt de tong ons?
De bleke kleur en zwelling wijzen op een qi-deficiëntie. De tandafdrukken opzij zijn typerend voor de Milt. De kleverige laag middenin bevestigt aanwezigheid van Damp in de Milt en Maag. De vlekjes aan beide kanten van de tong liggen boven het Levergebied en wijzen op een stagnatie van de Leverenergie.

Het lezen van de hartslag
Wat is de betekenis van de hartslag?
De zwakke hartslag van Alicia's rechterpols vertelt ons dat de qi van de spijsvertering, Milt en Maag deficiënt is. De volle hartslag op haar linkerpols wijst op een gespannen situatie van Lever en Bloed.

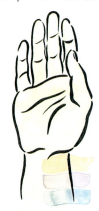

BOVEN **Alicia's rechterhartslag toont een gebrek aan qi.**

Samenvatting

Als je naar Alicia's drukke en jachtige leven kijkt, is het duidelijk dat haar baan en de eisen die deze aan haar stellen hun tol eisen. Alicia's jarenlange slechte eetgewoonten hebben haar spijsverterings-qi aangetast. (Deze energie is de basis van gezond Bloed. Milt en Maag zorgen ervoor dat voedsel Bloed wordt.)

In de Chinese geneeskunde wordt beweerd dat de gezondheid van de vrouw wordt gedomineerd door Bloed (en die van de man door qi). Dit verwijst naar de belangrijke rol die Bloed speelt bij vruchtbaarheid, zwangerschap, menstruatie en menopauze. Als de bronnen van de Bloedproductie (Milt en Maag) zijn aangetast, wordt de Lever (die het Bloed opslaat) droog en hard. Als dit gebeurt, heeft de Lever geen controle meer over de qi-beweging en kunnen zich verscheidene Volheidsymptomen voordoen. In Alicia's geval is dat constipatie voorafgaand aan haar menstruatie, PMS, een volle hartslag op haar linkerpols, vlekjes aan de zijkanten van haar tong en buikpijn.

Deficiëntie van de Milt-energie blijkt duidelijk uit de diarree, de vermoeidheid, concentratie- en geheugenvermindering, gewichtstoename, een zwakke hartslag op haar rechterpols en bleke tong.

Het geval van Suzie

Patiënt: Suzie, leeftijd 47, huisvrouw met twee kinderen van 17 en 20.

Ziektegeschiedenis: last van menopauze

Symptomen: een paar jaar geleden werden Suzie's menstruaties onregelmatig. De tijd ertussen werd steeds langer en soms sloeg ze er een over. Ze maakte zich niet erg bezorgd en veronderstelde dat het de leeftijd was, tot ze opvliegers kreeg. Ze kon ze overdag plotseling krijgen waarbij het zweet haar uitbrak. Alsof dit niet erg genoeg was, werd ze bang in situaties waar ze vroeger geen enkel probleem mee had en haar slaap werd steeds onrustiger. Ook was de seks moeizaam, omdat ze last had van een droge vagina. Haar arts raadde haar aan hormoonpillen te nemen, maar dat deed ze liever niet vanwege de bijverschijnselen.

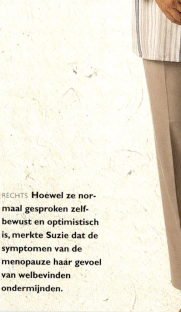

RECHTS **Hoewel ze normaal gesproken zelfbewust en optimistisch is, merkte Suzie dat de symptomen van de menopauze haar gevoel van welbevinden ondermijnden.**

ALLES SAMENGEVOEGD

ZIE OOK De vijf elementen *blz. 22-29*,
De acht condities *blz. 30-33*, Damp *blz. 42-45*

PRAKTIJKGEVALLEN

Hartslag tamelijk snel, gespannen, met lichte druk gemakkelijk te voelen. Tong rood, droog; normaal laagje afwezig.

Toepassen van de acht condities
Zijn Suzie's symptomen te wijten aan Hitte of Kou – is er te veel van het een en niet genoeg van het ander?
Na een leven lang menstrueren en twee zwangerschappen, is het een natuurlijke zaak dat er bij Suzie sprake is van Bloeddeficiëntie. Aangezien Bloed een yin-substantie is, ontwikkelt dit zich na verloop van tijd vaak in een yin-deficiëntie. Door het relatieve gebrek aan yin in het lichaam wordt de verwarmende yang-energie oncontroleerbaar en zorgt zo voor inwendige Hitte en Droogte. Dit uit zich in droge ogen en een droge vagina.

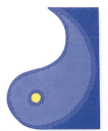

BOVEN **Yang is niet onder controle, dus treedt er een tekort aan yin op.**

Toepassen van de vijf elementen
Is een bepaald element van toepassing in Suzie's geval?
De twee voornaamste uitdrukkingen van yin- en yang-energie in het lichaam zijn de polaire krachten van Vuur en Water. Deze twee moeten in harmonie zijn, zodat het Water het Vuur niet dooft, en het Vuur het Water niet beschadigt. Bij Suzie is het Waterelement zwak, waardoor het Vuur oncontroleerbaar wordt. In termen van de organen verwijst dit naar de Lever als Waterorgaan en naar het Hart als Vuurorgaan. Als er te veel Hitte in het Hart is, wordt de shen rusteloos en angstig, wat slecht slapen tot gevolg heeft. Erfelijke qi, opgeslagen in de Nieren, wordt geleidelijk minder tijdens het leven. Het leven van een vrouw wordt afgemeten in perioden van zeven jaar en op 49-jarige leeftijd is de Nier-qi bijna uitgeput, wat de orgaanzwakte vergroot.

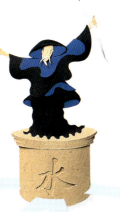

BOVEN **Suzie's erfelijke qi is laag; haar Water is zwak.**

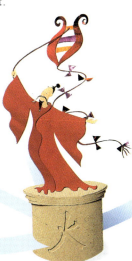

RECHTS **Suzie heeft te veel Hitte, die problemen veroorzaakt in het Hart, dat verbonden is met het Vuurelement.**

Zoeken naar Slijm, Damp of Voedselstagnatie
Is er sprake van Slijm, Damp of Voedselstagnatie?
Nee.

De tong lezen
Wat vertelt de tong ons?
Een rode tong wijst op Hitte. De tong is droog, zonder laagje, wat wijst op een gebrek aan yin.

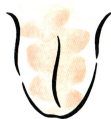

BOVEN **Een droge, rode tong: Hitte en een gebrek aan yin.**

Het lezen van de hartslag
Wat is de betekenis van de hartslag?
Dit type hartslag noemt men oppervlakkig, omdat hij bij druk verdwijnt. Dit komt omdat het teveel aan yang-energie de qi naar de oppervlakte haalt, omdat er te weinig yin is om de energie te wortelen.

LINKS **Een oppervlakkige hartslag wijst op het teruglopen van qi.**

Samenvatting

Suzie's problemen met de menopauze zijn niet alleen een kwestie van een verstoring van de hormonenbalans zoals haar arts opperde, maar heeft ook te maken met de normale vermindering van haar erfelijke of aangemaakte qi. Deze yin-zwakte is verwant aan een zwakte in het Waterelement, met een overmaat aan Vuur als gevolg. Verkoelende kruiden kunnen wat verlichting brengen, maar behandelen niet de onderliggende oorzaak. De rode tong is een aanwijzing voor een yin-deficiëntie-syndroom dat veel voorkomt bij vrouwen in de menopauze. Behandeling is mogelijk met een passend middel en kruidentonicum, zoals He Shou Wu en Shu Di Huang. Met verkoelende kruiden (om het oplaaiend Vuur te bestrijden) en kruiden voor de voeding van Bloed en yin wordt de Nierenergie aangevuld en overmatig yang gereguleerd. Vuur is natuurlijk verwant aan het Hart, overmatige activiteit kan dus leiden tot verstoring van de Hartenergie, zoals emotionele opwinding, geïrriteerdheid en ongedurigheid, waar sommige vrouwen tijdens de menopauze last van hebben.

● **SAMENVATTING** Let altijd goed op externe factoren, maar ook op interne problemen. Om een nauwkeurige diagnose te stellen, moet u ook het erfelijke en ouderlijke qi in het beeld opnemen.

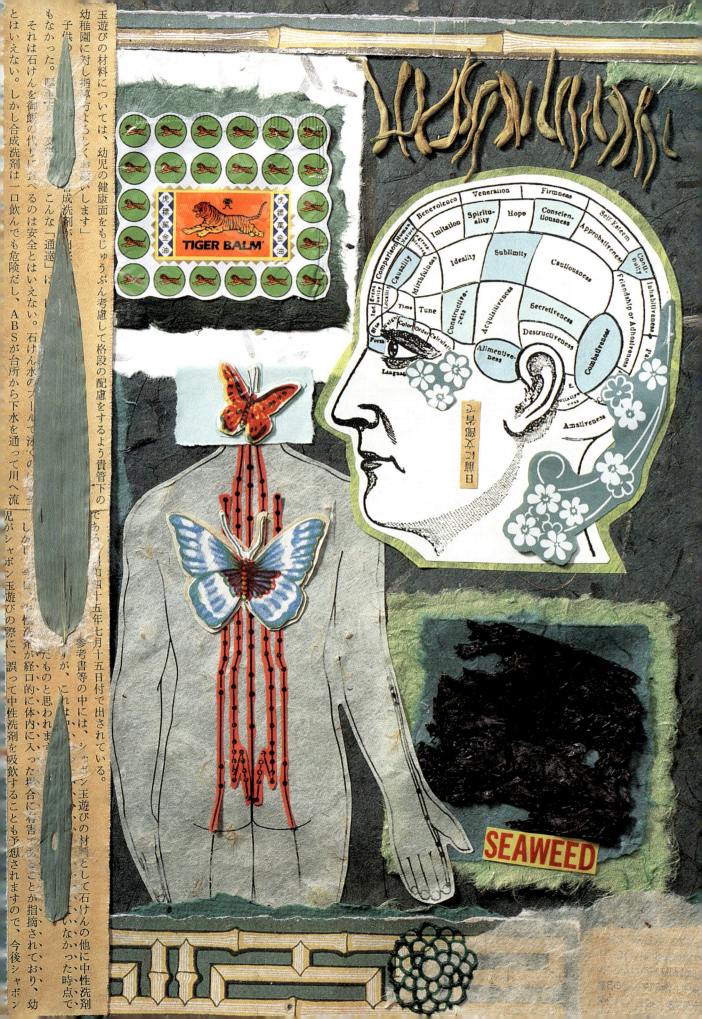

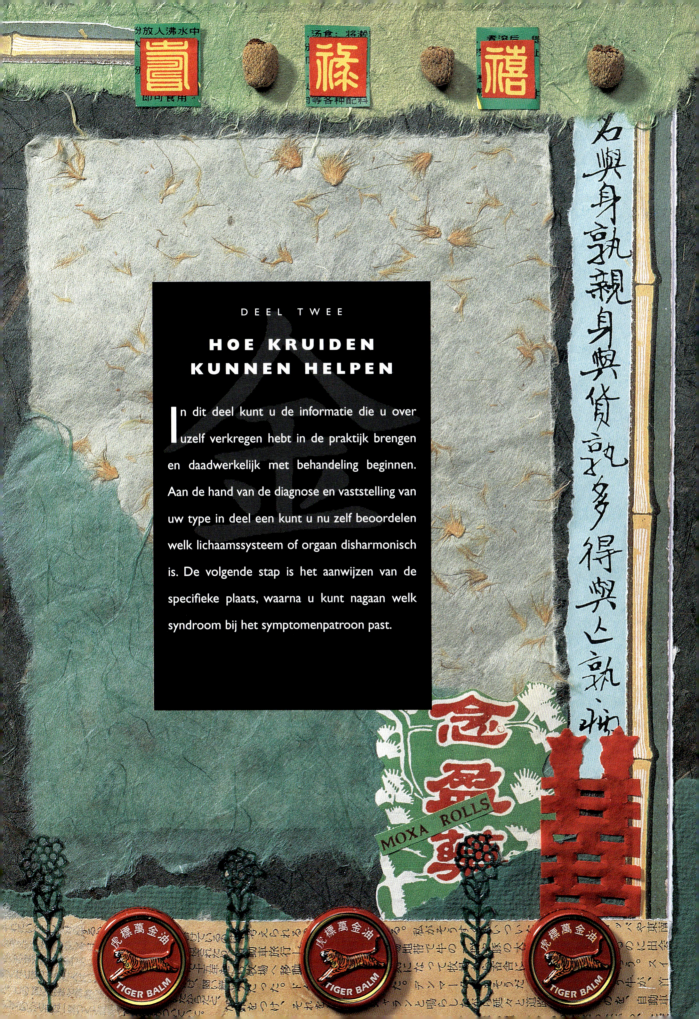

DEEL TWEE

HOE KRUIDEN KUNNEN HELPEN

In dit deel kunt u de informatie die u over uzelf verkregen hebt in de praktijk brengen en daadwerkelijk met behandeling beginnen. Aan de hand van de diagnose en vaststelling van uw type in deel een kunt u nu zelf beoordelen welk lichaamssysteem of orgaan disharmonisch is. De volgende stap is het aanwijzen van de specifieke plaats, waarna u kunt nagaan welk syndroom bij het symptomenpatroon past.

DE BEHANDELING VAN DE AFZONDERLIJKE ORGANEN

In de Chinese geneeskunde worden de twaalf organen in paren van yin- en yang-organen verdeeld – twee voor elk van de vijf elementen, tien in totaal. Ze worden geclassificeerd als solide (Zang) of hol (Fu) en tezamen Zang-Fu genoemd. De twee overige 'organen' zijn eigenlijk metaforen voor lichaamsfuncties: de Drievoudige Verwarmer (San Jiao), die de verdeling van Hitte en Water in het lichaam regelt en het Pericardium (Xin Bao), de buitenste beschermende laag van het hart.

Orgaanfuncties

Yang-organen zijn functionele holle fabriekjes (zoals de Maag, Darmen en Blaas) waar de onafgewerkte lichaamsvloeistoffen worden verwerkt. De yin-organen (Lever, Hart en Longen) zijn massieve organen waar de kostbare vloeistoffen worden opgeslagen.

Als u besluit tot een Chinese geneeskundige behandeling, bedenk dan wel dat de Chinese kijk op anatomie deels poëtisch is. De organen worden meer op hun functies dan op hun letterlijke betekenis beoordeeld.

WELKE ORGANEN ZIJN BELANGRIJK?

U zult merken dat bepaalde organen die in de conventionele westerse geneeskunde relatief onbelangrijk zijn, cruciaal zijn in de Chinese geneeskunde. Organen die in het Westen vaak als disfunctioneel worden beschouwd, worden in Chinese teksten amper besproken.

De westerse geneeskunde beschouwt de milt bijvoorbeeld als overbodig, die zonder complicaties kan worden verwijderd (hoewel men inmiddels van inzicht verandert). Maar in de Chinese geneeskunde speelt de Milt een centrale rol in de herscheppende lichaamsfuncties en is hij essentieel voor de gezondheid. Van de blinde darm, schildklier en alvleesklier daarentegen wordt weinig melding gemaakt in Chinese teksten, hoewel het toch belangrijke organen zijn. De functie van deze klieren en organen valt echter onder een van de twaalf organen. Men beschouwt de alvleesklier als deel van de Milt, de schildklier als onderdeel van de Nieren, enz. Elk systeem werkt consequent binnen zijn eigen grenzen.

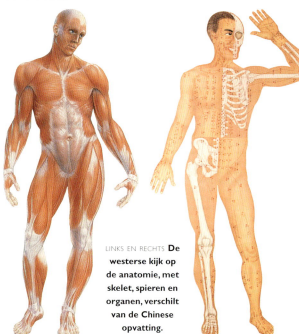

LINKS EN RECHTS **De westerse kijk op de anatomie, met skelet, spieren en organen, verschilt van de Chinese opvatting.**

Hoe gebruikt u dit deel

Gebruik de informatie die u al over uzelf hebt opgedaan en toets deze aan de hand van de symptomen van het lichaamssysteem dat u probeert te behandelen. Zo komt u te weten om welk orgaanpatroon het gaat en kunt u in deel vier bij de recepten meer informatie zoeken.

DE BEHANDELING VAN DE AFZONDERLIJKE ORGANEN

ZIE OOK De twaalf organen *blz.* 38-41

LICHAAM EN GEEST

De Chinezen hebben lichaam en geest nooit als afzonderlijke eenheden beschouwd. Dit komt overeen met wat we al weten: emotionele stress kan fysieke symptomen veroorzaken of verergeren en ziekte kan ons emotioneel aantasten. Als een lichaamssysteem, orgaan of element volgens de Chinese geneeskunde wordt behandeld, werkt deze op alle niveaus – de remedie heeft emotionele en spirituele dimensies. U zult merken dat dit holistische uitgangspunt in het hele boek verweven zit – het zal u helpen uw gezondheid op een andere manier te benaderen.

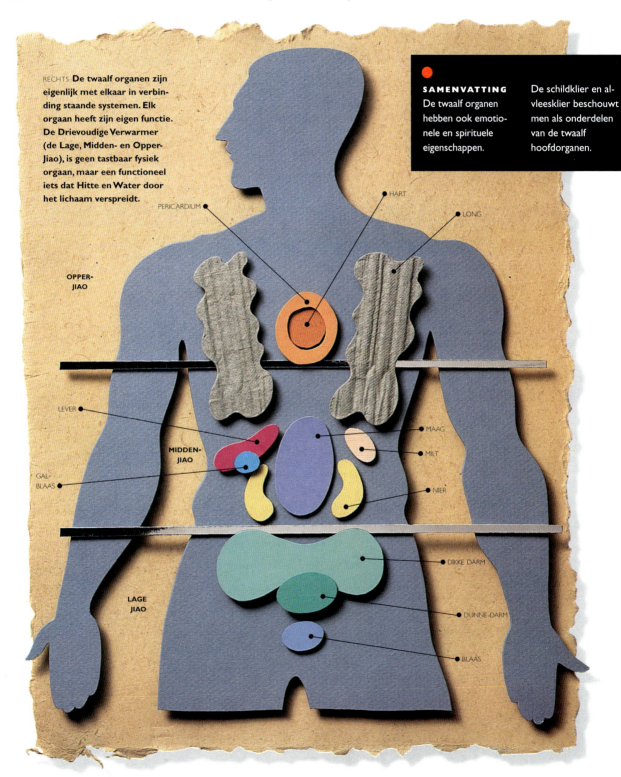

RECHTS: De twaalf organen zijn eigenlijk met elkaar in verbinding staande systemen. Elk orgaan heeft zijn eigen functie. De Drievoudige Verwarmer (de Lage, Midden- en Opper-Jiao), is geen tastbaar fysiek orgaan, maar een functioneel iets dat Hitte en Water door het lichaam verspreidt.

● **SAMENVATTING**
De twaalf organen hebben ook emotionele en spirituele eigenschappen. De schildklier en alvleesklier beschouwt men als onderdelen van de twaalf hoofdorganen.

DE SPIJSVERTERING

Een goed functionerend spijsverteringsstelsel is belangrijk voor een goede gezondheid. Hier worden eten en drinken omgezet in qi-energie en voeding voor het Bloed. Als uw spijsvertering goed is, hebt u veel energie en werkt uw lichaam zoals het hoort – in geval van ziekte herstelt u sneller. Als de spijsvertering niet naar behoren functioneert, kunnen verstoringen in de verspreiding van heilzaam Jing of 'essence' –uit voedsel gezuiverd– tot problemen leiden.

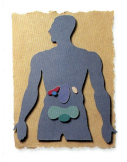

BOVEN **Het spijsverteringsstelsel bestaat uit de Lever, Galblaas, Maag, Milt en Darmen.**

De weg die het voedsel aflegt

Het maagdarmkanaal is een doorlopende weg van mond naar endeldarm. Voedsel en vloeistoffen komen binnen, worden gekauwd en naar de Maag gestuurd, die lijkt op een kookpot met wat water erin. De Milt zorgt voor de brandstof, de Lever en Galblaas leveren de 'specerijen' in de vorm van gal. In de 'kookpot' veranderen voedsel en vloeistoffen in een soort soep. De soep wordt verdeeld in een Zuiver en Onzuiver deel. Het Zuivere deel rijst omhoog naar het Hart en de Longen, waar het via de ademhaling door het lichaam circuleert. Het Onzuivere deel wordt afgevoerd naar de darmen, waar de nog overblijvende voedingsstoffen worden onttrokken. Het overige wordt door de Dikke Darm als ontlasting afgescheiden. De belangrijkste voedingsstoffen worden in Bloed omgezet, dat in het Hart en de Lever wordt opgeslagen.

RECHTS **Geregelde maaltijden, waarbij u goed kauwt en langzaam eet, zorgen voor een goede spijsvertering.**

DE VORMING VAN DAMP EN SLIJM

Damp en Slijm kunnen in elk stadium van het spijsverteringsproces optreden als er een defect in het systeem is. Als het voedsel onvoldoende gekauwd is, is het te groot voor de 'kookpot'. Als er te veel of te weinig water in de pot zit (Maag-Droogte of Maag-Damp) is het voedsel te heet of brandt het aan. Als het vuur te laag staat (Miltdeficiëntie) kookt het voedsel niet goed. Als er geen (of te veel) 'specerijen' worden gebruikt (Leverstagnatie, Damp-Hitte van Galblaas) is het voedsel te hard voor vertering of leidt het tot indigestie. Als de ingrediënten niet uitgebalanceerd zijn, ontbreken smaak en voedingsstoffen. Er is dan niet voldoende qi voor de Longen of Bloed voor het Hart.

Als uw lichaam niet naar behoren werkt, vindt er een toename plaats van plakkerige restanten. In de middelste en lagergelegen lichaamsdelen zoals de Milt, Maag, Blaas en Darmen worden deze Damp genoemd. In het bovenste lichaamsgedeelte, zoals de Longen, noemen we ze Slijm (*zie blz. 42-45*)

DE SPIJSVERTERING

ZIE OOK De twaalf organen blz. 38-41, Damp, Slijm en Voedselstagnatie blz. 42-45

Spijsverteringsproblemen

DEFICIËNTIE VAN DE MILT EN MAAG

Symptomen: weinig energie, slappe ontlasting of diarree, slecht kunnen concentreren en denken, onregelmatige eetlust en behoefte aan zoetigheid, lichaam voelt zwaar, opgeblazen en vermoeid na maaltijd, misselijkheid, gewichtstoename, waterzucht, lichte indigestie.

Tong: bleek, gezwollen, nat laagje.

Hartslag: leeg.

Kruiden: Aardeversterkend extract.

MAAGHITTE

Symptomen: enorme eetlust maar geen gewichtstoename, brandende indigestie, hyperactiviteit, constipatie, veel dorst, behoefte aan kruidig eten en opwekkende middelen (kunnen symptomen verergeren).

Tong: rood, droog, barstjes in het midden, gele laag in het midden.

Hartslag: snel, vol.

Kruiden: Maagvoedend extract.

MILTDAMP

Symptomen: wazigheid, doffe hoofdpijn, vertroebeld denkproces, gewichtstoename, pijnlijke spieren en ledematen, verstopte neus, misselijkheid (slijm braken), diarree met slijm, slechte eetlust, sloom en zwak, vol gevoel in buik, duizeligheid.

Tong: bleek, gezwollen, tandafdrukken, vette laag.

Hartslag: leeg of vol.

Kruiden: Miltzuiverend extract.

DISHARMONIE VAN LEVER EN MILT

Symptomen: afwisselend diarree en constipatie, aanvallen van buikpijn en overgeven bij stress, opgeblazen gevoel in de Maag, buik en zij, emotionele veranderingen, indigestie en schommelingen in eetlust.

Tong: bleek bij overheersende Miltdeficiëntie, rood of paars bij overheersende Leverstagnatie.

Hartslag: vol tijdens aanval, anders leeg.

Kruiden: Hout-Aardeharmoniërend extract.

SPIJSVERTERINGSSTELSEL

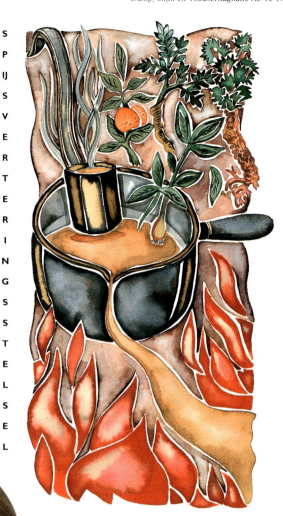

BOVEN **Het verteringsproces is te vergelijken met het koken van een maaltijd: de Maag is een kookpot waarin eten en drinken tot soep worden gekookt, waaruit een Zuiver en een Onzuiver deel worden gefilterd.**

LINKS **Fastfood bevat vaak weinig voedingswaarde en kan Damp veroorzaken, met een opgeblazen gevoel en indigestie als gevolg.**

SAMENVATTING

Eet regelmatig en gevarieerd voor een gezond spijsverteringssysteem.

Door slechte voeding raakt het energiepeil van de hoofdorganen snel van slag, wat kan leiden tot Damp en Slijm.

Damp en Slijm kunnen de doorstroming van qi belemmeren.

HOE KRUIDEN KUNNEN HELPEN

DE VOCHTHUISHOUDING

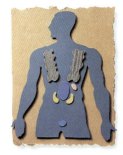

BOVEN **De Longen, Maag, Milt, Nieren en Blaas transporteren de vloeistoffen.**

Vloeistoffen zijn van wezenlijk belang voor het lichaam, omdat zij zorgen voor vocht, voeding en verkoeling. Volgens de Chinese geneeskunde wordt onze vochthuishouding geregeld door de drie systemen van de Drievoudige Verwarmer of San Jiao. Elk systeem —de Lage, Midden- en Opper-Jiao— verzorgt een bepaald lichaamsgebied en ziet erop toe dat de voedingsessences correct worden gescheiden en de vloeistoffen naar de juiste organismen worden getransporteerd.

De vloeistofroute

Vloeistoffen komen de Maag binnen, waar ze met behulp van de Milt verwerkt worden. Water heeft Hitte nodig om te transformeren. De yang-energie van de Nieren verschaft Hitte voor alle veranderingsprocessen in het lichaam. De Hitte scheidt de vloeistoffen in zuivere vloeistoffen die naar de Longen oprijzen (het Zuivere deel) en dikke vloeistoffen die afdalen naar de Nieren en Blaas. Hier vindt verdere afscheiding plaats en het afval (het Onzuivere deel) wordt door de Blaas afgescheiden. De Longen versturen de verwerkte vloeistoffen naar de huid en de rest gaat naar de Kanalen en organen.

DE DRIEVOUDIGE VER-WARMER SAN JIAO

De routen waarlangs deze processen plaatsvinden, worden beschreven als de Drievoudige Verwarmer of San Jiao. Het lichaam wordt verdeeld in drie gebieden waar vloeistoftransformatie plaatsvindt. De Opper-Jiao (of 'wolken') bestaat uit de Longen, Hart, hoofd, borst, middenrif en armen. De Midden-Jiao (of 'borrelende ketel') omvat de Maag, Milt, Lever, Galblaas, epigastrium (bovenbuik) en hypochondrium; de Lage Jiao (of 'afvoerkanaal') de Nieren, Blaas, Dikke Darm, Dunne Darm, baarmoeder, benen en geslachtsdelen.

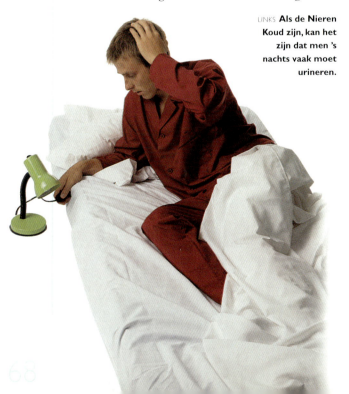

LINKS **Als de Nieren Koud zijn, kan het zijn dat men 's nachts vaak moet urineren.**

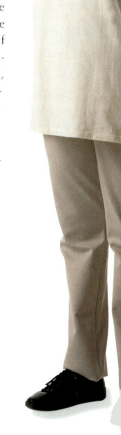

> ● **SAMENVATTING**
> Vocht wordt verwerkt via een complex netwerk waarbij alle drie niveaus van de San Jiao zijn betrokken.
>
> Vocht wordt in de Maag gescheiden in een Zuiver deel dat naar de Longen gestuurd wordt en een Onzuiver deel dat wordt afgescheiden.

DE VOCHTHUISHOUDING

ZIE OOK De twaalf organen *blz. 38-41*,
De spijsvertering *blz. 66-67*

M
I
D
D
E
N
-
J
I
A
O

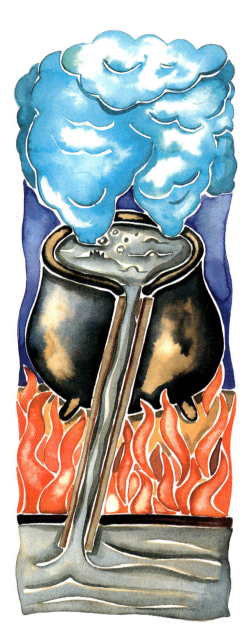

BOVEN **De Midden-Jiao** –waar de Maag, Milt, Lever en Galblaas bij horen– lijkt op een borrelende ketel waaruit het Zuivere deel oprijst naar de Opper-Jiao en het Onzuivere vocht wordt uitgescheiden door de Lage Jiao.

LINKS **De vloeistoffen** die u drinkt, stromen in de Maag, waar ze worden omgezet.

Vochthuishoudingsproblemen

LAGE JIAO
NIEREN KOUD

Symptomen: frequent urineren met veel en heldere vloeistof, 's nachts moeten urineren, chronische lage rugpijn, koud gevoel, waterzucht in onderlichaam.

Tong: bleek, gezwollen, wit laagje.

Hartslag: leeg, diep.

Kruiden: Nierversterkend extract.

NIEREN HEET

Symptomen: weinig en donkere urine, doffe en lage rugpijn, heet en zweterig gevoel, dorstig, hete wangen.

Tong: rood, droog, kan kapotte plekjes vertonen.

Hartslag: snel, leeg, oppervlakkig.

Kruiden: Niervoedend extract.

DAMP-KOU IN DE BLAAS

Symptomen: vaak aandrang om te urineren, zwaar en drukkend gevoel boven de blaas, moeite met urineren.

Tong: wit laagje op achterkant.

Hartslag: vol.

Kruiden: Blaaslegend extract.

DAMP-HITTE IN DE BLAAS

Symptomen: vaak aandrang om te urineren, onderbroken en pijnlijk, donkere en troebele urine, mogelijk met bloed, koorts (in ernstige gevallen).

Tong: geel laagje op de achterkant.

Hartslag: snel, vol.

Kruiden: Blaaszuiverend extract.

MIDDEN-JIAO
DEFICIËNTIE VAN DE MILT

Symptomen: opgezwollen buik, opgezwollen borsten, misselijkheid of slechte eetlust, diarree, vermoeidheid.

Tong: bleek, gezwollen.

Hartslag: leeg.

Kruiden: Miltzuiverend extract.

OPPER-JIAO
DEFICIËNTIE VAN DE LONGEN

Symptomen: kortademigheid, vaak verkouden, neusvocht, opgezet of gespannen gevoel in borst, hoesten en proesten, koud gevoel, opgezet gezicht of handen, bleke gelaatskleur.

Tong: bleek.

Hartslag: leeg.

Kruiden: Aarde-Metaalversterkend extract.

HART EN ADEMHALING

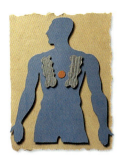

BOVEN **Het Hart en de Longen zorgen voor de circulatie van qi en Bloed.**

Er bevinden zich twee belangrijke organen in de Opper-Jiao: het Hart en de Longen. Ze werken samen om de ademhaling en de circulatie van qi en Bloed door het lichaam te regelen. Het Hart heeft een bepaalde werking op het Bloed; de Longen op de qi. Hart en Longen hebben een verschillend en onderscheidend ritme dat verantwoordelijk is voor de voortstuwing van qi en Bloed door het lichaam en vooral door het netwerk van meridianen en kanalen.

Bescherming

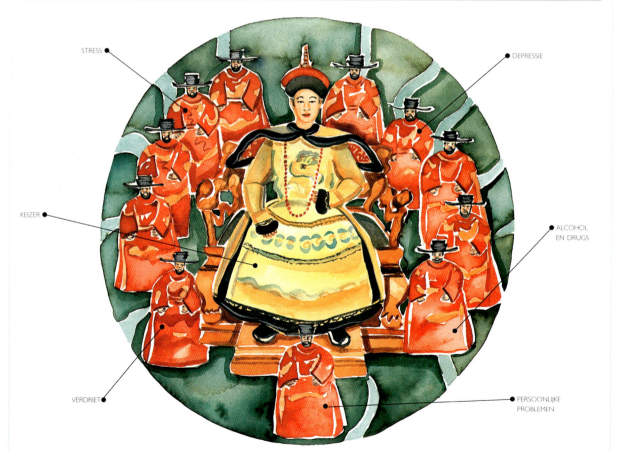

BOVEN **Het Hart of shen (ziel-geest) is net een keizer met zijn hofhouding.** Hoewel ze in naam de keizer voor de buitenwereld beschermen, voeren enkele hovelingen misschien wel een complot tegen hem. Deze negatieve invloeden kunnen het Hart verzwakken.

HART EN ADEMHALING

ZIE OOK Qi blz. 16-19,
De twaalf organen blz. 38-41

De Longen hebben veel overeenkomsten met wat wij in het Westen het immuunsysteem noemen. De Longen zijn yin en een Metaalorgaan, en hebben dus beschermende eigenschappen. Ze zorgen voor de circulatie van Wei Qi (Verdedigende qi) naar de buitenste spierlaag, openen en sluiten de huidporiën en houden zo de bescherming van het lichaam tegen ziekteverwekkers in stand. Ze controleren ook de neus – mensen die reageren op door de lucht verspreide allergenen zoals stuifmeel, hebben vaak een zwakke Longenergie.

DE GEEST

De shen wordt wel ons bewustzijn of persoonlijke ziel genoemd. Uw shen maakt u tot de persoon die u bent. Maar net als een keizer moet ook de shen beschermd worden tegen de buitenwereld en is hij vatbaar voor negatieve invloeden.

De shen kan gemakkelijk aangetast worden door blootstelling aan schokken, emotionele spanning of te veel opwekkende middelen. Hierdoor verliest de shen zijn vermogen tot kalmte, wat slapeloosheid, angst, warrigheid en nervositeit tot gevolg kan hebben. In het hoofdstuk over emotionele kwesties zal hier meer aandacht aan besteed worden.

BOVEN **Met gezonde Longen kunt u deelnemen aan inspannende sporten, zoals joggen of tennis.**

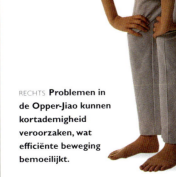
RECHTS **Problemen in de Opper-Jiao kunnen kortademigheid veroorzaken, wat efficiënte beweging bemoeilijkt.**

Problemen aan de Opper-Jiao

DEFICIËNTIE VAN DE LONGEN

Symptomen: kortademigheid, vat gauw kou, opgezet of gespannen gevoel in borst, hoesten en proesten, koud gevoel, bleke gelaatskleur, spontaan zweten, koude handen, vermoeidheid.

Tong: bleek.

Hartslag: leeg.

Kruiden: Aarde-Metaalversterkend extract.

LONGSLIJM-DAMP

Symptomen: hoesten met veel wit slijm, verstopte neus, opgezette borst, kortademigheid.

Tong: dikke witte of grijze laag.

Hartslag: vol.

Kruiden: Miltzuiverend of Longdrogend extract.

LONGHITTE-DAMP

Symptomen: hoest met veel geelgroen, plakkerig slijm, gekleurd of bloederig neusvocht, opgezette borst, kortademigheid, piepende adem.

Tong: dikke, vettige, gele laag.

Hartslag: snel, vol.

Kruiden: Longzuiverend extract.

LONGHITTE EN -DROOGTE

Symptomen: droge hoest, kortademigheid, piepende adem, vastzittend slijm (kan met bloed vermengd zijn), dorst, droge huid, rode uitslag, hete wangen, constipatie.

Tong: droog, rood, dun, barsten in Longgebied. Eventueel dun geel laagje.

Hartslag: snel, vol.

Kruiden: Metaalbevochtigend extract.

DEFICIËNTIE VAN HET HART

Symptomen: hartkloppingen, vermoeidheid, kortademig bij inspanning, bleke, vale gelaatskleur, slapeloosheid, veel dromen, angst.

Tong: bleek, dun, kan een barst op de punt hebben.

Hartslag: leeg.

Kruiden: Hartvoedend extract.

HART-HITTE

Symptomen: hartkloppingen, opwinding, angst, slapeloosheid, rode gelaatskleur of rode wangen, donkere urine, dorst, mond- of tongzweren.

Tong: rode punt, mogelijk met barst middenop.

Hartslag: vol of leeg afhankelijk van ernst, snel.

Kruiden: Hartvoedend en -kalmerend extract.

● SAMENVATTING

Het Hart en de Longen helpen bij de circulatie van qi en Bloed.

Het Hart regeert de andere organen.

Shen (ziel-geest) zetelt in het Hart; verstoring leidt tot angst en grillig gedrag.

HUID, HAAR EN NAGELS

De conditie van huid, haar en nagels is afhankelijk van voeding door het Bloed. Er wordt wel beweerd dat deze externe aspecten voortkomen uit het teveel aan Bloed van het lichaam – ze vertegenwoordigen dan ook de rijkdom van het Bloed. Ze zijn eveneens verbonden met het vijfelementenmodel en geven de onderliggende balans van hun bijbehorende Zang-organen aan. Een goede Chinese arts kan vaak een diagnose stellen door simpelweg te kijken naar huid, haar en nagels.

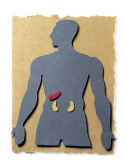

BOVEN **Nieren en Lever** zijn van invloed op huid, haar en nagels.

Onderhoud

SAMENVATTING
De conditie van haar, huid en nagels weerspiegelt de staat van de Nieren en Lever. Deze organen staan allemaal in nauw verband met het Bloed. Gebruik verkoelende en voedende kruiden.

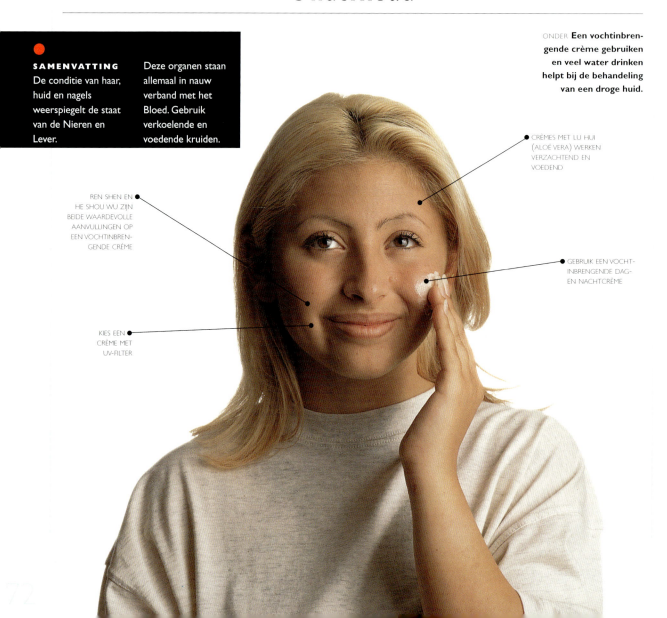

ONDER **Een vochtinbrengende crème gebruiken en veel water drinken helpt bij de behandeling van een droge huid.**

CRÈMES MET LU HUI (ALOË VERA) WERKEN VERZACHTEND EN VOEDEND

GEBRUIK EEN VOCHTINBRENGENDE DAG- EN NACHTCRÈME

REN SHEN EN HE SHOU WU ZIJN BEIDE WAARDEVOLLE AANVULLINGEN OP EEN VOCHTINBRENGENDE CRÈME

KIES EEN CRÈME MET UV-FILTER

HUID, HAAR EN NAGELS

ZIE OOK De twaalf organen *blz. 38-41*,
Crèmes en zalven *blz. 164-165*

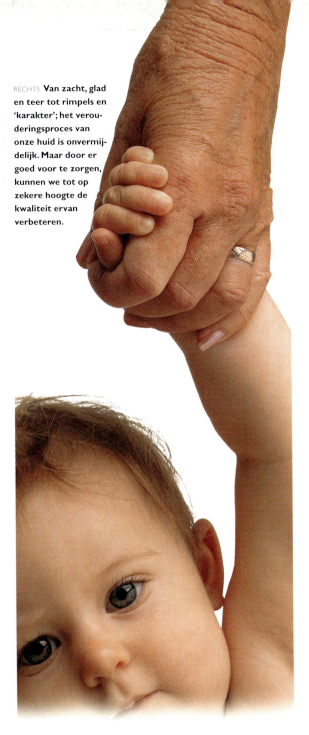

RECHTS **Van zacht, glad en teer tot rimpels en 'karakter'; het verouderingsproces van onze huid is onvermijdelijk. Maar door er goed voor te zorgen, kunnen we tot op zekere hoogte de kwaliteit ervan verbeteren.**

Problemen met huid, haar en nagels.

DROGE HUID, NAGELS EN DROOG HAAR

Symptomen: droge, ruwe of gebarsten huid, droge en jeukende uitslag, schilferige, gebarsten nagels, droog of futloos haar.

Tong: bleek, droog.

Hartslag: leeg.

Kruiden: Bloedvoedend extract.

DROGE EN GEÏRRITEERDE HUID

Symptomen: huid die meer dan alleen maar droog is: neiging tot zeer droge, schilferige, geïrriteerde of jeukende plekken op de huid.

Tong: kan rood zijn.

Hartslag: variabel.

Kruiden: Bloedvoedend en -verkoelend extract.

PUISTEN EN NATTE HUIDUITSLAG

Symptomen: als zich steeds meer giftige stoffen in het lichaam ophopen, is zuivering via de huid een manier om de stoffen af te voeren en dit kan zich uiten in puisten of jeukende plekken die geel of helder vocht afscheiden. Gebruik de volgende kruidenrecepten of volg het ontgiftingsprogramma op *blz. 94-95*. Zuiverende kruiden zijn een belasting voor de spijsvertering, dus mag u ze niet zo maar of langer dan een maand achter elkaar gebruiken.

Tong: kan een dikke, vettige laag hebben.

Hartslag: variabel.

Kruiden: ontgiftend extract.

DROOG HAAR

Symptomen: haar dat dun, bros, droog en voortijdig grijs is.

Kruiden: Bloedvoedend extract.

DROGE NAGELS

Symptomen: dunne, gebarsten, ribbelige en broze nagels.

Kruiden: Bloedvoedend extract.

VOCHTINBRENGING

Het is van vitaal belang om de Waterinhoud van uw Bloed op peil te houden als u last van Droogte hebt. Drink veel water en kruidenthee en vermijd vloeistoffen die uitdrogend werken, zoals alcohol, thee en koffie.

MIDDELEN VOOR UITWENDIG GEBRUIK

Er zijn een aantal middelen die u op uw huid of haar kunt aanbrengen. Meer daarover in Deel Vier.

De huid is verwant met Metaal en met het yin-Bloed. Deficiëntie of Droogte van Metaal-energie of Bloed kan een ruwe, gesprongen of gerimpelde huid tot gevolg hebben.

Het haar is een directe afspiegeling van Nier-energie, omdat het beschouwd wordt als een zijtak van de Nieressence, net als beenmerg.

Nagels worden gezien als verlenging van de pezen en zijn daarom verwant met het Leverbloed.

Versterking van het Bloed heeft een gunstige uitwerking op al deze weefsels. U kunt speciale aandacht besteden aan een eventueel aangetast orgaan.

HOE KRUIDEN KUNNEN HELPEN

PIJN EN STIJFHEID

Pijn is waarschijnlijk de meest algemene klacht. Hoewel pijn veel oorzaken kan hebben, beweert de Chinese geneeskunde dat alle pijn uit een blokkade van qi en Bloed in de meridianen voortkomt, wat tot obstructie en vervolgens tot stagnatie leidt. Pijn kan daarom altijd worden behandeld door regulatie en bevordering van de qi- en Bloedstroom.

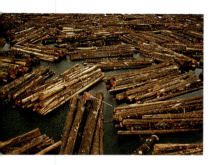

BOVEN **Pijn bouwt zich vaak langzaam op tot er een blokkade ontstaat. Als niet gelijk wordt ingegrepen, kunnen de pijnscheuten behoorlijk verergeren.**

Soorten pijn

De Chinese geneeskunde onderscheidt verschillende pijntypen die de arts attent maken op problemen die daaraan ten grondslag liggen. Uitwaaierende pijn komt vaak door stagnerende qi, terwijl brandende pijn door Vuur of yang-Hitte veroorzaakt wordt. Doffe pijn wijst op verstoring van de qi- en Bloedstroom. De Chinese geneeskunde besteedt dus veel aandacht aan de soort pijn. Welke kruiden aanbevolen worden, hangt af van het getroffen gebied en de pijn. De hartslag en de conditie van de tong hangen samen met het lichaamstype en de gezondheid.

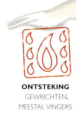

OVERDRACHTELIJKE PIJN VOELBAAR LANGS EEN KANAAL

ZWARE, DOFFE, ZEURENDE PIJN GEWRICHTEN, RUG, NEK

ONTSTEKING GEWRICHTEN, MEESTAL VINGERS

KLOPPENDE PIJN HOOFD, ZIJ, MAAG

STEKENDE PIJN GEWRICHTEN, SPIEREN, HOOFD, LEDEMATEN

RECHTS **Er zijn veel verschillende soorten pijn en ze kunnen verschillende plaatsen op het lichaam treffen.**

ZWELLING GEWRICHTEN, WONDEN

VERDOVENDE/PRIKKENDE PIJN LEDEMATEN

ALGEMENE PIJN OVERAL

● **SAMENVATTING**

Nauwkeurige pijnbeschrijving (type en aard) kan helpen bij de opsporing van de oorzaak.

Pijn staat vaak in verband met stagnatie van de qi of het Bloed. Verbetering van de qi- en Bloedstroom kan de pijn verhelpen.

Soorten pijn

ZWAAR EN STIJF

Symptomen: een doffe, zeurende pijn. Vaak erger bij vochtig en klam weer en 's morgens. Verbetert na bewegen en een hete douche. Kan hevig en krampachtig zijn.

Indicaties: Kou-Damp in de kanalen.

Locaties: gewrichten, rug, nek.

Kruiden: kanalenverwarmend extract.

DOF

Symptomen: verspreide pijn, niet scherp, niet bonzend. Erger bij vermoeidheid en honger, beter na rust en eten. Heeft baat bij massage en druk.

Indicaties: deficiëntie van qi of Bloed.

Locaties: hele lichaam.

Kruiden: kanalenversterkend extract.

STEKEND EN DOORDRINGEND

Symptomen: plaatselijk hevige pijn. Kan te gevoelig zijn om aan te raken. Niets lijkt te helpen.

Indicaties: stagnatie van qi en Bloed.

Locaties: gewrichten, spieren, hoofd of ledematen.

Kruiden: aangepast Bloedregulerend extract (voeg toe: Ji Xue Teng en Yan Hu Suo).

UITWAAIEREND OF BONZEND

Symptomen: een gevoel alsof de pijn van binnenuit naar buiten wil breken. Het eigenlijke pijnniveau hangt af van de ernst van de aandoening en kan variëren van mild tot zeer hevig.

Indicaties: stagnatie van qi.

Locaties: hoofd, zijden, buik.

Kruiden: voor het hoofd: aangepast Leverbevrijdend extract (zie Hoofdpijnen); voor de zijden of buik: Hout-Aardeharmoniërend extract.

VERDOVEND EN PRIKKEND

Symptomen: beide zijn te wijten aan een gebrekkige bloedcirculatie van een gebied, maar door verschillende oorzaken. Verdovende pijn is het gevolg van een Bloeddeficiëntie die voedseltekort in een gebied veroorzaakt en kan gepaard gaan met krampen. Prikkende pijn treedt op door een kanaalobstructie, waardoor de qi-stroom de uiteinden niet kan bereiken.

Locaties: ledematen.

Kruiden: voor Bloeddeficiëntie: aangepast Bloedvoedend extract (voeg toe: Ji Xue Teng, verhoog dosering van Bai Shao met de helft); voor kanaalobstructie: kanalenversterkend extract.

ONTSTEKING

Symptomen: plaatselijke ontsteking van de gewrichten met roodheid en pijn. Vaak vergezeld van symptomen zoals koorts. Wordt meestal erger na consumptie van alcohol en stimulerende middelen.

Indicaties: Hitte, yin-deficiëntie.

Locaties: elk gewricht, maar het vaakst vingers.

Kruiden: aangepast Niervoedend extract (voeg toe: Dan Shen).

OVERDRACHTELIJKE PIJN

Symptomen: pijn is voelbaar langs een kanaal op het gebied van de blokkade, of ergens anders. Hoe dan ook, het kanaal dat behandeling behoeft, kan men isoleren door de pijnroute te paren aan een van de kanalen uit het diagram op bladzijde 17.

Locaties: elk van de twaalf kanalen, maar meestal de yang-kanalen.

Kruiden: kanalenversterkend extract, kanalenverwarmend extract.

ZWELLING

Zwelling is een teken van plaatselijke stagnatie, waar Kou of Hitte de oorzaak van is. Als de huid pafferig is, niet rood of heet, is de zwelling te wijten aan Kou en Damp. Is er sprake van een merkbare ontsteking met roodheid en een gevoel van warmte, dan is Hitte de oorzaak. Het is van belang onderscheid tussen die twee te maken, omdat verwarmende compressen alleen bij Kou-letsel gebruikt mogen worden; het omgekeerde geldt natuurlijk voor verkoelende compressen.

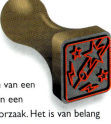
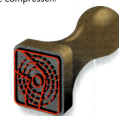

HOE KRUIDEN KUNNEN HELPEN

Hoofdpijnen

Elk jaar worden miljarden gespendeerd aan geneesmiddelen tegen hoofdpijnen, maar eigenlijk kunt u er heel veel zelf op natuurlijke wijze behandelen. Naast kruiden speelt ook voeding een belangrijke rol bij het voorkomen van hoofdpijn en bepaalde voedingsstoffen kunt u beter niet meer gebruiken als u voorgoed van de pijn afwilt. Bij het vaststellen van uw type hoofdpijn moet u letten op twee belangrijke aspecten – de plaats en de soort pijn.

MASSAGE

Massage van drukpunten rondom het hoofd, gezicht en nek kan hoofdpijn verlichten. U hoeft niet te weten waar de punten zitten, hoewel u als u wilt een kaart kunt krijgen van een leverancier van Chinese medicijnen. Het komt er eigenlijk op neer: als het pijn doet, wrijven! Als u regelmatig hoofdpijn hebt, weet u waar de pijn zit. Druk met uw vingertoppen stevig op deze plekken tot u een dof pijngevoel krijgt. Houd de vingers daar of masseer in kleine cirkels tot de pijn vermindert. Herhaal dit voor elk pijngebied.
U kunt ook een balsem zoals Tijgerbalsem gebruiken om slapen, voorhoofd of nek mee in te wrijven. Maar wees wel voorzichtig, want de meeste balsems bevatten menthol die irriterend is voor een gevoelige huid. In Tijgerbalsem zit geen tijger!

WAARSCHUWING

Hoofdpijnen kunnen te maken hebben met een hoge bloeddruk of andere problemen. Als u opeens vaak last hebt van hoofdpijn is het raadzaam uw arts te consulteren.

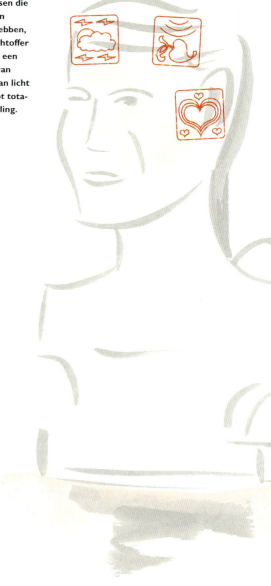

RECHTS **Mensen die vaak last van hoofdpijn hebben, kunnen slachtoffer worden van een hele reeks van pijntypen; van licht ongemak tot totale uitschakeling.**

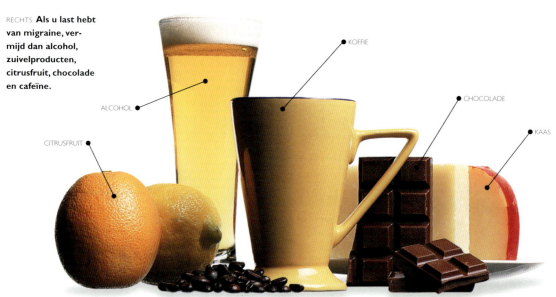

RECHTS **Als u last hebt van migraine, vermijd dan alcohol, zuivelproducten, citrusfruit, chocolade en cafeïne.**

CITRUSFRUIT · ALCOHOL · KOFFIE · CHOCOLADE · KAAS

PIJN EN STIJFHEID

ZIE OOK Damp, Slijm en Voedselstagnatie *blz. 42-45*,
Pijn en stijfheid *blz. 75-76*

SAMENVATTING
Veel soorten hoofdpijn hebben te maken met voedsel – vooral met producten die cafeïne of alcohol bevatten.

Massage van het pijngebied kan bij hoofdpijn verlichting geven.

ALGEMENE PIJN

UITWAAIEREND OF BONZEND

ZWAAR, DOF EN ZEUREND

Soorten hoofdpijn

VOORHOOFD

Dit gebied wordt gecontroleerd door de Maag en de Dikke Darm.

Pijn: dof, aanhoudend of zwaar.

Oorzaken: qi-deficiëntie (pijn treedt op bij vermoeidheid of honger); Damp (de pijn is 's morgens erger en beïnvloedt de concentratie doordat er een wazig gevoel ontstaat). In de praktijk komen de twee symptomen vaak tegelijk voor.

Kruiden: aangepast Miltzuiverend extract (laat weg: Lian Zi en Yi Zhi Ren, voeg toe: Ju Hua en Yan Hu Suo).

Vermijd: onregelmatige maaltijden en onvoldoende rust (veroorzaken qi-deficiëntie); zuivelproducten, brood, gist en suiker (neiging tot Damp).

ONDERKANT VAN DE SCHEDEL

Pijn: dof en aanhoudend, erger bij vermoeidheid of na menstruatie.

Oorzaken: chronische (langdurige) pijn in het achterhoofd komt door Bloeddeficiëntie van de Lever en Nieren. Acute (plotselinge) pijn in dit gebied komt vaak door verkoudheid of griep, met kramp en een stijve nek.

Kruiden: aangepast Nierversterkend extract (verhoog de dosis Chuan Xiong met de helft).

Vermijd: alcohol, cafeïne.

BOVENKANT VAN DE SCHEDEL

Pijn: dof, leeg gevoel. Kan vergezeld gaan van duizeligheid – u kunt in dit geval beter gaan liggen.

Oorzaken: Lever-Bloeddeficiëntie, vaak zijn ook de ogen droog en prikken ze.

Kruiden: aangepast Bloedvoedend extract (verhoog de dosis Gou Qi Zi met de helft).

Vermijd: alcohol, cafeïne.

SLAPEN/ACHTER DE OGEN/ ZIJKANTEN VAN HET HOOFD/AAN EEN KANT

Pijn: deze gebieden worden meestal geassocieerd met migraine en pijn is gewoonlijk bonzend en uitwaaierend.

Oorzaken: Leverenergie die omhoogstuwt naar het hoofd.

Kruiden: aangepast Leverbevrijdend extract (voeg toe: Yan Hu Suo en Mu Dan Pi, verminder dosis Chai Hu met de helft).

Vermijd: alcohol, zuivelproducten, cafeïne, citrusfruit en chocolade; vermijd ook stress – ontspannings- en meditatietechnieken kunnen helpen.

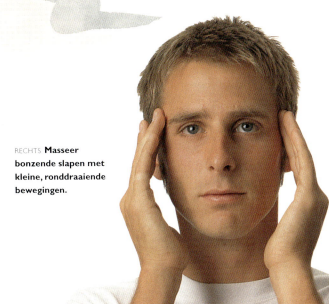

RECHTS **Masseer bonzende slapen met kleine, ronddraaiende bewegingen.**

ALLERGIEËN

De laatste tien jaar is het aantal mensen met allergische klachten explosief gestegen. Een aantal allergieën is goed gedocumenteerd, zoals astma en hooikoorts. Andere zijn nieuw en verdelen de medische opinie over het feit of de oorzaak ervan lichamelijk of psychosomatisch (geestelijk) is. Bij deze tweede groep horen extreme voedselallergieën, zoals candidiasis en overgevoeligheid voor kunstmatige toevoegingen.

BOVEN **Een van de Chinese karakters voor een allergisch syndroom.**

Bestrijding van het probleem

De conventionele geneeskunde heeft lang op zich laten wachten met bevredigende remedies, waardoor veel mensen zich richtten op niet-conventionele therapieën.

Veel allergische reacties zijn het gevolg van de reactie van het immuunsysteem van het lichaam op een stressfactor, zoals stuifmeel bij hooikoorts. Meestal spelen allergieën mee bij het chronische vermoeidheidssyndroom ME *(myalgic encephalomyelitis)*.

Veel mensen vinden wel een manier om met het probleem te leven, maar er zijn mensen die zo gevoelig zijn dat bijna alles een reactie teweeg kan brengen. Dit zijn de mensen die hun leefwijze drastisch moeten veranderen, willen ze overleven.

ONDER **Het is moeilijk allergenen te ontlopen – ze zijn overal.**

AANVAL OP HET IMMUUNSYSTEEM

Er zijn veel redenen voor de plotselinge stijging van allergieën (zelfs astma werd nog niet lang geleden beschouwd als een zeldzame ziekte), zoals een verhoogd niveau van giftige stoffen in het milieu door vervuiling, kunstmest, huishoudproducten en vervuild water. Het gebruik van antibiotica en het slechte dieet van veel mensen draagt er ook toe bij.

Het is interessant dat er in de Chinese geneeskunde niet één woord voor allergie bestaat. Het immuunsysteem wordt niet als een op zichzelf staand concept gezien, maar als meerdere systemen met verschillende functies. Er zijn verscheidene Chinese woorden die het idee van een immuunreactie uitdrukken en deze duiken op bij allergieën en gevoeligheden.

Soorten allergieën en overgevoeligheden

- Astma
- Reumatische artritis
- Hooikoorts
- Voedselintolerantie of -overgevoeligheid
- Chronische candidiasis
- Meervoudige chemische intolerantie
- Huismijt, stof, dieren, vervuiling

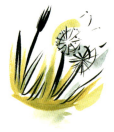
STUIFMEEL

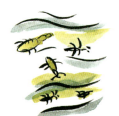
STOFMIJT

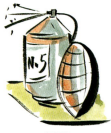
PARFUM

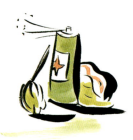
HUISHOUDPRODUCTEN

ALLERGIEËN

ZIE OOK Damp, Slijm en Voedselstagnatie *blz. 42-45*,
Ontgifting *blz. 94-95*

> **SAMENVATTING**
> Interne verstoringen veroorzaken allergieën. Ze kunnen een qi- of Bloeddeficiëntie tot gevolg hebben.
>
> Behandelingen om het immuunsysteem op te vijzelen, versterken Wei Qi.

HET CHINESE DRIE-STAPPEN-PLAN

In de Chinese geneeskunde wordt geen onderscheid gemaakt tussen lichaam en geest. Voor de aanpak van een allergie wordt een driestappenplan gevolgd.

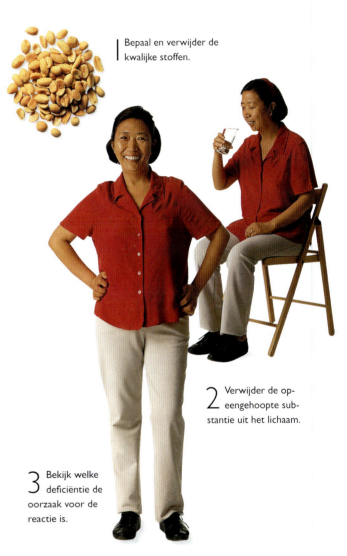

1 Bepaal en verwijder de kwalijke stoffen.

2 Verwijder de opeengehoopte substantie uit het lichaam.

3 Bekijk welke deficiëntie de oorzaak voor de reactie is.

De Chinese opvatting van allergie

De symptomen zijn gedefinieerd in klassieke terminologie: aanval van de kwade krachten, een verstoring van de lichaamsvloeistoffen die aanleiding geeft tot Slijm of Damp, of een bepaalde zwakte (deficiëntie) in het aangetaste orgaan.

WIND

Wind is een van de externe kwaden. Het Chinese karakter voor Wind is een insect dat door de lucht wordt meegevoerd. Wind symboliseert iets slechts dat via de neus of mond het lichaam binnendringt. Het lichaam kan Wind ook vasthouden, wat tot overreactie leidt.

DAMP EN SLIJM

Damp correleert met de opvatting over schimmelinfecties die een ideale voedingsbodem verschaffen voor schimmels als *Candida albicans*. Slijm komt gewoonlijk voor bij ademhalings- en neusallergieën.

GIF

Het lichaam kan giftige stoffen vasthouden, wat tot een opeenhoping kan leiden. Het immuunsysteem moet dan te hard werken en wordt te zwaar belast, waardoor de bekende allergische reactie van ontsteking en slijmvorming optreedt.

DEFICIËNTIE

Deficiëntie van de qi, het Bloed of van de werking van de interne organen is bijna altijd een combinatie van een of meer van het hierboven genoemde en daarom zijn allergieën zo moeilijk te behandelen. Vaak is het niet genoeg om de veroorzakende stof te verwijderen: tenzij ook de deficiëntie wordt aangepakt, blijft de persoon gevoelig voor de stof en zal hij nieuwe reacties ontwikkelen.

Deze aanpak is een ingewikkeld proces dat eigenlijk de hulp van een beoefenaar van de Chinese geneeskunde vereist, maar hier vindt u een eenvoudig plan dat u zelf kunt uitproberen.

❧ Verwijder de probleemstoffen uit uw leven. De voedingsstoffen die het vaakst een allergische reactie veroorzaken zijn zuivelproducten, gist, brood, suiker, tropische en citrusvruchten, conserveringsmiddelen, kleur- en smaakstoffen, koffie en alcohol.

❧ Zuiver het lichaam door het ontgiftingsprogramma op *blz. 94-95* te volgen.

❧ Versterk het lichaam: eet goed en regelmatig, neem ten minste acht uur slaap en beweeg of mediteer om met stress overweg te kunnen.

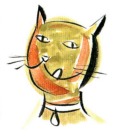

HUISDIEREN

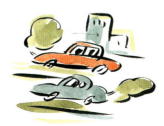

VERVUILING

GEZONDHEID: DE VROUW

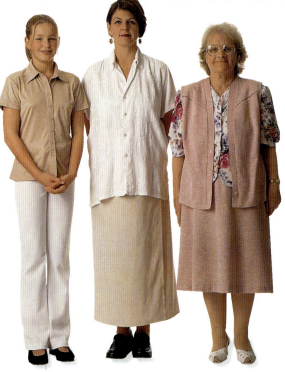

BOVEN **De Chinese geneeskunde verdeelt een vrouwenleven in drie stadia: puberteit, vruchtbaarheid en menopauze.**

De vrouwelijke anatomie en fysiologie is heel wat ingewikkelder dan die van de man. Er is een aantal zaken waarmee een vrouw tijdens haar leven te maken krijgt: menstruatie, zwangerschap en menopauze. Het is van belang dat we ons realiseren dat dit geen ziekten zijn. Het zijn alledrie normale fysiologische processen die de meeste vrouwen zonder problemen doorkomen. Het gemeenschappelijk element is het Chinese concept van het Bloed. Een Chinees gezegde luidt dan ook: "Een vrouwenleven wordt gedomineerd door Bloed."

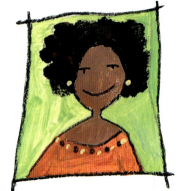

BOVEN **Volgens de Chinese geneeskunde zou menstruatie niet gepaard moeten gaan met pijn en stemmingswisselingen.**

Menstruatie

De Chinese benadering van menstruatieproblemen is gebaseerd op wat wij 'normale' menstruatie noemen. Deze menstruatie begint tussen de twaalf en veertien jaar, vindt elke 28 dagen plaats en duurt ongeveer vijf dagen. Er is sprake van gematigd bloedverlies – niet te veel en niet te weinig. Het bloed is mooi rood van kleur en niet klonterig. De vrouw ondervindt geen pijn en geen dramatische stemmingswisselingen.

Misschien vinden vrouwen die van hun arts hebben gehoord dat hun menstruatieproblemen 'normaal' zijn dit verwarrend – eigenlijk zijn hun problemen algemene problemen. Door menstruatieproblemen vroegtijdig te behandelen, kunnen gezondheidsproblemen in een later stadium worden vermeden. De aard van de menstruatie is een goede maatstaf voor de algemene gezondheid en kan ook gebruikt worden om eventuele problemen te signaleren.

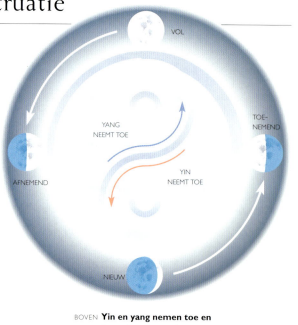

BOVEN **Yin en yang nemen toe en af met de maancyclus.**

GEZONDHEID: DE VROUW

ZIE OOK Qi – de levenskracht blz. 16-17,
Pijn en stijfheid blz. 74-77

Menstruatieproblemen

ONREGELMATIGE MENSTRUATIE

Symptomen: een cyclus die met meer dan een week fluctueert.
Oorzaak: deficiëntie van Lever en Nieren.
Tong: bleek.
Hartslag: leeg.
Kruiden: Bloedvoedend extract.

PIJNLIJKE MENSTRUATIE

Symptomen: pijn voor en tijdens de menstruatie.
Oorzaak: qi- en Bloedstagnatie.
Tong: variabel.
Hartslag: vol bij pijn.
Kruiden: Bloedregulerend extract.

Symptomen: pijn na afloop van menstruatie.
Oorzaak: Bloeddeficiëntie.
Kruiden: Bloedvoedend extract.

GEEN MENSTRUATIE

Als de menstruatie stopt nadat een normale cyclus is vastgesteld
Symptomen: de menstruatie wordt minder en houdt op.
Oorzaak: deficiëntie van Bloed.
Tong: bleek.
Hartslag: leeg.
Kruiden: Bloedvoedend extract.

Symptomen: de menstruatie is pijnlijk met klonten en houdt dan op.
Oorzaak: Bloedstagnatie.
Tong: variabel.
Hartslag: vol.
Kruiden: Bloedregulerend extract.

Als er helemaal geen menstruatie komt
Symptomen: de menstruatie is op vijftienjarige leeftijd nog niet begonnen.
Oorzaak: deficiëntie van de Nieren.
Kruiden: Nierversterkend extract.

PREMENSTRUELE SPANNING (PMS)

Symptomen: stemmingswisselingen, geïrriteerdheid, depressie, pijnlijke borsten, zin in zoet en vet eten, verandering in stoelgang, last van acne.
Oorzaak: Leverstagnatie en Bloeddeficiëntie.
Tong: bleek of lichtpaars.
Hartslag: leeg na een menstruatie, daarvoor vol.
Kruiden: Leverbevrijdend extract.

BLOEDINGEN BUITEN DE MENSTRUATIE

Er is een aantal oorzaken voor bloedingen buiten de cyclus om of menstruaties die vaker optreden en langer dan een week duren. Het zijn te ingewikkelde zaken om in dit boek te behandelen en sommige zijn serieuze aandoeningen die het beste door een arts behandeld kunnen worden.

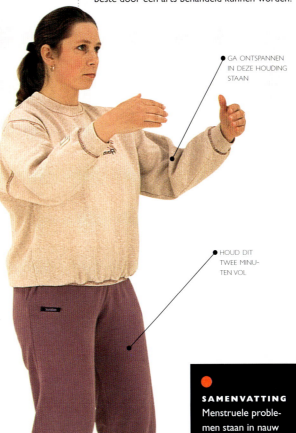

GA ONTSPANNEN IN DEZE HOUDING STAAN

HOUD DIT TWEE MINUTEN VOL

RECHTS **Qi Gong** versterkt het lichaam en ontspant de geest: is altijd heilzaam.

● **SAMENVATTING** Menstruele problemen staan in nauw verband met een Leverdisharmonie. Bloeddeficiëntie kan tot verstoringen leiden en deze veroorzaken vaak menstruatieproblemen.

HOE KRUIDEN KUNNEN HELPEN

Zwangerschap

Let erop dat u goed eet, genoeg slaapt en vermijd fysieke en mentale stress. De Chinese geneeskunde ziet een direct verband tussen de emotionele toestand van de moeder en de gezondheid van haar baby, dus houdt een verstandige vrouw zich verre van stressvolle situaties.

Tijdens de zwangerschap is de vrouw meer naar binnen gericht. De hartslag is bijna altijd glad – een normale zaak, die de toegenomen hoeveelheid lichaamsvocht weerspiegelt. Hoe de tong eruitziet, is afhankelijk van de algemene gezondheid van de vrouw.

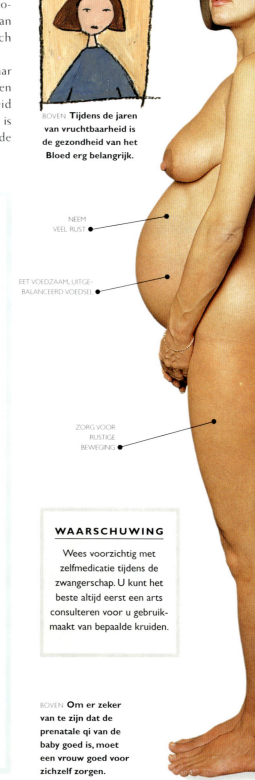

BOVEN **Tijdens de jaren van vruchtbaarheid is de gezondheid van het Bloed erg belangrijk.**

VERMIJD GEESTELIJKE STRESS

NEEM VEEL RUST

EET VOEDZAAM, UITGEBALANCEERD VOEDSEL

ZORG VOOR RUSTIGE BEWEGING

Gemberthee

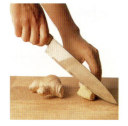
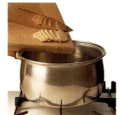

1 Gemberthee helpt tegen misselijkheid. Schil een stukje gemberwortel en snijd dit in 3-6 plakjes.

2 Kook de plakjes gember 3-5 minuten in een steelpan.

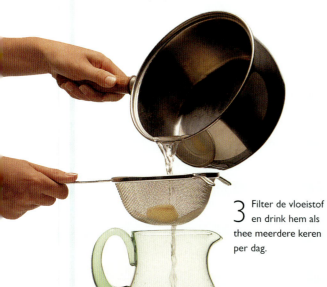

3 Filter de vloeistof en drink hem als thee meerdere keren per dag.

WAARSCHUWING

Wees voorzichtig met zelfmedicatie tijdens de zwangerschap. U kunt het beste altijd eerst een arts consulteren voor u gebruikmaakt van bepaalde kruiden.

BOVEN **Om er zeker van te zijn dat de prenatale qi van de baby goed is, moet een vrouw goed voor zichzelf zorgen.**

Algemene aandoeningen tijdens en na de zwangerschap

OCHTENDZIEKTE

Verse gemberwortel (Sheng Jiang) is een goede remedie tegen ochtendziekte. Drink veel gemberthee. Als dit niet lukt, is Xiang Sha Liu Jun Zi Wan een veilige remedie, die als pil verkrijgbaar is. Neem twee tot drie keer daags 4-8 van de zwarte pilletjes.

RUGPIJN

Het feit dat de rug onder spanning staat, heeft een duidelijke fysieke reden! Toch helpt voldoende rust, net als yoga of Tai Qi. Vrouwen die aan deze vorm van beweging doen, hebben ook vaak een gemakkelijkere bevalling.

Als u een zwakke, pijnlijke rug hebt en u vaak moet plassen, probeer dan een Nierversterkend extract.

HOGE BLOEDDRUK EN VASTHOUDEN VAN VOCHT

Als uw bloeddruk tijdens de zwangerschap omhooggaat (vooral als dit samengaat met vasthouden van vocht en eiwit in de urine), moet u een arts raadplegen.

Maar er zijn dingen die u zelf kunt doen. Een voedselrijk dieet kan bepaalde symptomen voorkomen of ze onder controle houden. Ga tijdens de zwangerschap nooit op dieet, zorg ervoor dat u ten minste 2800 calorieën per dag binnenkrijgt. De meeste vrouwen hebben baat bij een magnesium- en calciumsupplement (verhouding 1:2). Gebruik in plaats van zout gedroogd zeewier (Kun Bu).

Als u ondanks al deze maatregelen toch last krijgt van hoge bloeddruk en oedeem, probeer dan een kruidentinctuur van jeneverbes, brandnetel, selderiezaad of peterselie (gebruik peterselie alleen in de laatste week van de zwangerschap, omdat dit kruid de baarmoeder stimuleert).

DREIGENDE MISKRAAM

Consulteer altijd uw arts bij bloedverlies tijdens de zwangerschap. Meestal is er geen onmiddellijk gevaar, maar als u bezorgd bent of vaker een miskraam hebt gehad, ga dan liggen en blijf liggen. Indien noodzakelijk, moet u er niet voor terugschrikken dat u de laatste paar weken het bed moet houden.

STRIAE, ZWANGERSCHAPSSTREPEN

Regelmatig de (onder)buik masseren met olie tijdens en na de zwangerschap helpt bij striae. Gebruik sesamolie (Hei Zhi Ma) en voeg een paar druppels etherische olie van bernagie, teunisbloem, vitamine E, wortel en rozen toe.

POSTNATALE DEPRESSIE

De Chinese geneeskunde beschouwt Bloeddeficiëntie als een belangrijke oorzaak van dit probleem. U hebt een groot deel van uw Bloed aan uw kind 'gedoneerd' hebt en dat kan tot een emotionele inzinking leiden.

Uw eigen placenta (Zi He Che) is rijk aan Bloedvoedingsstoffen. Mocht het idee hem op te eten u tegenstaan (gekookt als lever of als paté), dan kan hij ook gedroogd worden, waarna er capsules van gemaakt worden.

> ● **SAMENVATTING**
> Het ouderlijk qi van de baby hangt af van de gezondheid van de moeder.
>
> Zoek tijdig professionele hulp bij hardnekkige klachten tijdens de zwangerschap.

STEVIG KNEDEN

VORM EEN VUIST

AFHANKELIJK VAN HET PROBLEEM MET DE WIJZERS VAN DE KLOK MEE, OF TEGEN DE KLOK IN WRIJVEN

LINKS **Verwarm de Nieren** door met uw vuisten aan beide zijden van de ruggengraat bij uw middel te wrijven.

LINKS **Verwarm de onderbuik** door zachtjes met de wijzers van de klok mee te wrijven.

De menopauze

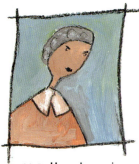

BOVEN **Hoewel sommige vrouwen het einde van hun vruchtbaarheid betreuren, betekent het voor anderen nieuwe vrijheid.**

De menopauze is voor alle vrouwen een natuurlijke fase. Het einde van de maandelijkse menstruatie markeert het einde van de vruchtbaarheid en hierdoor krijgt de vrouw een nieuw soort leven – vrij van beperkingen door contraceptie en menstruatie. Veel vrouwen hebben behoefte aan een nieuwe 'rol'. Tegen deze tijd staan de kinderen waarschijnlijk op eigen benen en de relatie met de partner kan onder spanning komen te staan. Voor enkelen verloopt de menopauze niet harmonieus en kunnen zich symptomen voordoen die volgens de Chinese geneeskunde te maken hebben met veranderingen in het Bloed. Dit gebeurt vaker in het Westen; in traditionele culturen verloopt de overgang vaak zonder problemen als opvliegers, nachtelijke transpiraties, stemmingswisselingen en angst.

WAARDIG OUD WORDEN?
Dit cultuurverschil heeft verscheidene oorzaken. In het Westen gaat de vrouw gebukt onder een grote sociale druk. De nadruk op jeugdigheid en de schoonheidsidealen zorgen ervoor dat 'oudere' vrouwen zich vaak ondergewaardeerd voelen in de maatschappij. Dit verlies aan status is voor veel van hen aanleiding om hun toevlucht te nemen tot hormonale middelen om het natuurlijke verouderingsproces te vertragen.

Bij sommige vrouwen leidt zo'n hormonale behandeling soms tot verergering van de menopauzesymptomen, anderen krijgen bijverschijnselen waardoor ze ermee moeten stoppen. Hoe dan ook, de voordelen van een dergelijke behandeling dient men af te wegen tegen de langetermijneffecten, zoals een verhoogde kans op kanker.

NATUURLIJKE VEROUDERING
In de traditionele Chinese geneeskunde wordt een vrouwenleven afgemeten in perioden van zeven jaar – menstruatie wordt geacht op de leeftijd van veertien jaar te beginnen en met 49 jaar te eindigen, hoewel de meeste vrouwen niet passen in dit keurige model. De menopauze wordt geassocieerd met een geleidelijke en natuurlijke afname van Nieressence (Jing), die nauw verbonden is met qi. Naarmate we ouder worden is Nierzwakte duidelijk merkbaar in de zintuigen en in weefsel dat verwant is met de Nieren: ons haar wordt grijs en gehoorverlies kan optreden. Nierzwakte verklaart sommige algemene problemen van de menopauze. De Nieren zijn verbonden met het Waterelement en kunnen daarom leiden tot het oplaaien van Vuur door geïrriteerdheid, transpireren, opvliegers en duizeligheid. Algemene zwakte van de Nieren manifesteert zich als rugpijn, het afwisselend koud en warm hebben en oorsuizingen. Een daarmee gepaard gaand teveel aan Levervuur kan leiden tot woede en emotionele pijn. Chinese kruidenremedies voor deze problemen bevatten kruiden die de Nieren versterken, zoals He Shou Wu en Nu Zhen Zi.

BOVEN **De druk om er altijd jong uit te zien, weegt steeds zwaarder voor de westerse vrouw en drijft velen tot cosmetische ingrepen die niet altijd even succesvol zijn.**

LINKS **Actief en ontvankelijk voor nieuwe ideeën zijn, zorgt ervoor dat het leven uitdagend en interessant blijft.**

● **SAMENVATTING**
Klachten kunnen veroorzaakt worden door het geleidelijk teruglopen van de qi. Als vrouwen gezond leven en eten, zal de menopauze weinig gezondheidsklachten geven.

GEZONDHEID: DE VROUW

ZIE OOK Gezondheid: de vrouw *blz. 80-81*,
Voeding *blz. 174-175*

ZELFHULP

Als u zich zorgen maakt over de naderende menopauze of er al last van hebt, is er een aantal dingen waarmee u zich op een natuurlijke manier kunt beschermen, zonder op medicijnen over te gaan. Omdat medicijnen vaak niet zo prettig zijn, kunt u het allicht proberen. U kunt altijd nog overgaan op een behandeling met hormoonpreparaten als u er geen baat bij hebt.

VOEDING

Zorg ervoor dat u de juiste voedingsstoffen binnenkrijgt. Bij het ideale dieet ligt de nadruk op granen, groenten, vis en vers fruit. U moet zorgen voor genoeg mineralen en proteïnen, zonder te veel vet, zuivelproducten en vlees. Koffie (ook cafeïnevrije) destabiliseert de hormonen enorm en daarom kunt u koffie het beste vermijden. Drink in plaats daarvan kruidenthee en veel water.

WAARDEVOLLE OLIËN

Vette vis is een belangrijke voedselbron, vooral zalm, makreel, haring en tonijn. Ze zijn rijk aan omega-3 en omega-6 essentiële vetzuren. Deze zitten ook in olijf- en sesamolie, maar vooral in vlas- (lijnzaad) en hennepolie, die steeds vaker in natuurvoedingswinkels te koop zijn. Probeer er drie keer daags een lepel van te nemen. U kunt ze ook als dressing gebruiken door groenten en in sappen.

OPKIKKERS

Calcium is van belang voor gezonde botten en het voorkomen van osteoporose. Het zit in melk, kaas, eieren, zalm, bladgroenten, sojabonen, bonen en noten. Vooral sesamzaad is zeer rijk aan calcium en zit in 'tahin' (pasta van sesamzaad en kikkererwten). Twee andere wapens tegen osteoporose zijn vitamine D en magnesium. Vitamine D zit in melk, eieren, vette vis, kaas en schelvisleverolie. Sojabonen, noten en biergist zitten vol magnesium.

Een van de gezondheidsgeheimen van de oosterse vrouw is tofu – een dik stremsel van sojabonen. Tofu moet u vers kopen (het liefst biologisch geteeld) en kunt u zo eten of gemarineerd in roerbakgerechten of soep. Tofu is heel gezond voor de vrouw en beschermt tegen een scala aan ziekten.

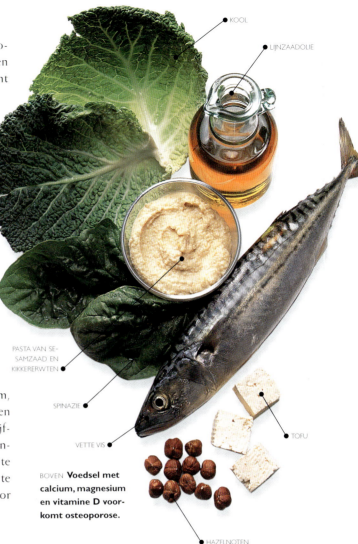

BOVEN **Voedsel met calcium, magnesium en vitamine D voorkomt osteoporose.**

(KOOL, LIJNZAADOLIE, PASTA VAN SESAMZAAD EN KIKKERERWTEN, SPINAZIE, VETTE VIS, TOFU, HAZELNOTEN)

Disharmonieën tijdens de menopauze

MENOPAUZE MET HITTESYMPTOMEN

Symptomen: flinke opvliegers of nachtelijke transpiratie, angst, slechte concentratie, slecht kortetermijngeheugen, verlies van zelfvertrouwen, slapeloosheid, lage rugpijn, droge vagina, droge constipatie.

Kruiden: Niervoedend extract.

MENOPAUZE MET KOUDESYMPTOMEN

Symptomen: milde opvliegers, depressie, gewichtstoename, waterzucht en oedeem, slechte concentratie, slecht kortetermijngeheugen, verlies van zelfvertrouwen, rugpijn, vermoeidheid en slappe ontlasting.

Kruiden: Nierversterkend extract.

GEZONDHEID: DE MAN

In de traditionele Chinese geneeskunde wordt het leven van een man verdeeld in perioden van acht jaar, met de puberteit vanaf zestien jaar. Dit hoofdstuk richt zich uitsluitend op mannenproblemen – problemen met het mannelijke voortplantingssysteem en de urinewegen.

ONDER **Net als bij de vrouw verdeelt de Chinese geneeskunde een mannenleven in verschillende stadia.**

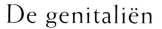

De genitaliën

Hoewel mannen minder vaak last hebben van blaasontsteking –voornamelijk omdat de urinebuis van de man (die de blaas met de buitenkant verbindt) langer is dan die van de vrouw– zijn ze wel gevoelig voor andere kwalen van de urinebuis en de urinestroom. Moeite met urineren komt vaak voor bij mannen boven de 50. De prostaat wordt hier vaak mee in verband gebracht. Het is inderdaad waarschijnlijk dat bij bijna alle mannen op latere leeftijd enige vorm van prostaatvergroting plaatvindt, maar bij de overgrote meerderheid is dit goedaardig (geen kanker).

SAMENVATTING
Prostaatklachten moeten altijd door een arts worden onderzocht.

Verstoring van de Nierenergie kan de oorzaak zijn van veel voortplantingsproblemen bij de man.

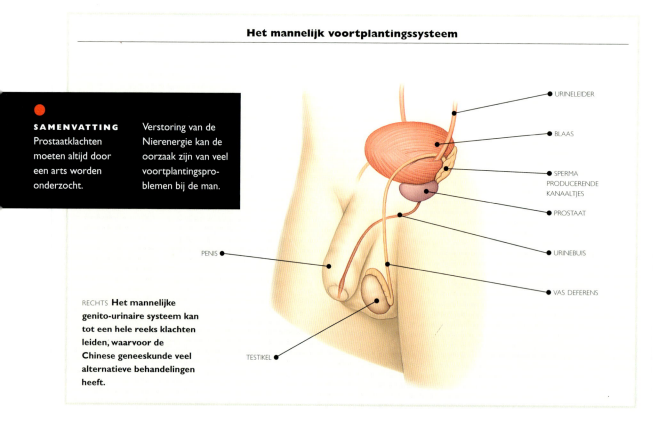

RECHTS **Het mannelijke genito-urinaire systeem kan tot een hele reeks klachten leiden, waarvoor de Chinese geneeskunde veel alternatieve behandelingen heeft.**

Mannelijke disharmonieën

URINEWEGPROBLEMEN

Algehele moeite met urineren – urine komt langzaam op gang of komt met tussenpozen. Er kan sprake zijn van druppelen, veelvuldige aandrang en hevige pijn in onderbuik en rug.

brandende pijn

Symptomen: als hierboven plus een brandend gevoel en hevige pijn bij urineren, donkere, sterk ruikende en troebele urine, koorts, dorst.

Tong: kan rood zijn.

Hartslag: snel, vol.

Kruiden: Blaaszuiverend extract.

licht ongemak

Symptomen: lichte pijn of ongemak bij urineren; 's avonds warm gevoel.

Tong: rood met schrale plekken.

Hartslag: snel.

Kruiden: Niervoedend extract.

zeer hoge frequentie

Symptomen: heel vaak urineren, vermoeidheid of uitgeputheid, koud gevoel, zwaar gevoel in de buik, geen pijn.

Hartslag: leeg, diep.

Kruiden: Nierversterkend extract.

frequent

Symptomen: frequent urineren met troebele, bleke urine, zwaar gevoel in de buik, vermoeidheid, geen pijn.

Tong: plakkerig laagje.

Hartslag: vol.

Kruiden: Blaaslegend extract.

SEKSUELE PROBLEMEN

Drie algemene problemen zijn gebrek aan erectie, weinig sperma en sperma van slechte kwaliteit.

moeilijkheden met erectie

Symptomen: niet in staat erectie te krijgen en te houden, lage rugpijn, slapeloosheid, 's avonds warm gevoel, dorst en constipatie.

Tong: rood met schrale plekken.

Hartslag: snel, kan vol of leeg zijn.

Kruiden: Nierversterkend extract.

Symptomen: niet in staat erectie te krijgen en te houden, zwakke en pijnlijke rug en knieën, gevoel van kou, slappe ontlasting of diarree.

Tong: bleek.

Hartslag: diep, leeg.

Kruiden: Nierversterkend extract.

Symptomen: niet in staat erectie te krijgen en te houden, zwakte en zwaar gevoel in de benen, geconcentreerde urine. Te wijten aan neerdalende Damp-Hitte.

Tong: slijmerig, gele laag.

Hartslag: diep, glad, snel.

voortplantingsproblemen

Symptomen: weinig sperma, slechte kwaliteit of beweeglijkheid van sperma, lage rugpijn en zwakke knieën, koud gevoel, frequent urineren, vooral 's nachts.

Kruiden: Nierversterkend extract (voeg toe: Ren Shen en Wu Wei Zi).

WAARSCHUWING

Als een probleem aanhoudt of als uw symptomen vergezeld gaan van pijn, ga dan naar een arts om na te gaan of er sprake is van een ernstige aandoening.

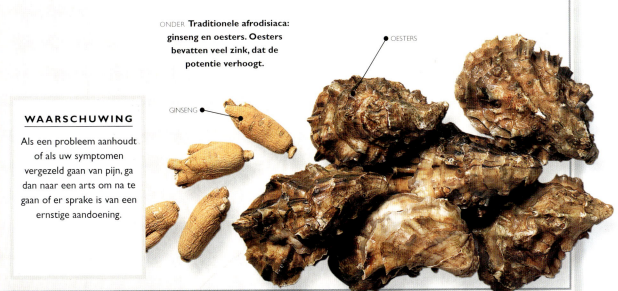

ONDER **Traditionele afrodisiaca: ginseng en oesters. Oesters bevatten veel zink, dat de potentie verhoogt.**

BABY'S EN KINDEREN

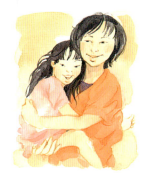

BOVEN **Voeg vruchtensap aan kruiden toe als uw kind ze niet lust. Gebruik geen zoetstof.**

Bij de behandeling van baby's en kinderen is het heel belangrijk om eenvoudige, veilige recepten in een lage dosering te gebruiken. Bij kinderen onder de zeven jaar zijn de qi en orgaanfuncties nog niet volgroeid. Hun conditie is nog aan grote veranderingen onderhevig. Vooral de hartslag en tong zijn moeilijk te meten bij jonge kinderen. Chinese artsen bekijken meestal de kleur en kwaliteit van de bloedvaten van de wijsvinger. Hier is kundigheid en bedrevenheid voor nodig, dus leken kunnen voor een diagnose beter naar andere symptomen kijken.

Voeding

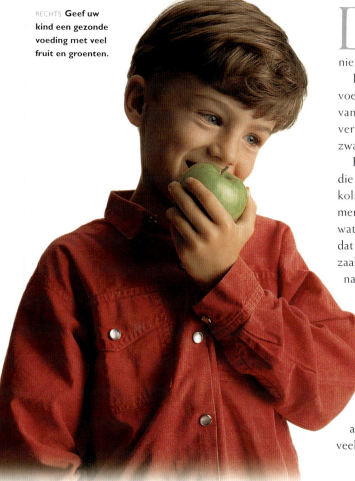

RECHTS **Geef uw kind een gezonde voeding met veel fruit en groenten.**

De meeste problemen kunnen teruggevoerd worden op de voeding of spijsvertering. Zorg ervoor dat uw kind goed eet en zich niet volstopt met zoetigheid en snacks.

Het traditionele Chinese standpunt over de voeding van baby's en jonge kinderen verschilt nogal van dat in het Westen. Op jonge leeftijd is de spijsvertering nog onvolgroeid, zodat kinderen moeilijk zwaar voedsel kunnen verwerken en verteren.

Kinderen ontwikkelen gemakkelijk aandoeningen die met Slijm en Damp te maken hebben, zoals koliek, verstopte oren, hoesten, astma, slaapproblemen, diarree en moeilijk gedrag. Als we kijken naar wat westerse kinderen meestal te eten krijgen, zien we dat dit juist de vorming van Damp en Slijm veroorzaakt: koemelk, yoghurt, sinaasappelsap, pasta, bananen, zoetigheid, koekjes, chips, kleurstoffen, suikers in babyvoeding en producten zoals witte bonen in tomatensaus.

De kunstmatige ingrediënten en suikers kunnen ook gedragsproblemen veroorzaken. Dit voedsel kan de Leverenergie aantasten en leiden tot te veel qi en hyperactiviteit.

SAMENVATTING

Voeding is heel belangrijk: slechte voeding kan tot Damp en Slijm leiden.

Diagnose is soms moeilijk. Raadpleeg een arts bij hevige of aanhoudende symptomen.

BABY'S EN KINDEREN

ZIE OOK Voedsel *blz.* 160-161,
Voeding *blz.* 174-175

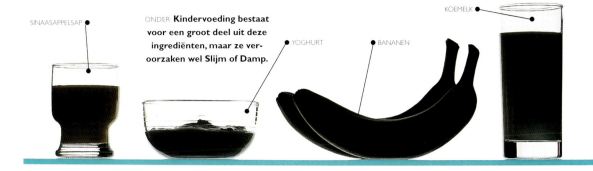

ONDER **Kindervoeding bestaat voor een groot deel uit deze ingrediënten, maar ze veroorzaken wel Slijm of Damp.**

SINAASAPPELSAP · YOGHURT · BANANEN · KOEMELK

Kinderziekten

Het is meestal moeilijk kinderen vreemd smakende kruidenthee te geven; verdun de dosering met melk of appelsap indien nodig.

Symptomen: neiging tot ontsteking van slijmvlies, hoesten bij liggen, oorproblemen, slechte vertering en eetlust.

Kruiden: spijsverteringondersteunend extract.

Symptomen: altijd kouvatten, veel keelpijn en opgezwollen klieren, vermoeidheid, slechte vertering en eetlust.

Kruiden: qi-versterkend extract.

WAT MOET IK MIJN KIND GEVEN?

Kinderen hebben behoefte aan simpel en niet gekruid voedsel. Dit is soms lastig – ouders moeten meer moeite doen en bijvoorbeeld ook de crèche instrueren. Maar u kunt uw kinderen beter op deze manier te eten geven, dan ze later bepaalde voedingsstoffen verbieden waar ze dan al een voorkeur voor hebben.

BABY'S ONDER 1 JAAR

Borstvoeding voldoet op deze leeftijd aan alle voedingseisen. Als u geen borstvoeding kunt geven, gebruik dan geiten- of schapenmelk, die meer op menselijke melk lijkt dan koemelk. De melk kan aangevuld worden met rijstepap als uw baby honger heeft en melk alleen niet voldoende is.

LEEFTIJD 1-3

Begin met gekookte groente, zoals gekookte of geprakte worteltjes, pastinaak, broccoli, bloemkool en aardappelen. Geef naast brood en macaroni ook granen –rijst en gerst– voor de koolhydraten. Uw kind zal appels en peren heerlijk vinden, evenals verdund appel- of perensap. Geef als alternatief dessert geiten- of schapenyoghurt. Vlees of vis heeft uw kind op deze leeftijd eigenlijk nog niet nodig.

VANAF DRIE JAAR

Begin langzaam met ander voedsel in ingewikkelder combinaties en bereid het op verschillende manieren. Vis en vlees kunt u op verzoek geven.

Kruidendosering voor kinderen
vergeleken met volwassenen

- onder 6 maanden: ⅙ dosering.
- 6-12: ⅕ dosering.
- 12-24: ¼ dosering.
- 2-4 jaar: ⅓ dosering.
- 4-7 jaar: ½ dosering.
- 7-14 jaar: ⅔ dosering.
- 14 jaar en ouder: dosering voor volwassenen.

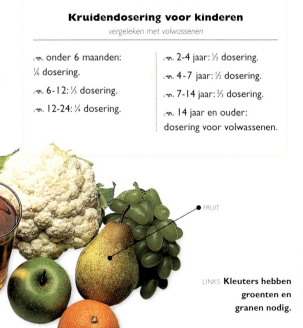

SCHAPENMELK · GRANEN · GROENTEN · FRUIT

LINKS **Kleuters hebben groenten en granen nodig.**

HOE KRUIDEN KUNNEN HELPEN

EMOTIONELE ZAKEN

In onze moderne samenleving hebben we dagelijks te maken met stress. De meesten van ons hoeven zich geen zorgen te maken over basisproblemen, zoals het zorgen voor eten of een dak boven het hoofd. In plaats daarvan gaan we gebukt onder onze werksituatie, relatieproblemen, financiële moeilijkheden enz. Dit soort stress verklaart ten dele waarom er in de geïndustrialiseerde landen meer emotionele problemen voorkomen dan in traditionele culturen.

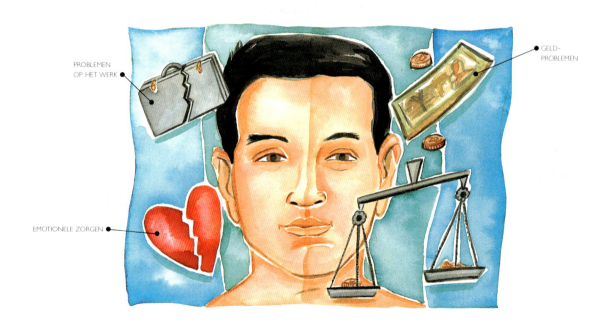

PROBLEMEN OP HET WERK

GELD-PROBLEMEN

EMOTIONELE ZORGEN

Lichaam en geest

Vandaag de dag wordt er veel gepraat over holisme en het nauwe verband tussen lichaam, geest en ziel, maar voor een Chinese arts was dat altijd al vanzelfsprekend.

HET GROTE GEHEEL
Dit betekent dat fysieke problemen van invloed kunnen zijn op onze geestelijke toestand en dat emoties verband houden met onze fysieke gezondheid. Dit is goed te merken als een orgaan uit balans

BOVEN **Verbroken relaties, onzekerheid in de werksituatie en geldproblemen hebben een schadelijk effect op ons emotionele welbevinden.**

is. Deficiëntie van de Milt en qi bijvoorbeeld leidt tot vermoeidheid, diarree, slechte concentratie en piekeren.

Ook de vijf elementen laten dit duidelijk zien. Als we informatie opzoeken over bijvoorbeeld het Houttype, ontdekken we dat er sprake is van zowel boosheid en irritatie als menstruele pijn en een slecht gezichtsvermogen. Door het juiste lichaamspatroon uit te werken, kan elk fysiek, mentaal of emotioneel probleem in deze context worden bekeken.

EMOTIONELE KWESTIES

ZIE OOK   Een holistische kijk *blz. 14-15*,
De kunst van Chinese kruidenrecepten *blz. 148-159*

SLAPELOOSHEID

Het Hart is de zetel van ons individuele bewustzijn, die ervoor zorgt dat wij kalm en rustig kunnen slapen. De Chinese opvatting over Hartproblemen moet men niet verwarren met wat in de conventionele geneeskunde bekend staat als een hartziekte: als u een Hartdisharmonie hebt, betekent dit niet dat u een hartaanval krijgt! Bij slapeloosheid is het Hart vaak betrokken, meestal als gevolg van aanwezige Hitte die hyperactiviteit of een deficiëntie veroorzaakt. Slapeloosheid kan ook teweeggebracht worden door gebrek aan Bloed, waardoor onze gedachten afdwalen of een disharmonische Lever die onrustig maakt.

SAMENVATTING

Het leven in de moderne westerse wereld is heel wat gestresster dan dat in het oude China. De manier waarop de emoties en de organen met elkaar in verband staan is echter nog steeds relevant.

Slaapproblemen

HARTDEFICIËNTIE

Symptomen: hartkloppingen, vermoeidheid, kortademigheid bij elke inspanning, bleke vale gelaatskleur, slapeloosheid, veel dromen, angst.

Tong: bleek, dun, kan een barst op de punt hebben.

Hartslag: leeg.

Kruiden: Hartvoedend extract.

HART-HITTE

Symptomen: hartkloppingen, opgewondenheid, angst, slapeloosheid, rode gelaatskleur of rode wangen, donkere urine, dorst en mond- of tongzweren.

Tong: rode punt, soms met barst middenop.

Hartslag: kan vol of leeg zijn (afhankelijk van ernst), of snel.

Kruiden: Hartvoedend en -kalmerend extract.

BLOEDDEFICIËNTIE

Symptomen: plotseling wakker worden, levendige dromen, angst, droge huid en haar, vermoeidheid, lichte menstruatie, droge constipatie.

Tong: bleek, droog.

Hartslag: leeg.

Kruiden: Bloedvoedend extract.

LEVERSTAGNATIE

Symptomen: geest te actief om te kunnen slapen, geïrriteerdheid en stemmingswisselingen, door dromen verstoorde slaap, paniekaanvallen of depressie.

Tong: lichtpaars of paars.

Hartslag: vol.

Kruiden: aangepast Leverbevrijdend extract (voeg toe: Suan Zao Ren).

YIN-DEFICIËNTIE

Symptomen: moeite met slapen en in slaap vallen, 's nachts heet en transpiratie, lage rugpijn, 's nachts moeten plassen, dorst, constipatie.

Tong: rood met afgebladderde plekken.

Hartslag: kan vol of leeg zijn, oppervlakkig.

Kruiden: Niervoedend extract.

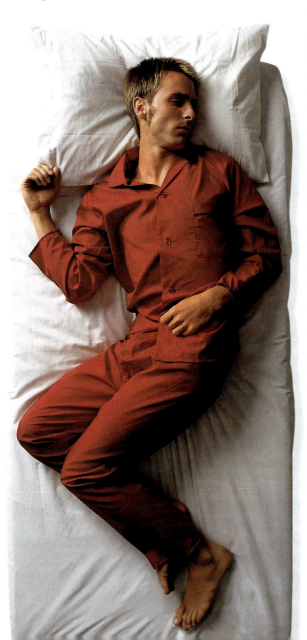

LINKS **Onrustige nachten door problemen met Hart, Lever, Bloed of yin.**

ANGST EN PANIEKAANVALLEN

Het tempo van ons leven laat ons nauwelijks enige adempauze. Zo'n actief leven met weinig rust kan leiden tot angst- en paniekgevoelens. Het is van belang dat u beseft hoe groot de invloed van deze emotionele verwarring is op het lichaam: de yin-yang-balans raakt van slag en qi en Bloed worden minder. Consumptie van stimulerende middelen (koffie, alcohol, tabak, drugs) veroorzaken Hitte, wat tot hyperactiviteit leidt. Als u moeite hebt met slapen of angstig bent, gebruik dan minder stimulerende midddelen. Minder geleidelijk, zodat uw lichaam en geest tijd hebben eraan te wennen. Zorg voor voldoende rust.

IN EEN NOODGEVAL

Hyperventilatie kan leiden tot kortademigheid, pijn op de borst en paniekgevoelens. Als dit gebeurt, adem dan een paar minuten lang in en uit in een papieren zak om uw kooldioxide-gehalte te veranderen – u zult zich snel weer beter voelen.

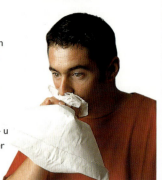

Ademhalingsoefeningen

Eenvoudige ademhalingsoefeningen zijn een van de beste manieren om angst onder controle te houden en om te ontspannen.

FASE 1
ADEMHALING VIA HET MIDDENRIF

- Ga liggen op een stevig oppervlak of ga zitten in een stoel met een rechte leuning en ontspan u.

- Leg een hand op het midden van uw borst, de andere over de navel en word uzelf bewust van uw ademhaling.

- Als het bovenste deel van uw borstkas meer beweegt dan uw buik, hyperventileert u misschien.

Oefen ademen door de buik door ervoor te zorgen dat de hand op uw borstkas niet beweegt, terwijl de hand op uw buik op en neer gaat met uw ademhaling.

- Tel terwijl u ademt – tel tot vier als u inademt en doe dat ook als u uitademt.

FASE 2
VIER-STAPPENADEMHALING

Doe deze oefening nadat u een tijd geoefend hebt met ademhaling via het middenrif.

- Tel tot vier als u inademt en pauzeer dan vier seconden.

- Adem uit terwijl u tot vier telt.

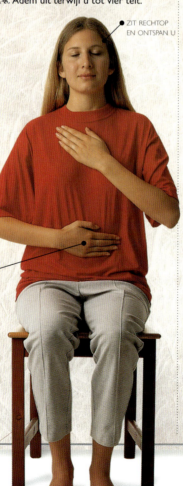

ZIT RECHTOP EN ONTSPAN U

BUIK MOET MET ELKE ADEMHALING OP EN NEER GAAN

RECHTS **Ademhaling via het middenrif helpt te ontspannen. Ga eerst na hoe uw ademhaling is.**

FASE 3
ONTSPANNEN TIJDENS UITADEMEN

Alleen bij inademen spant u spieren, niet als u uitademt.

- Leer te ontspannen als u uitademt, laat alle spanning van de spieren varen. Dit is gemakkelijker als u zachtjes 'hmmmmh' neuriet, elke keer dat u uitademt.

- Werk aan een natuurlijk, langzaam ademhalingsritme. Probeer uw ademhaling terug te brengen tot zes tot acht cycli per minuut (dit heeft tijd nodig).

- Als u deze ontspanningsoefening onder de knie hebt, doe hem dan tijdens uw dagelijkse bezigheden, zoals tijdens wandelen, de huishouding en het winkelen.

- Door te oefenen, zult u op een natuurlijker wijze gaan ademhalen. Ongeveer twintig minuten oefenen per dag is ideaal.

ONDER **Ademhalingsoefeningen kunt u in een werkdag inpassen.**

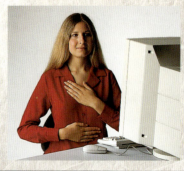

EMOTIONELE KWESTIES

ZIE OOK Een holistische kijk *blz. 14-15*, De kunst van Chinese kruidenrecepten *blz. 148-159*

Angstproblemen

HARTDEFICIËNTIE
Symptomen: hartkloppingen, vermoeidheid, kortademigheid bij elke inspanning, bleke vale gelaatskleur, slapeloosheid, veel dromen, angst.

Tong: bleek, dun, kan een barst op de punt hebben.

Hartslag: leeg.

Kruiden: Hartvoedend extract.

HART-HITTE
Symptomen: hartkloppingen, opgewondenheid, angst, slapeloosheid, rode gelaatskleur of rode wangen, donkere urine, dorst en mond- of tongzweren.

Tong: rode punt, soms met barst middenop.

Hartslag: kan vol of leeg zijn (afhankelijk van ernst), of snel.

Kruiden: Hartvoedend en -kalmerend extract.

BLOEDDEFICIËNTIE
Symptomen: plotseling wakker worden, levendige dromen, angst, droge huid en haar, vermoeidheid, lichte menstruatie, droge constipatie.

Tong: bleek, droog.

Hartslag: leeg.

Kruiden: Bloedvoedend extract.

LEVERSTAGNATIE
Symptomen: geest te actief om te kunnen slapen, geïrriteerdheid en stemmingswisselingen, door dromen verstoorde slaap, paniekaanvallen of depressie.

Tong: lichtpaars of paars.

Hartslag: vol.

Kruiden: aangepast Leverbevrijdend extract (voeg toe: Suan Zao Ren).

YIN-DEFICIËNTIE
Symptomen: moeite met slapen en in slaap vallen, 's nachts heet en transpiratie, lage rugpijn, 's nachts moeten plassen, dorst, constipatie.

Tong: rood met afgebladderde plekken.

Hartslag: kan vol of leeg zijn, oppervlakkig.

Kruiden: Niervoedend extract.

ONDER **De vijf emoties (angst, uitbundige vreugde, boosheid, verdriet en zorgen) kunnen slecht zijn voor de gezondheid.**

SAMENVATTING Stress en angst kunnen qi en Bloed in de weg staan en verstoringen veroorzaken. De vijf emoties kunnen schadelijk zijn voor de lichaamsorganen en tot ziekte leiden.

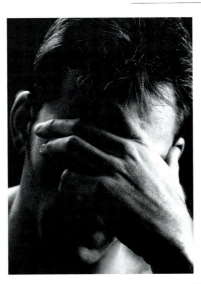

Depressieproblemen

Depressie kan het gevolg zijn van een ziekte of van disharmonie in het lichaam. Het kan van alles betekenen wanneer iemand zegt dat hij of zij depressief is – variërend van een neerslachtig gevoel tot klinische depressie, wanneer het leven er op z'n zwartst uitziet. Mensen met een ernstige depressie kunnen beter voorgeschreven medicijnen gebruiken en een arts raadplegen, zodat er geen wisselwerking tussen de medicijnen en kruiden optreedt.

LEVERSTAGNATIE
Symptomen: depressie, boosheid, geïrriteerdheid, frustratie, PMS, opgezwollen gevoel in de zijden, rusteloze slaap.

Tong: paars of lichtpaars.

Hartslag: vol.

Kruiden: aangepast Leverbevrijdend extract (voeg toe: Yu Jin). Als er ook sprake is van een bittere smaak, indigestie en constipatie, voeg dan Mu Dan Pi en Huang Lian toe.

YANG-DEFICIËNTIE
Symptomen: depressie, vermoeidheid en sloomheid, zwakte, koud gevoel, rugpijn, frequent urineren.

Tong: bleek en gezwollen.

Hartslag: leeg en diep.

Kruiden: aangepast Nierversterkend extract (voeg toe: Yu Jin en Chai Hu).

MILTDEFICIËNTIE MET DAMP
Symptomen: vermoeidheid en sloomheid, spierpijn, depressie, slechte concentratie en geheugen, geen eetlust, slappe ontlasting of diarree, doffe hoofdpijn.

Tong: bleek, gezwollen, plakkerig laagje.

Hartslag: kan leeg of vol zijn.

Kruiden: aangepast Miltzuiverend extract (voeg toe: Yu Jin en Chai Hu).

HOE KRUIDEN KUNNEN HELPEN

ONTGIFTING

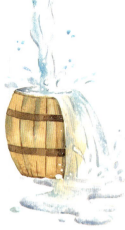

BOVEN **Gifstoffen hopen zich na verloop van tijd in het lichaam op. Het is van belang dat u de tijd neemt ze weg te spoelen.**

Ontgiftingsprogramma's zijn bedoeld voor gezonde mensen met een uitstekende spijsvertering die hun lichaam willen zuiveren van een opeenhoping van giftige stoffen. Als u een dergelijk programma volgt, is het normaal dat u ontwenningsverschijnselen vertoont – als deze te sterk zijn, hebt u waarschijnlijk te vroeg te veel geprobeerd. Ontgifting kan beter in de lente of zomer gebeuren dan in de herfst of winter.

Het programma

De algemeenste reactie op een ontgiftingsvoedselprogramma is de gedachte dat er geen 'normaal' voedsel overblijft om van te leven. We vergeten echter allemaal dat ons westerse voedingspatroon 'abnormaal' is. Het grootste deel van de wereldbevolking leeft al duizenden jaren op een dieet dat vergelijkbaar is met het volgende:

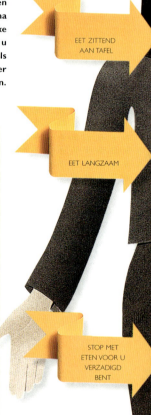

RECHTS **Bij een ontgiftingsprogramma moet u bijhouden welke voedingsstoffen u tot u neemt en simpele regels volgen over uw manier van eten.**

EET ZITTEND AAN TAFEL

EET LANGZAAM

STOP MET ETEN VOOR U VERZADIGD BENT

U mag niet eten:

Voedsel dat u vier weken lang helemaal niet mag eten:

- Alle producten waar gist in zit. Ongedesemd 'plat' brood zonder gist, zoals pitta, is prima.
- Tarweproducten. Producten als meergranenbrood met een maximum van 50% aan tarwemeel zijn in orde.
- Alle suikers en zoetstoffen (ook honing).
- Alle zuivelproducten (ook sojamelk).
- Alle fruit, gedroogd fruit en vruchtensap, behalve citroensap. (Behalve tijdens een fruitkuur.)
- Vlees.
- Schelpdieren.
- Alcohol.
- Geconserveerde of gefermenteerde stoffen.
- Voedsel met E-nummers, conserveringsmiddelen, kleurstoffen, verpakt en kant-en-klaar voedsel, voedsel verbouwd met bestrijdingsmiddelen.
- Alle voedsel dat niet vers meer is (voorbij de houdbaarheidsdatum).
- Cafeïne (thee, koffie, chocolade, frisdrank).
- Alle medicijnen waar u zonder kunt.

U mag eten:

- Groenten: zo veel en welke u maar wilt, maar niet meer dan de helft rauw. Ook de manier van koken kan de kwaliteit aantasten. Eet liever vers gekookt voedsel dan voedsel dat eerst gekookt is, daarna in de ijskast bewaard is en vervolgens opnieuw is verwarmd.
- Volle granen: rijst, gerst, quinoa, boekweit, kasha, amarant en wilde rijst.
- Peulen, bonen, zaden en noten (geen pinda's).
- Vis (geen schelpdieren).
- Rijstemelk of havermout.
- Een of twee eieren per week.

ONTGIFTING

ZIE OOK Allergieën blz. 78-79, Voeding blz. 174-175

EETGEWOONTEN

Hoe u eet is net zo belangrijk als wat u eet
- Eet langzaam, kauw elke hap goed.
- Eet niet wanneer u van slag bent, het druk hebt of gestrest bent.
- Eet zittend aan tafel.
- Drink geen koude dranken bij het eten. Drink heet water of indien gewenst groene thee.
- Ontbijt altijd, eet een goede lunch en een licht avondmaal niet later dan acht uur.
- Drink of eet geen gekoeld voedsel of voedsel dat rechtstreeks uit de koelkast komt.
- Eet tot u voor tweederde verzadigd bent. Zo blijft er ruimte voor de spijsvertering over.

ONTHOUD

- Bewaar oliën en noten in de ijskast. Alle oliën moeten biologisch en van de koude persing zijn.
- Eet gevarieerd.
- Eet zo mogelijk biologisch voedsel.
- Gebruik goede olie in plaats van boter.
- Verhit de olie niet te lang (er mag geen rook van de olie afkomen).
- Kook alle voedsel licht, behalve salades.
- Gebruik alleen biologisch zeezout.

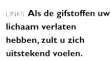

LINKS **Als de gifstoffen uw lichaam verlaten hebben, zult u zich uitstekend voelen.**

ZUIVERE HUID

MEER ENERGIE

VERBETERDE SPIJSVERTERING

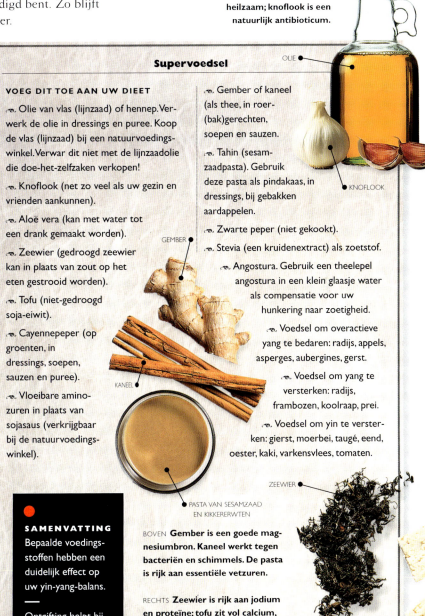

RECHTS **Lijnzaadolie is heilzaam; knoflook is een natuurlijk antibioticum.**

Supervoedsel

VOEG DIT TOE AAN UW DIEET

- Olie van vlas (lijnzaad) of hennep. Verwerk de olie in dressings en puree. Koop de vlas (lijnzaad) bij een natuurvoedingswinkel. Verwar dit niet met de lijnzaadolie die doe-het-zelfzaken verkopen!
- Knoflook (net zo veel als uw gezin en vrienden aankunnen).
- Aloë vera (kan met water tot een drank gemaakt worden).
- Zeewier (gedroogd zeewier kan in plaats van zout op het eten gestrooid worden).
- Tofu (niet-gedroogd soja-eiwit).
- Cayennepeper (op groenten, in dressings, soepen, sauzen en puree).
- Vloeibare aminozuren in plaats van sojasaus (verkrijgbaar bij de natuurvoedingswinkel).
- Gember of kaneel (als thee, in roer-(bak)gerechten, soepen en sauzen.
- Tahin (sesamzaadpasta). Gebruik deze pasta als pindakaas, in dressings, bij gebakken aardappelen.
- Zwarte peper (niet gekookt).
- Stevia (een kruidenextract) als zoetstof.
- Angostura. Gebruik een theelepel angostura in een klein glaasje water als compensatie voor uw hunkering naar zoetigheid.
- Voedsel om overactieve yang te bedaren: radijs, appels, asperges, aubergines, gerst.
- Voedsel om yang te versterken: radijs, frambozen, koolraap, prei.
- Voedsel om yin te versterken: gierst, moerbei, taugé, eend, oester, kaki, varkensvlees, tomaten.

OLIE
KNOFLOOK
GEMBER
KANEEL
PASTA VAN SESAMZAAD EN KIKKERERWTEN
ZEEWIER
TOFU

BOVEN **Gember is een goede magnesiumbron. Kaneel werkt tegen bacteriën en schimmels. De pasta is rijk aan essentiële vetzuren.**

RECHTS **Zeewier is rijk aan jodium en proteïne; tofu zit vol calcium, magnesium, foliumzuur en ijzer.**

● **SAMENVATTING**
Bepaalde voedingsstoffen hebben een duidelijk effect op uw yin-yang-balans.

Ontgifting helpt bij het herstel van harmonie en balans, maar uw gezondheid moet goed zijn; in geval van herstel na ziekte niet doen.

HOE KRUIDEN KUNNEN HELPEN

WAT EET U ALS ONTBIJT?

Het traditionele Chinese ontbijt bestaat uit congee of rijstepap. Het kan van elke graansoort gemaakt worden. Als u merkt dat u gevoelig bent voor rijst of gerst, kunt u ook boekweit of wilde rijst proberen. Of neem gewone havermout of suikervrije muesli. U kunt een klein beetje honing (biologisch koudgeperst) toevoegen.

VOEDSELHYGIËNE

De mond is de voornaamste route waarlangs de ziektekiemen het lichaam binnenkomen. Alle voedsel moet dan ook goed schoongemaakt worden voor u het eet. Fruit en groenten moeten in water geweekt en schoongeborsteld worden.

❧ Schil niet-biologische groente en fruit, zodat er geen bestrijdingsmiddelen achterblijven.
❧ Schil biologisch voedsel dat u rauw eet, zodat u geen ongedierte binnenkrijgt.
❧ Week vis in water, spoel hem af en kook hem goed.
❧ Ingrediënten voor de sla moeten goed geweekt en gewassen worden; gooi de verlepte gedeelten weg.
❧ Eet geen restjes van de vorige dag (soepen en stamppotten uitgezonderd).
❧ Gebruik een strooibus met vitamine C-poeder en strooi dat over uw eten. Dit is een natuurlijke antioxidant.
❧ Spoel in water met bleekmiddel alle kookgerei af wat met rauwe vis in aanraking is geweest.

> ● **SAMENVATTING**
> Tijdens de ontgifting is goede voedselhygiëne heel belangrijk. Denk eraan dat u dagelijks twee tot drie liter vocht drinkt om de giftige stoffen uit uw lichaam te spoelen.

VOCHT

De meeste mensen drinken niet genoeg goede vloeistoffen. Probeer dagelijks een tot drie liter vocht binnen te krijgen. U doet er goed aan uw kraan een minuutje te laten lopen en zo te 'zuiveren' voor u er een beker mee vult.

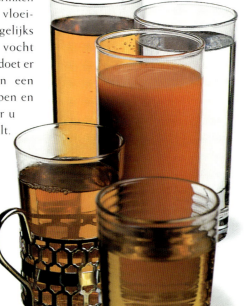

RECHTS Groene thee, kruidenthee, water, appelsap en wortelsap zijn geschikte dranken tijdens een sapkuur.

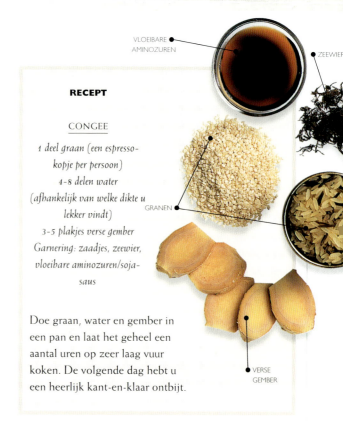

RECEPT

CONGEE

1 deel graan (een espressokopje per persoon)
4-8 delen water (afhankelijk van welke dikte u lekker vindt)
3-5 plakjes verse gember
Garnering: zaadjes, zeewier, vloeibare aminozuren/sojasaus

Doe graan, water en gember in een pan en laat het geheel een aantal uren op zeer laag vuur koken. De volgende dag hebt u een heerlijk kant-en-klaar ontbijt.

DRANKEN EN VITAMINEN

De volgende dranken zijn het geschiktst om tijdens een ontgiftingskuur te drinken.

❧ Groene of buskruitthee, thee van een enkele bloem of kruidenbladeren, of maak uw eigen mix.
❧ Gefilterd water (vervang het filter elke maand), gedistilleerd water of mineraalwater uit glazen flessen.
❧ Neem een vitaminesupplement tijdens de ontgifting: 500-1000 mg vitamine C, twee tot vier keer daags.

SAPKUUR

Volg de sapkuur een hele dag per week tijdens het ontgifingsprogramma. Drink om acht uur 's morgens een glas vocht (ongeveer 300 ml) en herhaal dit elk uur tot acht uur 's avonds, wissel sap (wortel- of appelsap – de hele dag hetzelfde) en water af. Voeg het sap van een stukje gember van een vierkante centimeter groot aan elk glas sap toe. Neem gedurende de dag drie keer drie theelepels hennep-, lijnzaad- of sesamolie. Als u wortelsap drinkt, kunt u ook wortels eten, hetzelfde geldt voor appelsap en appels. Eet als diner selderie, appel en wortel gedoopt in een bakje olie met zeewiervlokken. Eet de dag na het vasten een lichte maaltijd. Vast alleen als u ontspannen bent.

HET MEDICIJNKASTJE

China is beroemd vanwege de patentmedicijnen. Deze traditionele, bekende recepten worden in China onder licentie gefabriceerd. Als u er een selectie van achter de hand houdt als kruidenmedicijnkast, bent u goed voorbereid om algemene kwalen vlug en veilig te behandelen.

RECHTS **Leg een voorraad aan van kruiden die u vaak gebruikt.**

Verkoudheden

Patentgeneesmiddel: *Gan Mao Ling.*

Alleen effectief als het binnen een dag na het optreden van de symptomen wordt ingenomen.

Verkoudheden komen waarschijnlijk het vaakst ter wereld voor. Er is echter nog steeds geen betrouwbare westerse behandeling. De algemene symptomen zijn een stijve nek en pijnlijke spieren, gevolgd door hoofdpijn, niezen, lopende neus, rillerigheid, koorts en keelpijn.

Griep

Patentgeneesmiddel: *Yin Qiao Jie Du Pian.*

Alleen effectief als het binnen een dag na het optreden van de symptomen wordt ingenomen.

Ook griep komt vaak voor. De voornaamste symptomen zijn keelpijn, opgezwollen klieren, koorts, rillerigheid, pijnlijke spieren en hoofdpijn.

Wonden, kneuzingen, shock

Patentgeneesmiddel: *Yunnan Bai Yao.*

Yunnan Bai Yao heeft de reputatie verantwoordelijk te zijn voor een groot deel van het succes van de Vietnamese troepen tijdens de oorlog met de VS. Klaarblijkelijk waren alle soldaten uitgerust met een fles met deze remedie; de effecten waren zodanig, dat de soldaten al na korte tijd weer terug konden keren naar het slagveld.

U kunt deze remedie voor elk type wond gebruiken, ook voor breuken en ernstige kneuzingen, en bij herstel van een operatie. De effectiviteit ligt in zijn herstellingsvermogen van kneuzingen en het stoppen van bloedingen. Het kan gebruikt worden voor elke vorm van hevig bloeden.

Sinusitis

Patentgeneesmiddel: *Bi Yan Pian.*

De naam van dit geneesmiddel betekent letterlijk 'neusontstekingspillen'. Het kan gebruikt worden voor een acute aanval van neusverkoudheid, bij veel niezen, als de neus pijnlijk is met dik geelgroen slijm en jeukende ogen.

Spijsverteringsproblemen

Patentgeneesmiddel: *Huo Xiang Zheng Qi Shui/Ye/Pian* (het laatste woord hangt van het type af).

Helpt bij misselijkheid, overgeven, hoofdpijn, slappe ontlasting, winderigheid en griepgevoel. Dergelijke problemen houden vaak verband met weersveranderingen of verkeerd eten. Het middel is ook geschikt voor wagen- of ochtendziekte.

Patentgeneesmiddel: *China Po Chi Pill /Zhong Guo Bao Ji Wan.*

Een onmisbaar geneesmiddel voor in de reistas. Een prima remedie voor spijsverteringsproblemen die verband houden met voedselvergiftiging, diarree, maagkrampen, overgeven en grieperigheid.

BOVEN **Patentgeneesmiddelen komen vaak van pas.**

WAARSCHUWING

Bepaal uw lichaamstype voor u kruiden gebruikt.

Stop het gebruik als u een allergische reactie krijgt. Raadpleeg een arts als dit aanhoudt.

Raadpleeg altijd een arts als u een ernstige ziekte hebt. Doe niet aan zelfmedicatie.

Gebruik geen kruiden naast conventionele geneesmiddelen.

Overschrijd nooit de aangewezen dosering. Het is beter met een lage dosering te beginnen en deze op te voeren.

Combineer de kruiden nooit op een manier die niet in dit boek staat.

ZIE OOK Voeding *blz. 174-175*

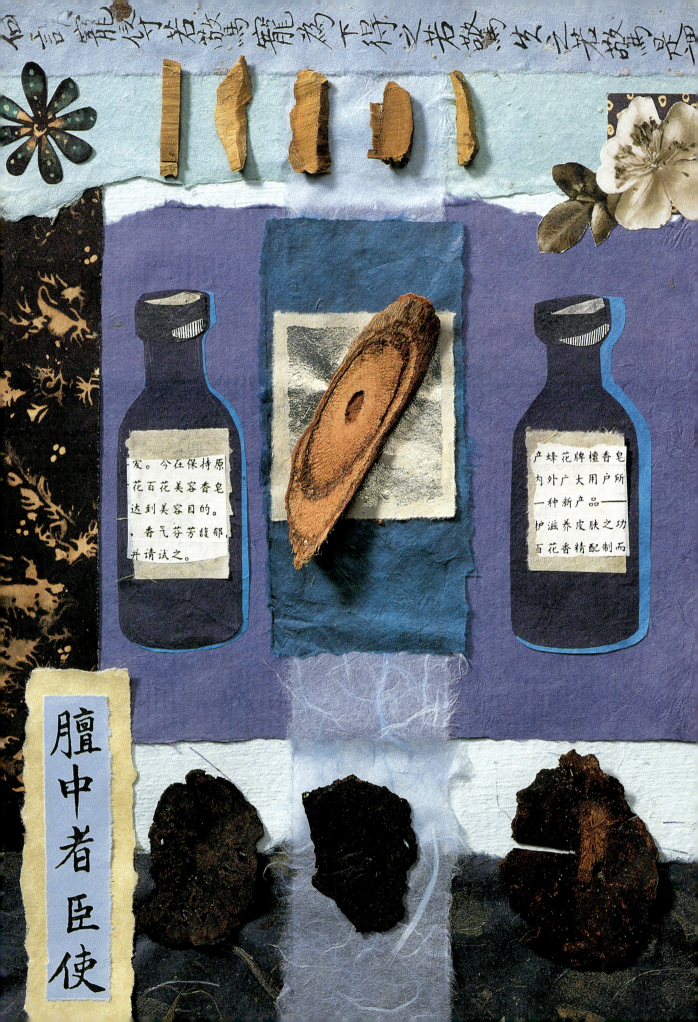

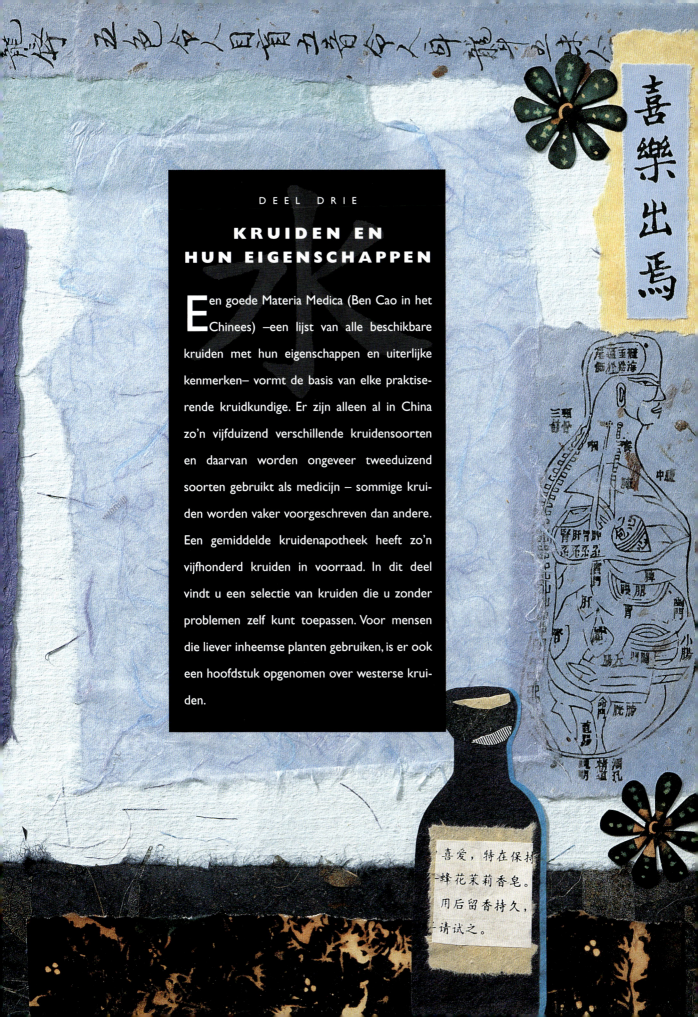

DEEL DRIE

KRUIDEN EN HUN EIGENSCHAPPEN

Een goede Materia Medica (Ben Cao in het Chinees) —een lijst van alle beschikbare kruiden met hun eigenschappen en uiterlijke kenmerken— vormt de basis van elke praktiserende kruidkundige. Er zijn alleen al in China zo'n vijfduizend verschillende kruidensoorten en daarvan worden ongeveer tweeduizend soorten gebruikt als medicijn — sommige kruiden worden vaker voorgeschreven dan andere. Een gemiddelde kruidenapotheek heeft zo'n vijfhonderd kruiden in voorraad. In dit deel vindt u een selectie van kruiden die u zonder problemen zelf kunt toepassen. Voor mensen die liever inheemse planten gebruiken, is er ook een hoofdstuk opgenomen over westerse kruiden.

WANNEER IS VOEDSEL EEN MEDICIJN?

Wetten die de verkoop van medicijnen en voedingsstoffen regelen, verschillen van elkaar. De wettelijke situatie verschilt van land tot land, maar meestal vallen natuurmedicijnen onder de voedingssupplementen. Dit houdt in dat ze niet als medicijn geregistreerd hoeven staan en eventuele bijverschijnselen niet hoeven te vermelden. De autoriteiten beschouwen kruiden voornamelijk als niet-geregistreerde medicijnen.

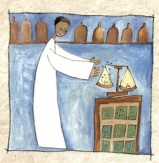

BOVEN **Kruiden kunt u eventueel per postorder kopen.**

Behandeling

Alleen van geregistreerde medicijnen zijn het gebruik en de werking ervan vastgelegd. Niet-geregistreerde medicijnen vermelden slechts de ingrediënten en eventuele houdbaarheidsdata.

Veel kruiden en specerijen die gebruikt worden voor medicinale doeleinden zijn ook terug te vinden in de traditionele keuken. Maar wanneer is bijvoorbeeld gember een medicijn? Gesneden gember in een roerbakschotel wordt beschouwd als voedsel, stukjes gember met andere kruiden in een thee als medicijn. Hetzelfde geldt voor de westerse kruidkunde: knoflook staat bekend als smaakmaker, maar ook als medicijn tegen ziekten van hart en bloedsomloop, verkoudheid en slijmvliesontstekingen.

BEREIDING VAN KRUIDEN

Kruiden worden geoogst en gedroogd. Afhankelijk van de soort en het onderdeel van het kruid kan de bereiding nogal variëren.

EXTRACT

Voor een extract worden kruiden twee uur lang in water gekookt. Extracten worden gebruikt voor mineralen, wortels en schors die lang moeten koken.

Voordelen: de sterkst werkende manier van inname, het meest getest 'in het veld', minimaal verlies van de kwaliteit en potentie van het kruid.

Nadelen: een tijdrovend proces, kostbaar omdat veel kruiden nodig zijn en met een meestal onaangenaam sterke smaak.

AFTREKSEL

Voor een aftreksel doet u kruiden in een theepot met kokend water, waarna u de kruiden een paar minuten laat trekken. Deze methode is alleen geschikt voor verse of gedroogde bloemen of bladeren of kruiden met veel vluchtige oliën. Wordt veel gebruikt in de westerse kruidengeneeskunde.

Voordelen: vlug en gemakkelijk te maken, bloemen en bladeren smaken meestal redelijk.

Nadelen: een aftreksel heeft maar weinig toepassingen en kan alleen voor bepaalde kruiden gebruikt worden.

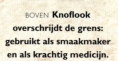

BOVEN **Knoflook overschrijdt de grens: gebruikt als smaakmaker en als krachtig medicijn.**

● **SAMENVATTING**
Verschillende gedroogde kruiden kunnen dienen als geneesmiddel. Medicijnen zonder licentie zijn niet altijd voorzien van aanwijzingen omtrent bijwerkingen.

WANNEER IS VOEDSEL EEN MEDICIJN?

ZIE OOK Kruidenformules *blz.* 150-159,
Medicinale wijn *blz.* 162-163

DRANKJE

Kruiden worden tot poeder vermalen en 10-15 minuten gekookt; de vloeistof wordt gefilterd.
Voordelen: de meeste kruiden waarvan een extract wordt gemaakt, kunnen ook op deze manier worden bereid. De kooktijd is kort.
Nadelen: een goede kruidenmolen is vereist en elk recept moet apart gemalen worden.

TINCTUUR

Tinctuur wordt gemaakt door gedroogde kruiden te mengen met een hoeveelheid alcohol en het geheel een tijd te laten trekken. De alcohol onttrekt de werkzame bestanddelen aan de kruiden. Bij dit proces komen bepaalde stoffen vrij.
Voordelen: gemakkelijk te gebruiken en te vervoeren, kan goed bewaard worden, gebruik van alcohol werkt stimulerend.
Nadelen: sterke smaak, bepaalde aspecten gaan bij bereiding verloren, voor sommigen vormt de alcohol een probleem (hoewel hij verdampt kan worden).

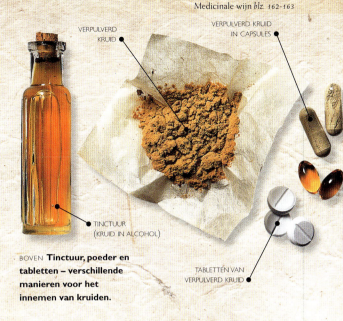

BOVEN **Tinctuur, poeder en tabletten – verschillende manieren voor het innemen van kruiden.**

CONCENTRAAT

De bereiding van geconcentreerde poeders lijkt op het maken van oploskoffie.
Voordelen: gemakkelijk te gebruiken en te vervoeren.
Nadelen: sterke en poederachtige smaak, naar verhouding duur en bepaalde actieve bestanddelen gaan tijdens het proces verloren.

TABLETTEN EN CAPSULES

Nog een traditionele manier van het bereiden van kruiden, die door de moderne medische technologie gemoderniseerd is.
Voordelen: gemakkelijk te gebruiken en te vervoeren, geen bijsmaak, goed te bewaren.
Nadelen: kan kostbaar zijn afhankelijk van de soort, er zijn grote hoeveelheden nodig om een hoge dosering te verkrijgen en het is niet mogelijk de ingrediënten aan de patiënt aan te passen. De kwaliteit van kant-en-klare tabletten en capsules kan enorm verschillen, dus is het van belang dat u altijd naar een betrouwbare leverancier gaat.

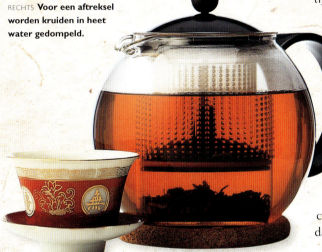

RECHTS **Voor een aftreksel worden kruiden in heet water gedompeld.**

Bedreigde diersoorten

In de kruidkunde wordt met de term 'kruid' meestal verwezen naar elke medische substantie, of zij nu plantaardig, mineraal of dierlijk is. Dieren werden altijd al gebruikt voor hun geneeskundige eigenschappen, zoals tijgerbotten bij artritis, muskushert bij coma en hoorn van de neushoorn bij koorts. Met de toenemende populariteit van de oosterse geneeskunde is een aantal diersoorten inmiddels bedreigd met uitsterven.

Een groot deel van de markt is gebaseerd op de misvatting dat bepaalde dierlijke delen potentieverhogend zouden zijn. Veel dieren worden nu beschermd door de Convention on International Trade in Endangered Species en het is illegaal ze te verkopen.

Controleer of uw geneesheer aangesloten is bij een officiële instantie *(zie blz. 184)*.

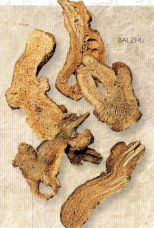
BAI ZHU

CHINESE KRUIDEN

De Chinese geneeskunde maakt gebruik van planten, dierlijk materiaal en mineralen – samengevat onder de noemer 'kruiden'. Deze stoffen zijn gerubriceerd volgens hun voornaamste genezende eigenschappen.

KRUIDEN DIE DE QI VERSTERKEN
Ren Shen | Huang Qi | Bai Zhu
Dang Shen | Shan Yao | Ling Zhi
Da Zao | Zhi Gan Cao

KRUIDEN DIE HET LICHAAM VERWARMEN EN DE YANG VERSTERKEN
Du Zhong | Yi Zhi Ren | Gui Pi
Gui Zhi | Hui Xiang
Sheng Jiang | Hu Jiao | Hu Lu Ba
Ding Xiang | Wu Yao | Hu Tao Ren
Rou Dou Kou

KRUIDEN DIE HET BLOED VOEDEN
Dang Gui | Shu Di Huang
He Shou Wu | Bai Shao Yao
Gou Qi Zi | Huo Ma Ren

KRUIDEN DIE DE YIN VOEDEN
Mai Men Dong | Yu Zhu
Xi Yang Shen | Bai He
Gou Qi Zi | Shu Di Huang

KRUIDEN DIE DE SPIJSVERTERING HELPEN
Chen Pi | Shan Zha
Mai Ya | Gu Ya | Shen Qu

KRUIDEN DIE DAMP EN SLIJM VERDRIJVEN
Yi Yi Ren | Fu Ling | Sha Ren
Huo Xiang | Cang Zhu | Ze Xie
Chi Xiao Dou | Bei Mu | Xing Ren
Bai Jie Zi | Jie Geng | Kun Bu
Hai Zao

KRUIDEN DIE VOCHTAFDRIJVEND ZIJN
Wu Wei Zi | Shan Zhu Yu
Wu Mei | Lian Zi | Fu Pen Zi

KRUIDEN DIE HITTE WEGNEMEN EN ONTGIFTEN
Jin Yin Hua | Lian Qiao
Ju Hua | Pu Gong Ying
Cang Er Zi | Huang Qin
Huang Lian | Huang Bai
Mu Dan Pi

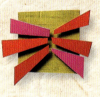

KRUIDEN DIE DE QI EN HET BLOED DOEN STROMEN
Chuan Xiong | Yu Jin
Yan Hu Suo | Tao Ren
Hong Hua | Dan Shen
Ji Xue Teng | Xiang Fu
Chai Hu | Qin Jiao | Du Huo

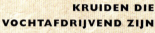
GOU QI ZI

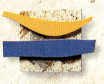

KRUIDEN DIE DE GEEST EN ZIEL KALMEREN
Suan Zao Ren | Yuan Zhi
Mei Gui Hua | Bai Zi Ren
Long Yan Rou

WESTERSE KRUIDEN
Aloë | Barosmablad | Brandnetel | Cayenne | Duizendblad | Echinacea | Ginkgo Biloba | Goudsbloem | Heemst | Hydrastis | Jeneverbes | Kamille | Knoflook | Koolpalm | Kuisbes | Mariadistel | Meidoorn | Moederkruid | Noord-Amerikaanse iep | Ogentroost | Paardenstaart | Passiebloem | Pepermunt | Peterselie | Sint-janskruid | Valeriaan | Vlierbloesem

Kruiden die de qi versterken

Ren Shen | Huang Qi | Bai Zhu | Dang Shen | Shan Yao | Ling Zhi | Da Zao | Zhi Gan Cao

Qi is de essentiële energie die zorgt voor alle veranderingsprocessen in ons lichaam. Als ons lichaam niet beschikt over voldoende qi treden er symptomen op als vermoeidheid, slechte bloedsomloop, kortademigheid, slechte spijsvertering, slechte weerstand en verminderd geestelijk functioneren. Kruiden die de qi versterken, zijn meestal zoet van smaak en verwarmend – dit verklaart onze behoefte aan suiker als we moe en uitgeput zijn. Gebruik alleen een tonicum wanneer dat echt nodig is, omdat de oppeppende werking ervan tot stagnatie kan leiden.

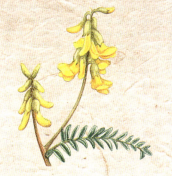

HUANG QI
Radix astragalus

Dit kruid wordt steeds meer gewaardeerd om zijn werking bij het versterken van het immuunsysteem. Het is voor veel toepassingen veilig te gebruiken. Hang Qi heeft een zoete smaak.

EIGENSCHAPPEN
Zoete smaak, geeft enigszins warme energie.

INVLOED OP KANALEN
Milt en Longen.

WERKING
- Versterkt de Longen. Bij vatbaarheid voor kou, spontane transpiratie, vermoeidheid en zwakte.
- Versterkt de Milt. Bij diarree, vermoeidheid en zwakte, gewichtsverlies, slechte wondgenezing en oedeem door Miltdeficiëntie.

DOSERING
5-15 g per dag.

NIET GEBRUIKEN Tenzij er aanwijzingen voor deficiëntie zijn.

REN SHEN
Panax ginseng

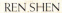

Een speciaal, kostbaar kruid. Gebruik dit kruid alleen als het noodzakelijk is, zoals bij herstel na een ernstige ziekte. In de winter kunt u het kruid eventueel een aantal weken in kleine hoeveelheden gebruiken om de qi te versterken. Het is een van de weinige kruiden die u –alleen– als oppepper kunt gebruiken, in de vorm van thee of in een soep. Het wordt ook veel in recepten gebruikt.

EIGENSCHAPPEN
Zoete smaak, enigszins bitter, geeft warme energie.

INVLOED OP KANALEN
Longen, Milt en Hart.

WERKING
- Vult de qi aan. Bij vermoeidheid en zwakte.
- Versterkt het Hart. Bij slapeloosheid, hartkloppingen en een slecht geheugen.
- Versterkt de Milt. Bij slechte eetlust en diarree.
- Versterkt de Longen. Bij kortademigheid en droge hoest.

DOSERING
3-10 g per dag.

NIET GEBRUIKEN Bij hoge bloeddruk, bij kinderen onder de negentien jaar, bij verkoudheid, griep of een virus.

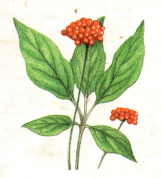

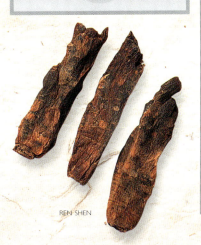

REN SHEN

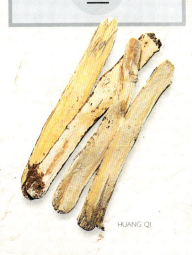

HUANG QI

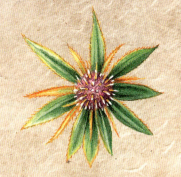

BAI ZHU
Atractylodes macrocephala

Bái Zhu wordt veel gebruikt bij problemen van de spijsverteringsorganen. Het kruid wordt doorgaans goed verdragen en is vrij neutraal van smaak.

EIGENSCHAPPEN
Zoete en bittere smaak, geeft warme energie.

INVLOED OP KANALEN
Milt en Maag.

WERKING
✤ Versterkt de Milt en Maag. Bij slechte eetlust, een opgeblazen gevoel en chronische diarree. Vergroot de weerstand.
✤ Lost Damp en Slijm op. Bij oedeem en waterzucht door Miltdeficiëntie, en Slijm door Milt- of Longdeficiëntie.

DOSERING
3-12 g per dag.

NIET GEBRUIKEN Bij erge dorst door Droogte of Hitte.

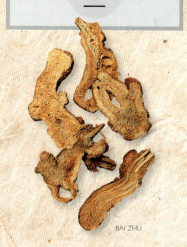

BAI ZHU

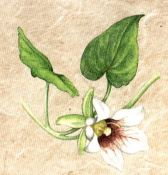

DANG SHEN
Codonopsis pilosula

Dit kruid heeft net als de meeste qi-versterkers een zoete, aangename smaak. Het wordt algemeen gebruikt als vervanging voor Ginseng, daar waar de Ginsengkracht niet nodig is. Dang Shen is ook een stuk goedkoper.

EIGENSCHAPPEN
Zoete smaak, geeft warme tot neutrale energie.

INVLOED OP KANALEN
Milt en Longen.

WERKING
✤ Versterkt de Milt. Bij zwakte van ledematen, slechte eetlust, darmstoornis en Bloeddeficiëntie.
✤ Versterkt de Longen. Bij hartkloppingen, kortademigheid en dorst.

DOSERING
9-15 g per dag.

NIET GEBRUIKEN Bij verkoudheid, griep of een virus.

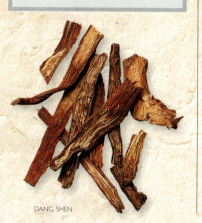

DANG SHEN

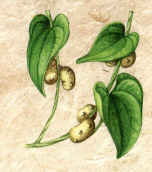

SHAN YAO
Dioscorea opposita

Dit is de wortel van de Chinese yam. Shan Yao werkt zowel op de Milt als op de Nieren. Het effect op de Nieren komt door zijn vermeende hormonale werking. Shan Yao is neutraal en wordt daarom goed verdragen door de Milt.

EIGENSCHAPPEN
Zoete smaak, neutrale energie.

INVLOED OP KANALEN
Milt, Longen en Nieren.

WERKING
✤ Versterkt de Milt en Maag. Bij slechte eetlust, chronische diarree en vaginale afscheiding.
✤ Versterkt de Longen en Nieren. Bij droge hoest, piepende adem, veelvuldig urineren, bedwateren, impotentie, onvruchtbaarheid en zaadlozingen.

DOSERING
9-15 g per dag.

NIET GEBRUIKEN Als er sprake is van 'vol-heet' en giftige stoffen.

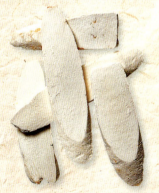

SHAN YAO

CHINESE KRUIDEN

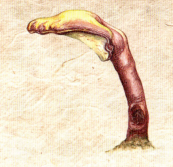

LING ZHI
Ganoderma lucidum

Een van de beroemde 'mystieke paddestoelen'. Het middel wordt –net als Huang Qi– ter versterking van het immuunsysteem gebruikt.

EIGENSCHAPPEN
Zoete smaak, geeft enigszins warme energie.

INVLOED OP KANALEN
Longen, Hart, Milt, Lever en Nieren.

WERKING
🌿 Ontspant het Hart. Bij aanvallen van slapeloosheid, hartkloppingen, duizeligheid en een slecht geheugen.
🌿 Versterkt de Longen. Bij kortademigheid, piepende adem en chronische hoest.
🌿 Versterkt de qi. Bij algehele zwakte.

DOSERING
3-15 g per dag.

> **NIET GEBRUIKEN** Tenzij er aanwijzingen voor deficiëntie zijn.

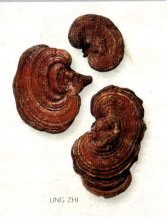

LING ZHI

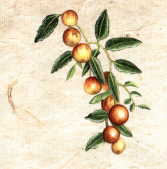

DA ZAO
Ziziphus jujuba

De Chinese dadel die als vrucht gegeten kan worden en in recepten kan worden gebruikt. Dadels worden vaak toegevoegd aan remedies voor spijsverteringsproblemen, omdat ze lekker smaken en ze het recept zouden harmoniseren.

EIGENSCHAPPEN
Zoete smaak, geeft warme energie.

INVLOED OP KANALEN
Milt en Maag.

WERKING
🌿 Bevoorraadt de Milt en Maag. Bij vermoeidheid, slechte eetlust, Bloeddeficiëntie en gewichtsverlies.

DOSERING
3-6 vruchten per dag.

> **NIET GEBRUIKEN** Bij een opgeblazen gevoel en voedselintolerantie.

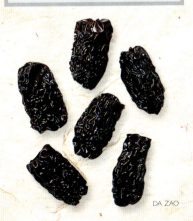

DA ZAO

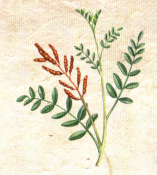

ZHI GAN CAO
Glycyrrhiza glabra

Zhi Gan Cao is dropwortel – speciaal geprepareerd door hem in honing te bakken. Drop heeft een aanvullende en ontgiftende werking. Het kruid wordt vaak gebruikt om de smaak van een recept te verbeteren of de werking ervan te temperen.

EIGENSCHAPPEN
Zoete smaak, geeft warme energie.

INVLOED OP KANALEN
Hart, Long, Milt en Maag.

WERKING
🌿 Geeft het Hart nieuwe kracht.
🌿 Versterkt de Milt. Bij zwakte.
🌿 Versterkt de Longen. Bij hoest en piepende adem.
🌿 Beschermt de Maag. Werkt ontgiftend en tempert recepten. Verzacht indigestie.

DOSERING
2-9 g per dag.

> **NIET GEBRUIKEN** Bij een acuut opgezette buik.

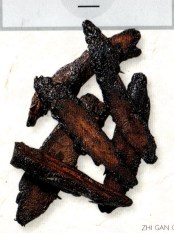

ZHI GAN CAO

KRUIDEN EN HUN EIGENSCHAPPEN

Kruiden die het lichaam verwarmen en de yang versterken

Du Zhong I *Yi Zhi Ren* I *Gui Pi* I *Gui Zhi* I *Hui Xiang* I *Sheng Jiang* I *Hu Jiao* I *Hu Lu Ba* I *Ding Xiang* I *Wu Yao* I *Hu Tao Ren* I *Rou Dou Kou*

Yang-energie vormt de basis van qi. Yang-versterkende kruiden zijn daarom vaak heter en werken dieper dan qi-versterkende kruiden. Veel van deze kruiden worden in de keuken gebruikt, omdat ze de smaak van het eten verhogen en de spijsvertering vergemakkelijken. Als u aanleg hebt voor Kou of yang-deficiëntie kunt u ze regelmatig toevoegen aan uw voeding – vooral in de wintermaanden.

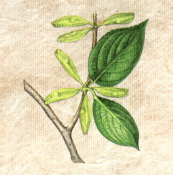

DU ZHONG
Eucommia ulmoides

Du Zhong is schors. Als het van de boom is afgeschild, lijkt het nogal op slangenhuid.

EIGENSCHAPPEN
Zoete smaak, geeft warme energie.

INVLOED OP KANALEN
Lever en Nieren.

WERKING
Versterkt de Lever en Nieren. Bij pijn en zwakte in de lendenen, zwakke knieën, veelvuldig urineren, impotentie en een dreigende miskraam.

DOSERING
6-12 g per dag.

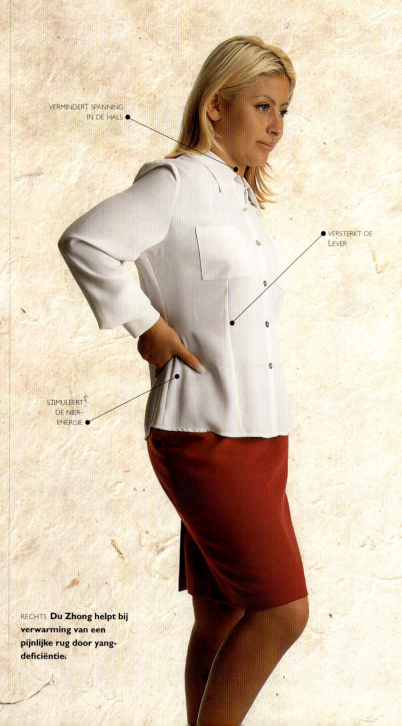

- VERMINDERT SPANNING IN DE HALS
- VERSTERKT DE LEVER
- STIMULEERT DE NIER-ENERGIE

RECHTS **Du Zhong** helpt bij verwarming van een pijnlijke rug door yang-deficiëntie.

NIET GEBRUIKEN Bij duidelijke yin-deficiëntie.

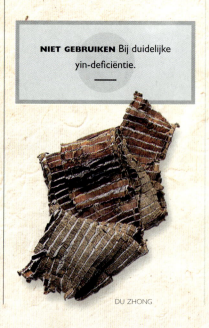

DU ZHONG

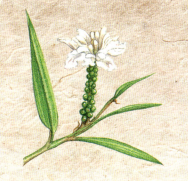

YI ZHI REN
Alpinia oxyphylla

Dit is een van de vele soorten kardemom die in de Chinese geneeskunde gebruikt worden en waarvan de werking betrekking heeft op de spijsvertering en de vochthuishouding. Breek de zaaddoos open en roerbak de zaden zachtjes voor u ze in een extract gebruikt. Dit verhoogt de verwarmende eigenschappen van het kruid.

EIGENSCHAPPEN
Scherp en verwarmend.

INVLOED OP KANALEN
Milt en Nieren.

WERKING
- Verwarmt de Nieren. Bij veelvuldig urineren, 's nachts urineren en zaadlozingen.
- Verwarmt de Milt. Bij diarree, misselijkheid en slechte eetlust.

DOSERING
3-9 g per dag.

NIET GEBRUIKEN Bij misselijkheid en diarree door Hitte.

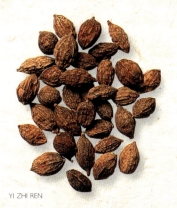

YI ZHI REN

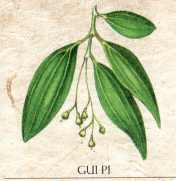

GUI PI
Cinnamomum cassia

Dit is kaneelschors. Rou Gui, Vietnamese kaneel, is kwalitatief het beste kruid, maar Gui Pi voldoet bij de meeste aandoeningen prima. U kunt het geplet of in poedervorm meekoken – alleen de laatste vijf minuten, omdat de oliën anders vervliegen.

EIGENSCHAPPEN
Scherp en verwarmend.

INVLOED OP KANALEN
Hart, Lever, Milt en Nieren.

WERKING
- Verwarmt de Milt en Maag. Bij digestieve pijn door Kou, of een slechte spijsvertering.
- Verwarmt de Nieren. Bij pijn in de lendenen en artritis door Kou.
- Verkwikt het Bloed. Bij menstruatiepijn.

DOSERING
3-6 g per dag.

NIET GEBRUIKEN Bij duidelijke yin-deficiëntie of Hitte.

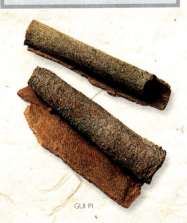

GUI PI

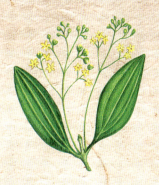

GUI ZHI
Cinnamomum cassia

Gui Zhi (kaneeltakje) lijkt wel wat op Gui Pi (de schors), maar wordt gebruikt voor de circulatie van qi en Bloed en om de poriën van de huid te openen. Het is niet zo kwetsbaar als de schors.

EIGENSCHAPPEN
Scherp, zoet, geeft warme energie.

INVLOED OP KANALEN
Hart, Long en Blaas.

WERKING
- Opent de poriën voor de productie van zweet. Bij verkoudheid, stijve nek en pijnlijke spieren.
- Zorgt voor circulatie van qi in de borstkas. Bij pijn in de borst en hartkloppingen.
- Verwarmt de bloedsomloop. Bij artritis en gewrichtspijn door Kou.
- Bevordert de bloedsomloop. Bij pijnlijke of verlate menstruaties.

DOSERING
3-10 g per dag.

NIET GEBRUIKEN Bij koorts of Hitte.

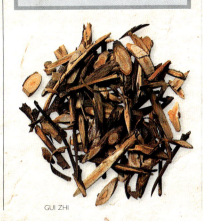

GUI ZHI

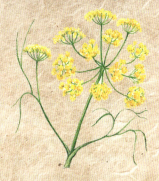
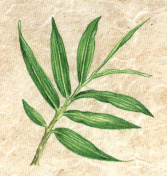
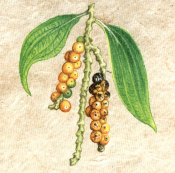

HUI XIANG
Foeniculum vulgare

Een soort venkelzaad dat net als vele kruiden zowel medicinale als culinaire toepassingen kent. Kijk wel of het kruid bij uw lichaamstype past.

EIGENSCHAPPEN
Scherp en verwarmend.

INVLOED OP KANALEN
Milt, Maag, Lever en Nieren.

WERKING
- Verdrijft Kou. Bij buikpijn en zwelling door Kou, menstruatiepijn, herniapijn en pijn in de testikels.
- Verwarmt de Milt en Maag. Bij slechte spijsvertering.

DOSERING
3-8 g per dag.

NIET GEBRUIKEN Bij yin-deficiëntie of Hitte.

SHENG JIANG
Zingiber officinale

Dit is verse gemberwortel, een van de smaken uit de oriënt die al heel lang bekend is. Van gedroogde gember kunt u de halve dosering gebruiken. Sheng Jiang is een goede remedie voor misselijkheid – in de vorm van thee.

EIGENSCHAPPEN
Scherp en verwarmend.

INVLOED OP KANALEN
Milt, Maag en Long.

WERKING
- Verwarmt de Milt en Maag. Bij misselijkheid en slechte spijsvertering.
- Opent de poriën voor de productie van transpiratievocht. Bij verkoudheid met hoest en neusvocht.
- Verjaagt Kou. Bij buikpijn door Kou.

DOSERING
3-10 g per dag.

NIET GEBRUIKEN Bij yin-deficiëntie of Hitte.

HU JIAO
Piper nigrum

Zwarte peper werd altijd al geroemd om zijn smaak en scherpheid. Een aromatische specerij, bijvoorbeeld zwarte peper, stookt het Vuur van de spijsvertering op. Zwarte peper is de onrijpe vrucht van de plant die verwerkt wordt tot witte peper. Kies peperkorrels voor medicinaal gebruik. Of gebruik fijngemalen peper, maar dan de halve dosering.

EIGENSCHAPPEN
Scherp en verwarmend.

INVLOED OP KANALEN
Maag, Milt en Dikke Darm.

WERKING
- Verwarmt de Milt en Maag, en verjaagt Kou. Bij misselijkheid, braken, diarree en buikpijn door Kou.

DOSERING
1-4 g per dag.

NIET GEBRUIKEN Bij yin-deficiëntie met Hitte.

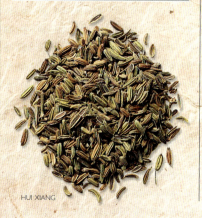
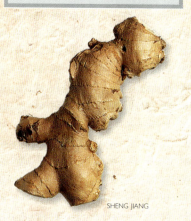
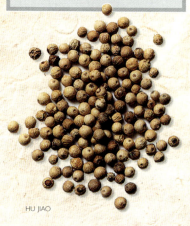

CHINESE KRUIDEN

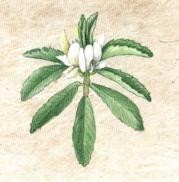

HU LU BA
Trigonella foenum-graecum

Hu Lu Ba of fenegriek verhoogt de smaak van het voedsel en verbetert de spijsvertering. Fenegriek wordt al duizenden jaren in het Oosten en in Europa gebruikt — als medicijn en in de keuken. De Egyptenaren gebruikten het ook bij het balsemen. De zaden zijn eventueel geschikt voor medicinaal gebruik.

EIGENSCHAPPEN
Scherp, vrij bitter, geeft warme energie.

INVLOED OP KANALEN
Nieren.

WERKING
🌿 Verwarmt de Nieren en verjaagt Kou. Bij pijn in de buik en testikels die verergert door Kou, herniapijn, pijn in de lendenen en oedeem in de benen.

DOSERING
3-9 g per dag.

NIET GEBRUIKEN Bij yin-deficiëntie met Hitte.

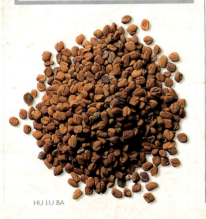

HU LU BA

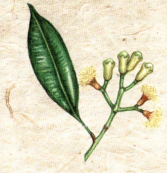

DING XIANG
Eugenia caryophyllata

Ding Xiang, of kruidnagels, worden traditioneel 's winters gebruikt om het lichaam te verwarmen.

EIGENSCHAPPEN
Scherp, geeft warme energie.

INVLOED OP KANALEN
Milt, Maag en Nieren.

WERKING
🌿 Verwarmt de Milt en Maag. Bij misselijkheid, braken en hikken door Kou.
🌿 Verwarmt de Nieren. Bij impotentie en pijn in de lendenen

DOSERING
1-3 g per dag.

NIET GEBRUIKEN Bij Hittesymptomen en yin-deficiëntie.

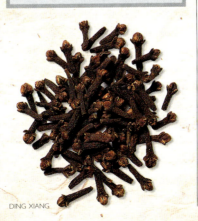

DING XIANG

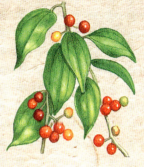

WU YAO
Lindera aggregata

Wu Yao is een nuttig kruid vanwege zijn verwarmende eigenschappen en omdat het de qi doet stromen.

EIGENSCHAPPEN
Scherp, geeft warme energie.

INVLOED OP KANALEN
Milt, Maag, Nieren en Blaas.

WERKING
🌿 Verwarmt de Nieren. Bij veelvuldig urineren of 's nachts urineren.
🌿 Verjaagt Kou. Bij menstruele pijn door Kou.
🌿 Verwarmt de Milt. Bij buikpijn en zwelling door blokkade en Kou-digestie.

DOSERING
3-12 g per dag.

NIET GEBRUIKEN Als er sprake is van 'vol-heet'.

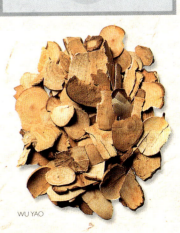

WU YAO

KRUIDEN EN HUN EIGENSCHAPPEN

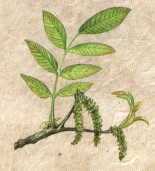

HU TAO REN
Juglans regia

Mensen die zwakke Longen of Nieren hebben en ook nog symptomen van Kou vertonen, zouden regelmatig walnoten moeten eten.

EIGENSCHAPPEN
Zoete smaak, geeft warme energie.

INVLOED OP KANALEN
Long, Nieren en Dikke Darm.

WERKING
❧ Versterkt de Nieren. Bij pijn in de lendenen, zwakke knieën en veelvuldig urineren.
❧ Stabiliseert de Longen. Bij hoest en piepende adem door Kou.
❧ Bevochtigt de Darmen. Bij constipatie door Droogte.

DOSERING
9-20 g per dag.

NIET GEBRUIKEN Bij slappe ontlasting of Heet Slijm.

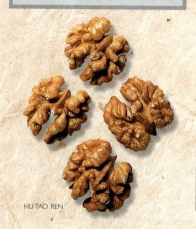

HU TAO REN

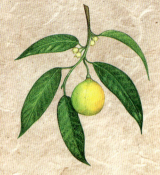

ROU DOU KOU
Semen myristica

Rou Dou Kou is de vertrouwde nootmuskaat. Nootmuskaat komt uit Indonesië. Alleen de vruchten van de plant worden gebruikt. Gebruik alleen de medicinale hoeveelheid: nootmuskaat kan giftig zijn – twee hele pitten kunnen al dodelijk zijn.

EIGENSCHAPPEN
Scherpe smaak, geeft warme energie.

INVLOED OP KANALEN
Milt, Maag en Dikke Darm.

WERKING
❧ Verwarmt de Milt. Bij chronische, slappe ontlasting en diarree in de vroege ochtend.
❧ Verwarmt de Maag. Bij misselijkheid en braken door Kou op de Maag en zwakte.

DOSERING
3-6 g per dag.

NIET GEBRUIKEN Bij plotselinge diarree door voedselvergiftiging (of reizen). Houd u aan de aangegeven dosering.

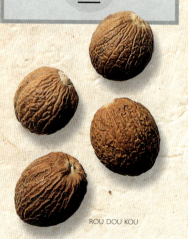

ROU DOU KOU

REMEDIE

SI SHEN WAN

Bu Gu Zi (Psoralea corylifolia) 9 g
Wu Zhu Yu (Evodia rutaecarpa) 6 g
Rou Dou Kou 6 g
Wu Wei Zi 6 g
Sheng Jiang 1 g
Da Zao 3 stuks

Deze traditionele remedie wordt gebruikt om de Nieren en Milt te verwarmen. Zwakheid in de Nieren en Milt uit zich vaak in diarree in de vroege ochtend – in China ook wel 'hanengekraai'-diarree genoemd. Degenen die er last van hebben, voelen zich moe en zwak, hebben het koud en hebben weinig eetlust, een bleke tong en een diepe, langzame hartslag. Jujube-dadels (Da Zao) worden in de Chinese kruidkunde vaak gebruikt om hun temperende en harmoniserende werking. Omdat de bereiding van deze tabletten tamelijk complex is, kunt u ze beter kant-en-klaar bij een Chinese apotheek kopen.
• Dosering: volg de instructies op de verpakking.

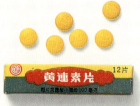

BOVEN **Patentremedies** zijn kant-en-klare klassieke recepten voor de genezing van algemene klachten.

CHINESE KRUIDEN

Kruiden die het Bloed voeden
Dang Gui | Shu Di Huang | He Shou Wu | Bai Shao Yao | Gou Qi Zi | Huo Ma Ren.

Bloed heeft veel belangrijke eigenschappen, zoals regeneratie van weefsels, bevochtiging van membranen en verkoeling van het lichaam. Ook de emoties worden grotendeels door de sterkte van het Bloed geregeld – verscheidene kruiden uit deze categorie hebben dan ook verzachtende eigenschappen. Ze kunnen gecombineerd worden met kruiden die de geest kalmeren, waardoor hun werking nog wordt versterkt. Kruiden voor het Bloed zijn vaak zwaar en plakkerig en soms slecht verteerbaar. Ze moeten dus niet te vaak gebruikt worden, zeker niet door mensen met aanleg voor diarree. Men beweert wel dat de conditie van het Bloed vooral belangrijk is voor de gezondheid van de vrouw. Als het Bloed in topconditie is, helpt dat problemen met menstruatie, zwangerschap en menopauze voorkomen.

KRUIDEN VOOR HET BLOED WORDEN MET KRUIDEN VOOR HET KALMEREN VAN DE GEEST GEBRUIKT

ONDER **Voor het behoud van een goede gezondheid en het in evenwicht houden van de emoties moet het Bloed in topconditie zijn.**

EEN GAVE HUID IS EEN TEKEN VAN GEZOND BLOED

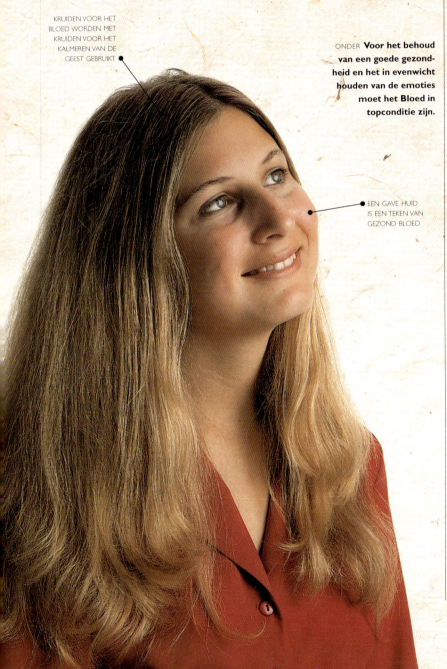

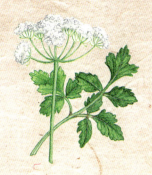

DANG GUI
Angelica sinensis

Engelwortel heeft heel belangrijke medicinale kwaliteiten. Het wordt wel 'Ginseng voor de vrouw' genoemd, vanwege zijn belangrijke rol bij het Bloedproces – voor vrouwen bijzonder relevant.

EIGENSCHAPPEN
Zoete en scherpe smaak, geeft warme energie.

INVLOED OP KANALEN
Lever, Hart en Milt.

WERKING
❦ Voedt het Bloed. Bij menstruele problemen en Bloeddeficiëntie.
❦ Versterkt het Bloed. Bij pijn door letsel, pijn in de borst en gewrichtspijn.
❦ Bevochtigt het Bloed. Bij constipatie door Droogte en droogheid van huid, haar of nagels.

DOSERING
3-12 g per dag.

NIET GEBRUIKEN Bij diarree.

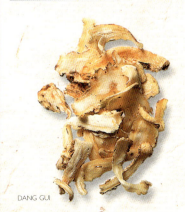

DANG GUI

KRUIDEN EN HUN EIGENSCHAPPEN

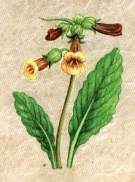 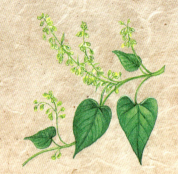 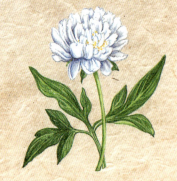

SHU DI HUANG
Rehmannia glutinosa

Dit is de bewerkte versie van het Chinese vingerhoedskruid, dat negen uur lang en negen keer gekookt heeft voordat u het koopt. Het ziet er uit als zwart leer en bij gebruik in een recept kleurt het water zwart.

EIGENSCHAPPEN
Zoete smaak, geeft warme energie.

INVLOED OP KANALEN
Hart, Lever en Nieren.

WERKING
- Voedt het Bloed. Bij duizeligheid door Bloeddeficiëntie, hartkloppingen en afwezigheid van menstruatie.
- Voedt de yin. Bij nachtelijk transpireren en opvliegers, droge huid, pijn in de lendenen, onvruchtbaarheid en impotentie.

DOSERING
9-20 g per dag.

NIET GEBRUIKEN Bij slappe ontlasting of slechte eetlust.

HE SHOU WU
Polygonum multiflorum

De naam van dit kruid betekent 'zwartbehaarde mijnheer Wu'. Grijzend haar kan een teken zijn van deficiëntie van het Bloed of lage Nierenergie.

EIGENSCHAPPEN
Zoete en bittere smaak, stelpende werking, geeft geringe warme energie.

INVLOED OP KANALEN
Lever en Nieren.

WERKING
- Geeft de Lever en Nieren nieuwe energie. Bij grijzend haar, droge huid, zwakke knieën en rug.
- Voedt het Bloed. Bij slapeloosheid, hartkloppingen en Bloeddeficiëntie.
- Bevochtigt. Bij constipatie door Droogte.

DOSERING
9-20 g per dag.

NIET GEBRUIKEN Bij hevige diarree.

BAI SHAO YAO
Paeonia lactiflora

Bai Shao Yao is een belangrijk versterkend kruid voor het Bloed en wordt vaak gecombineerd met Dang Gui, die de zure, verkoelende eigenschappen aanvult.

EIGENSCHAPPEN
Zure en bittere smaak, geeft koele energie.

INVLOED OP KANALEN
Lever en Milt.

WERKING
- Kalmeert de Lever. Bij hoofdpijn, duizeligheid, geïrriteerdheid en stemmingswisselingen.
- Voedt het Bloed. Bij menstruele problemen en zware bloedingen.
- Ontspant de spieren en pezen. Bij krampen en spasmen.

DOSERING
9-18 g per dag.

NIET GEBRUIKEN Bij acute buikpijn door Kou.

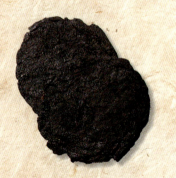
SHU DI HUANG

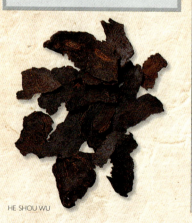
HE SHOU WU

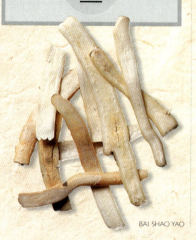
BAI SHAO YAO

CHINESE KRUIDEN

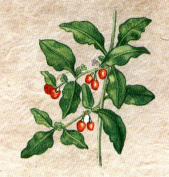

GOU QI ZI
Lycium barbarum

Dit kleine rode vruchtje wordt ook wel wolfsbes genoemd, vanwege de vermeende werking bij de verbetering van het gezichtsvermogen.

EIGENSCHAPPEN
Zoete smaak, geeft neutrale energie.

INVLOED OP KANALEN
Lever en Nieren.

WERKING
❧ Versterkt de Lever en Nieren. Bij impotentie, zwakke rug en knieën.
❧ Voedt het Bloed. Bij slecht gezichtsvermogen en duizeligheid.

DOSERING
6-15 g per dag.

NIET GEBRUIKEN Bij Milt-Damp die slappe ontlasting veroorzaakt.

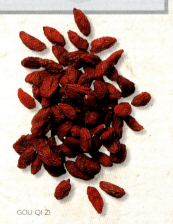

GOU QI ZI

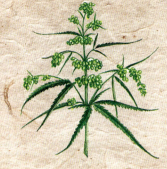

HUO MA REN
Cannabis sativa

Huo Ma Ren of hennepzaad, wordt al duizenden jaren vanwege zijn medicinale eigenschappen gebruikt. Het is niet psychoactief, omdat het zaad niet de chemische stof van het blad bezit die de euforie teweegbrengt. Het wordt vaak gecombineerd met Bai Zi Ren. Olie van hennepzaad kan uitwendig op zeer droge huid worden aangebracht om bij de bevochtiging te helpen.

EIGENSCHAPPEN
Zoete smaak, geeft neutrale energie.

INVLOED OP KANALEN
Milt, Maag en Dikke Darm.

WERKING
❧ Bevochtigt de Darmen. Bij droge constipatie, vooral bij ouderen.

DOSERING
9-15 g per dag.

NIET GEBRUIKEN Bij diarree.

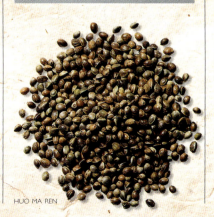

HUO MA REN

REMEDIE

MA ZI REN WAN
HENNEPZAADTABLETTEN

Huo Ma Ren 20 g
Bai Shao 10 g
Xing Ren (Prunus armenica) 6 g
Zhi Shi (Citrus aurantium) 6 g
Da Huang 6 g
Hou Po (Magnolia officinalis) 6 g

Deze tabletten zijn bij de Chinese kruidenapotheek verkrijgbaar als gepatenteerde remedie voor constipatie bij oudere en zwakke mensen en voor mensen die lijden aan regelmatig terugkerende constipatie en aambeien. Het mengsel is bedoeld om Droge Hitte —door gebrek aan vloeistoffen— in de Maag en Darmen op te lossen, vandaar zijn verkoelende en vochtinbrengende eigenschappen.
Mensen die lijden aan constipatie, hebben waarschijnlijk een droge tong met een geel laagje en een oppervlakkige, snelle hartslag.
• Niet gebruiken tijdens de zwangerschap.
• Dosering: volg de instructies op de verpakking.

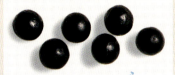

BOVEN **Pillen voor constipatie** zijn verkrijgbaar bij Chinese kruidenapotheken.

KRUIDEN EN HUN EIGENSCHAPPEN

Kruiden die de yin voeden

Mai Men Dong I *Yu Zhu* I *Xi Yang Shen* I *Bai He* I *Gou Qi Zi* (zie blz. 113)
Shu Di Huang (zie blz. 112).

Yin is de bron van Bloed. Yin-kruiden hebben een diepgaande werking op de organen die zorgen voor de productie van Bloed. De verkoelende werking van yin-kruiden is sterker dan die van Bloedkruiden, dus worden ze ook aangewend als er sprake is van 'leeg-heet' door yin-deficiëntie. U mag niet te veel van deze kruiden gebruiken, zeker niet als u gauw last hebt van diarree.

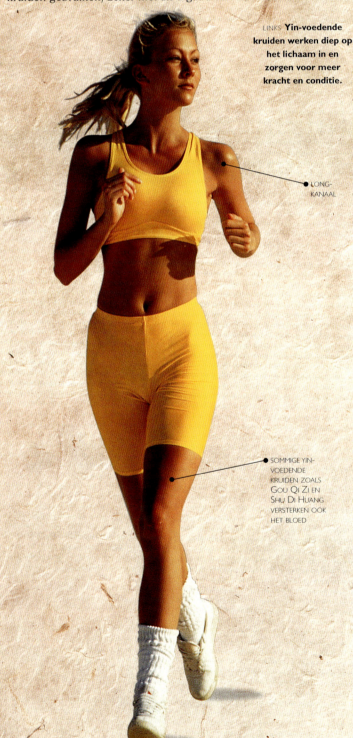

LINKS **Yin-voedende kruiden werken diep op het lichaam in en zorgen voor meer kracht en conditie.**

• LONG-KANAAL

• SOMMIGE YIN-VOEDENDE KRUIDEN ZOALS GOU QI ZI EN SHU DI HUANG VERSTERKEN OOK HET BLOED

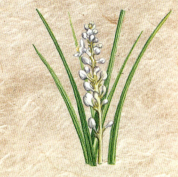

MAI MEN DONG
Ophiopogon japonicus

Dit kruid versterkt het Bloed en het lichaamsvocht. Test de kwaliteit van het kruid door het tussen uw vingers te buigen; het mag niet breken of vochtig aanvoelen.

EIGENSCHAPPEN
Zoete en licht bittere smaak, geeft koele energie.

INVLOED OP KANALEN
Hart, Longen en Maag.

WERKING
❧ Verrijkt de lichaamsvloeistoffen. Bij een droge keel, dorst en droge constipatie.
❧ Bevochtigt de Longen. Bij droge hoest.
❧ Voedt de Hitte. Bij slapeloosheid, hartkloppingen en angstgevoelens.

DOSERING
6-12 g per dag.

NIET GEBRUIKEN Bij slappe ontlasting door Miltdeficiëntie.

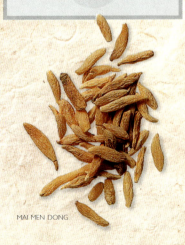

MAI MEN DONG

CHINESE KRUIDEN

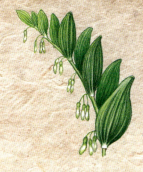

YU ZHU
Polygonatum odoratum

Yu Zhu lijkt veel op Mai Men Dong en kan in combinatie met Mai Men Dong worden gebruikt om het effect ervan te verhogen. Het heeft niet veel invloed op de Nieren.

EIGENSCHAPPEN
Zoete smaak, geeft koele energie.

INVLOED OP KANALEN
Longen en Maag.

WERKING
❧ Verrijkt de vloeistoffen van de Longen en Maag. Bij droge hoest, dorst en hongerig gevoel.

DOSERING
9-15 g per dag.

NIET GEBRUIKEN Bij een opgezet epigastrium.

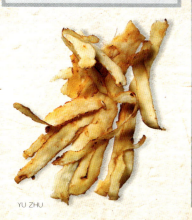

YU ZHU

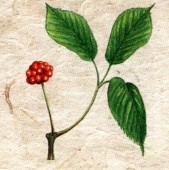

XI YANG SHEN
Panax quinquefolius

Xi Yang Shen is Amerikaanse Ginseng met eigenschappen die op de Chinese Ginseng (Ren Shen) lijken, maar die niet verwarmend zijn. Daarom werkt het nog sterker bij de verbetering van de yin en lichaamsvloeistoffen. Het is dan ook nog duurder dan Ren Shen.

EIGENSCHAPPEN
Zoete en licht bittere smaak, geeft koele energie.

INVLOED OP KANALEN
Hart, Longen en Nieren.

WERKING
❧ Voedt de yin en lost Hitte op. Bij nachtelijk transpireren of opvliegers in de middag.
❧ Bevochtigt de Longen. Bij chronische hoest door Longdeficiëntie.
❧ Werkt versterkend na ziekte.

DOSERING
3-6 g per dag.

NIET GEBRUIKEN Bij slechte spijsvertering.

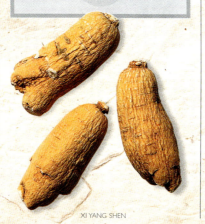

XI YANG SHEN

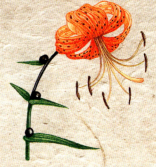

BAI HE
Lilium lancifolium

Bai He kan met andere kruiden gebruikt worden om de Longen te behandelen.

EIGENSCHAPPEN
Zoete smaak, geeft koele energie.

INVLOED OP KANALEN
Hart en Longen. Het heeft ook een kalmerende uitwerking op de emoties.

WERKING
❧ Voedt de Longen. Bij hoest door 'leeg-heet' en verborgen verdriet.
❧ Kalmeert het Hart. Verzacht de geest en neemt angstgevoelens weg.

DOSERING
9-15 g per dag.

NIET GEBRUIKEN Bij hoesten door Kou-Slijm.

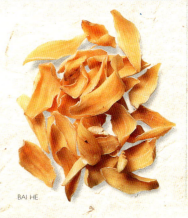

BAI HE

REMEDIE

YI WEI TANG

Sha Shen (Glennia littoralis) 6 g
Mai Men Dong 6 g
Sheng Di Huang 9 g
Yu Zhu (Polygonatum odoratum) 6 g
Bing Tang (kandij) naar smaak

Dit Maagversterkende extract (voor de bereiding zie blz. 100) kan worden gebruikt om de yin aan te vullen als de lichaamsvloeistoffen zijn uitgeput na koorts of griep, of bij een teveel aan Vuur in de Lever. Symptomen zijn: een droge mond, misselijkheid, buikpijn en droge, harde ontlasting. De tong is rood, droog en heeft een dun laagje; de hartslag is snel.
• Dosering: goed voor één dosis. Maximaal drie keer daags gebruiken.

PING WEI SAN

Cang Zhu 6 g
Huo Po (Magnolia officinalis) 6 g
Chen Pi 3 g
Gan Cao 3 g
Sheng Jiang 1 g
Da Zao 3 stuks

Dit neutraliserende poeder voor de Maag wordt gebruikt bij een teveel aan Damp in de Milt en Maag met alle bijbehorende symptomen van een opgezet gevoel, gebrek aan eetlust, misselijkheid, winderigheid, brandend maagzuur en diarree. Het mengsel verjaagt Damp en reguleert ook de circulatie van de Maag-qi. Het recept wordt vaak aangepast door andere kruiden toe te voegen om bepaalde symptomen af te zwakken. Shen Qu en Mai Ya, bijvoorbeeld, worden toegevoegd bij symptomen van indigestie.
• Dosering: goed voor één dosis. Maximaal drie keer daags gebruiken.

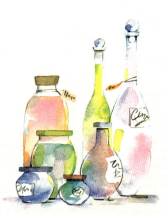

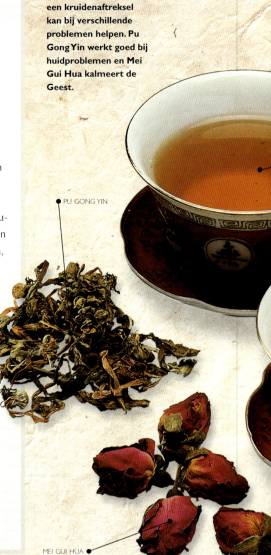

ONDER **Het drinken van een kruidenaftreksel kan bij verschillende problemen helpen. Pu Gong Yin werkt goed bij huidproblemen en Mei Gui Hua kalmeert de Geest.**

• PU GONG YIN

MEI GUI HUA

CHINESE KRUIDEN

Kruiden die de spijsvertering helpen
Chen Pi | Shan Zha | Mai Ya | Gu Ya | Shen Qu

Een verminderde werking van de spijsvertering die voedselovergevoeligheid of -intolerantie veroorzaakt, komt vaak voor. Voedselovergevoeligheid is een modern probleem en vervuiling en bestrijdingsmiddelen zijn twee van de 'hoofdverdachten'. De kruiden die hier genoemd worden, werken onder andere bij een opgezet gevoel, vermoeidheid na de maaltijd, misselijkheid, borrelende ingewanden, verminderde eetlust en slappe ontlasting.

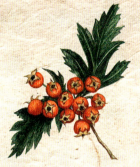

SHAN ZHA
Crataegus pinnatifida

De Chinese geneeskunde maakt gebruik van de digestieve eigenschappen van Shan Zha, terwijl de westerse kruidengeneeskunde het gebruikt om de bloedcirculatie te verhogen en de bloeddruk te verlagen. De bloeddrukverlagende werking komt doordat het kruid vetlagen kan reduceren.

CHEN PI
Citrus reticulata

Chen Pi is een bijzonder soort manadarijnschil. Hoewel men beweert dat het vruchtvlees Slijm veroorzaakt en de spijsvertering irriteert, zou de schil een heilzame werking hebben. Chen Pi verhoogt de werking van andere Slijmoplossende kruiden.

EIGENSCHAPPEN
Scherp en bitter van smaak, geeft een warme energie.

INVLOED OP KANALEN
Longen en Milt.

WERKING
- Reguleert de spijsvertering. Bij een opgezet gevoel, hikken, misselijkheid en braken.
- Lost Slijm op. Bij hoest met veel slijmvocht.

DOSERING
3-9 g per dag.

EIGENSCHAPPEN
Zuurzoete smaak, geeft geringe warme energie.

INVLOED OP KANALEN
Milt, Maag en Lever.

WERKING
- Helpt bij de spijsvertering. Bij een opgezet gevoel en indigestie door vet voedsel.
- Reguleert het Bloed. Helpt bij vermindering van Slijm en Damp in het Bloed.

DOSERING
10-15 g per dag.

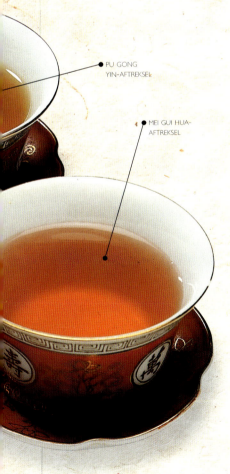

PU GONG YIN-AFTREKSEL

MEI GUI HUA-AFTREKSEL

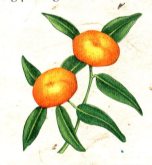

NIET GEBRUIKEN Bij droge hoest of bloederig speeksel.

NIET GEBRUIKEN Tenzij er symptomen van indigestie en een opgezet gevoel zijn.

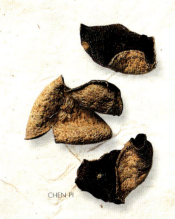

CHEN PI

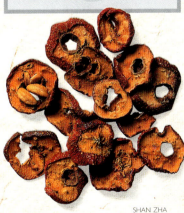

SHAN ZHA

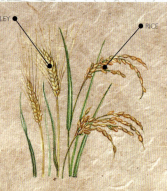

MAI YA   GU YA
Hordeum vulgare   *Oryza sativa*

Deze twee kruiden zijn de ontkiemde granen van respectievelijk gerst en rijst. Deze twee planten vergemakkelijken de spijsvertering. Het verschil is echter dat wanneer de plant uitloopt, de energie dynamischer wordt. De kruiden kunnen los van elkaar gebruikt worden, maar in de praktijk worden ze vaak samen toegepast.

EIGENSCHAPPEN
Zoete smaak, geeft neutrale energie.

INVLOED OP KANALEN
Milt en Maag.

WERKING
Verbetert de spijsvertering. Bij een opgeblazen gevoel, indigestie en slechte eetlust, veroorzaakt door het eten van granen en graanproducten.

DOSERING
10-15 g per dag.

NIET GEBRUIKEN Bij borstvoeding – Mai Ya belemmert lactatie.

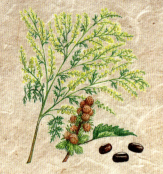

SHEN QU
Massa fermantata medicinalis

Dit is eigenlijk een biscuitachtige substantie, gemaakt van een mengsel van zes of zeven gefermenteerde kruiden. Het precieze recept varieert – afhankelijk van de regio en familietraditie.

EIGENSCHAPPEN
Bittere, scherpe smaak, geeft warme energie.

INVLOED OP KANALEN
Milt en Maag.

WERKING
Harmoniseert de spijsvertering. Verbetert slechte eetlust. Helpt bij een opgezet gevoel, borrelende ingewanden en diarree.

DOSERING
5-15 g per dag.

NIET GEBRUIKEN Tijdens zwangerschap of bij Hitte in de Maag.

REMEDIE

LING GUI ZHU GAN TANG

Fu Ling   9 g
Gui Zhi   6 g
Bai Zhu   6 g
Gan Cao   3 g

Dit mengsel van vier belangrijke kruiden wordt als verwarmend extract gebruikt om Slijmstagnatie op te lossen. Ook versterkt het de Milt, waardoor Damp wordt verdreven. Het wordt meestal gebruikt wanneer er sprake is van Damp en Slijm door een deficiëntie van de Milt- en Maag-yang. Dit veroorzaakt symptomen van duizeligheid, hartkloppingen en kortademigheid. De tong heeft meestal een glad, wit laagje en de hartslag is gewoonlijk glad of nauw. Als er ook sprake is van misselijkheid en braken, voegt u Chen Pi en Ban Xia aan het mengsel toe om de oprijzende qi te bestrijden.

• Dosering: goed voor één dosis. Maximaal drie keer daags gebruiken.

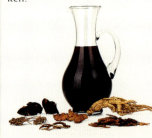

BOVEN **Een aftreksel wordt ook wel 'tang' genoemd – het Chinese woord voor soep.**

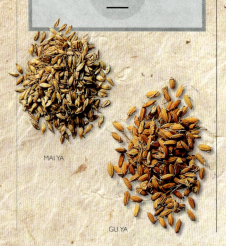

MAI YA

GU YA

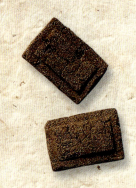

SHEN QU

CHINESE KRUIDEN

Kruiden die Damp en Slijm verdrijven

Yi Yi Ren | Fu Ling | Sha Ren | Huo Xiang | Cang Zhu | Ze Xie | Chi Xiao Dou | Bei Mu | Xing Ren | Bai Jie Zi | Jie Geng | Kun Bu | Hai Zao.

Damp en Slijm zijn verdikkingen van het normale lichaamsvocht. Damp treft het middelste en onderste deel van het lichaam, zoals de spijsverteringskanalen, Blaas en Nieren, terwijl men Slijm meer aantreft in hoofd en borst. Maar alles wat zorgt voor minder Damp in het midden van het lichaam, doet dat ook bij Damp en Slijm boven- of onderin het lichaam.

KRUIDEN VOOR DAMP

Damp ziet eruit als troebel vocht. Het is zwaar en heeft de neiging naar beneden te zakken. Damp belemmert het lichaam normaal te functioneren en laat het dichtslibben. Ook kan het de normale qi-stroming belemmeren, met als gevolg gebrek aan energie in ledematen of hoofd. Al aanwezige Kou of Hitte in het lichaam is van invloed op Damp en gaat er vaak mee gepaard.

KRUIDEN VOOR SLIJM

Slijm is een fase verder dan Damp en blokkeert het lichaam in plaats van het te belemmeren. Slijm kan knobbels veroorzaken – onder de huid of in de organen. Het is lastiger om er vanaf te komen dan van Damp en gaat vaak gepaard met Hitte en Kou.

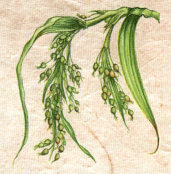

YI YI REN
Coix lacryma-jobi

Yi Yi Ren is Chinese gerst, in plaats daarvan kunt u ook parelgerst gebruiken. Bij aanleg voor Damp kan gerst aan het eten worden toegevoegd. Yi Yi Ren kunt u licht (roer)bakken vóór het koken om de werking op de spijsvertering te verhogen.

EIGENSCHAPPEN
Zoet tot flauw, geeft koele energie.

INVLOED OP KANALEN
Milt, Maag, Longen en Dikke Darm.

WERKING
- Verwijdert een teveel aan vocht uit het lichaam. Bij moeilijk urineren en oedeem.
- Droogt de Milt. Bij diarree of slappe ontlasting door Damp in de Milt.

DOSERING
9-20 g per dag.

NIET GEBRUIKEN Tijdens de zwangerschap.

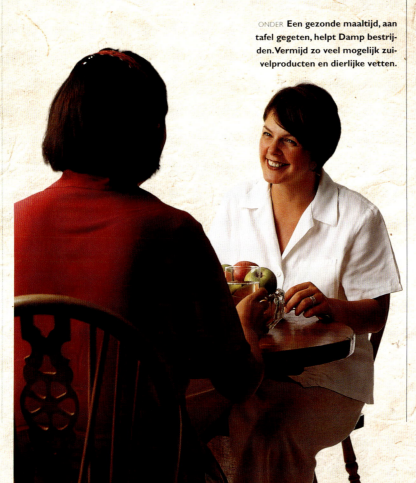

ONDER Een gezonde maaltijd, aan tafel gegeten, helpt Damp bestrijden. Vermijd zo veel mogelijk zuivelproducten en dierlijke vetten.

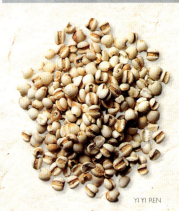

YI YI REN

KRUIDEN EN HUN EIGENSCHAPPEN

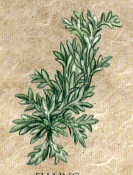 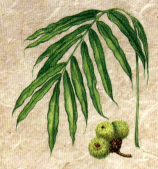 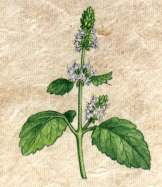

FU LING
Poria coeos

Dit nogal vreemde kruid is een soort schimmel die rondom de wortels van een bepaalde boom groeit.

EIGENSCHAPPEN
Zoete of flauwe smaak, geeft neutrale energie.

INVLOED OP KANALEN
Milt, Longen en Blaas.

WERKING
☙ Reguleert de vochthuishouding en verwijdert Damp. Bij oedeem, moeilijk urineren en een opgeblazen gevoel
☙ Helpt de Milt. Bij diarree door Miltdamp.

DOSERING
6-18 g per dag.

NIET GEBRUIKEN Bij veelvuldig urineren.

SHA REN
Amomum villosum

Sha Ren is een soort kardemom. Het ontleent zijn werking aan de vluchtige oliën in de zaadjes. Plet de zaaddozen vóór gebruik. Sha Ren zou ook de foetus 'kalmeren', dus is het een prima kruid bij ochtendziekte of als er een voorgeschiedenis van miskramen is.

EIGENSCHAPPEN
Scherpe smaak, geeft warme energie.

INVLOED OP KANALEN
Milt, Maag en Nieren.

WERKING
☙ Lost Damp op. Bij misselijkheid, lichte indigestie, opgezette buik en een slechte eetlust.
☙ Verwarmt de Milt en Maag. Bij diarree door Miltdeficiëntie en Kou.

DOSERING
2-6 g per dag.

NIET GEBRUIKEN Bij Hitte in de Maag.

HUO XIANG
Agastache seu pogostemon

Huo Xiang is de patchoeliplant die door parfumeurs zeer gewaardeerd wordt om zijn geurige kwaliteiten. De prikkelende eigenschappen van het kruid activeren de Milt en lossen zo Damp op. Laat het niet langer dan tien tot vijftien minuten meekoken, anders verliezen de oliën hun werking.

EIGENSCHAPPEN
Scherpe smaak, geeft tamelijk warme energie.

INVLOED OP KANALEN
Longen, Milt en Maag.

WERKING
☙ Bij Damp die de Milt en Maag belemmert en daarom misselijkheid, braken, ochtendziekte, zwelling en opgezetheid, een benauwd gevoel in de borst en verminderde eetlust veroorzaakt.

DOSERING
3-10 g per dag.

NIET GEBRUIKEN Bij Hitte in de Maag.

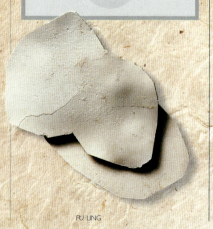

FU LING

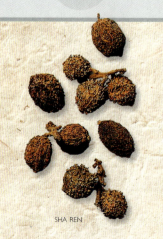

SHA REN

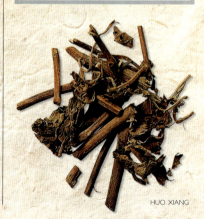

HUO XIANG

CHINESE KRUIDEN

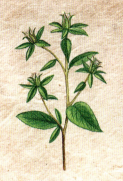

CANG ZHU
Atractylodes lancea

Dit kruid behoort tot hetzelfde soort als Bai Zhu (zie blz. 104). Cang Zhu is de 'grijze' en Bai Zhu de 'witte'. Cang Zhu heeft vooral drogende kwaliteiten en heeft niet zo'n versterkende werking als Bai Zhu. Als Damp de Milt belemmert, kunnen ze goed samen gebruikt worden.

EIGENSCHAPPEN
Scherpe, bittere smaak, geeft tamelijk warme energie.

INVLOED OP KANALEN
Milt en Maag.

WERKING
❦ Lost Damp in de Milt op. Bij diarree, misselijkheid, opgezette buik, slechte eetlust en stijve gewrichten door Damp.

DOSERING
3-10 g per dag.

NIET GEBRUIKEN Tenzij er aanwijzingen zijn voor Damp.

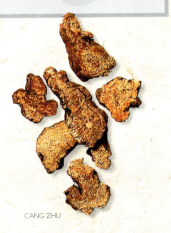
CANG ZHU

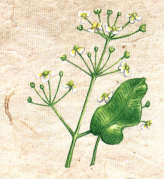

ZE XIE
Alisma orientalis

Ze Xie is een soort weegbree. De heilzame werking betreft voornamelijk de urinewegen.

EIGENSCHAPPEN
Zoete of flauwe smaak, geeft koude energie.

INVLOED OP KANALEN
Blaas.

WERKING
❦ Bevordert urineren. Bij troebele urine, moeilijkheden bij urineren, vasthouden van urine en oedeem.
❦ Lost Hitte van de Blaas op. Bij een brandend gevoel tijdens urineren, donkere urine en een geïrriteerde blaas.

DOSERING
3-12 g per dag.

NIET GEBRUIKEN Bij Kou- of yang-deficiëntie van de Nieren, tenzij gebruikt met kruiden die de yang versterken.

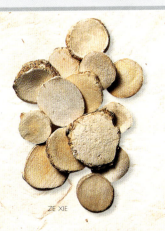
ZE XIE

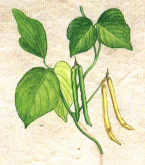

CHI XIAO DOU
Phaseolus calcaratus

Chi Xiao Dou, of aduki-boon, is een kleine rode boon die een populair ingrediënt is in veel recepten. Hier wordt hij gebruikt voor zijn urineafdrijvende werking. Mensen met aanleg voor oedeem als gevolg van Hitte kunnen de boon aan hun eten toevoegen.

EIGENSCHAPPEN
Zoetzure smaak, geeft neutrale energie.

INVLOED OP KANALEN
❦ Milt, Hart en Dunne Darm.

WERKING
❦ Bevordert urineren. Bij oedeem, een opgezette buik en urineproblemen.
❦ Lost Hitte op en ontgift. Bij zwellingen, geelzucht en vochtafscheidende huidstoornissen.

DOSERING
9-20 g per dag.

NIET GEBRUIKEN Tenzij er symptomen van Damp en Hitte zijn.

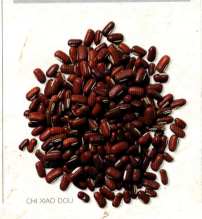
CHI XIAO DOU

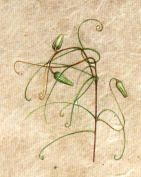 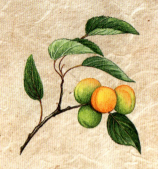 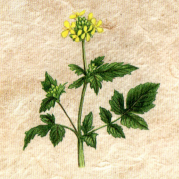

BEI MU
Fritillaria cirrhoza

Er zijn twee soorten Bei Mu: Chuan (klein) en Zhe (groot). De werking lijkt op elkaar, maar Chuan Bei Mu is effectiever. Dit is een belangrijk kruid voor Hitte-Slijm in de Longen en voor knobbeltjes en gezwellen.

EIGENSCHAPPEN
Bittere, zoete smaak, geeft koude of koele energie.

INVLOED OP KANALEN
Longen en Hart.

WERKING
❧ Lost Hitte-Slijm uit de Longen op. Bij hoest met vastzittende catarre met eventueel bloed erin, benauwdheid of kortademigheid en hoest met dik, geelgroen slijm.
❧ Lost knobbeltjes op. Bij zwellingen en abcessen in de Longen, nek of borsten.

DOSERING
3-9 g per dag.

NIET GEBRUIKEN Bij hoest door Kou-Slijm.

XING REN
Prunus armenica

Xing Ren is de pit van de abrikoos. De smaak is hetzelfde als die van amandel, maar iets bitterder. U mag er niet te veel van eten.

EIGENSCHAPPEN
Bittere smaak, geeft tamelijk warme energie.

INVLOED OP KANALEN
Longen en Dikke Darm.

WERKING
❧ Stopt hoest en piepende adem. Bij een droge hoest – kan ook met andere kruiden gecombineerd worden, zodat Slijm wordt opgehoest.
❧ Bevochtigt de Darmen. Bij droge constipatie.

DOSERING
3-9 g per dag.

NIET GEBRUIKEN Bij kinderen of in geval van diarree. Houd u aan de aangegeven dosering.

BAI JIE ZI
Sinapsis alba

Bai Jie Zi, of wit mosterdzaad, lijkt wel op mierikswortel. Als u er ooit te veel van hebt gegeten, weet u hoe goed het de neus kan zuiveren!

EIGENSCHAPPEN
Scherpe smaak, geeft warme energie.

INVLOED OP KANALEN
Longen en Maag.

WERKING
❧ Verwarmt de Longen en lost Slijm op. Bij hoest die met veel wit slijm gepaard gaat.

DOSERING
3-9 g per dag.

NIET GEBRUIKEN Bij misselijkheid of Hitte.

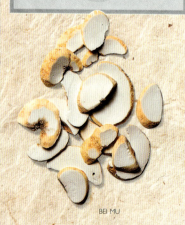

BEI MU

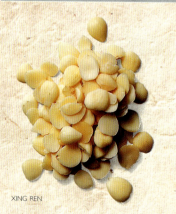

XING REN

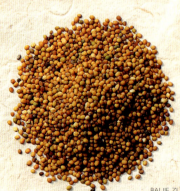

BAI JIE ZI

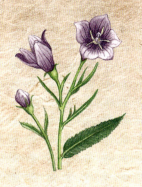 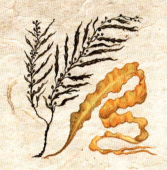 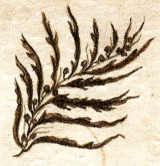

JIE GENG
Platycodon grandiflorum

Een belangrijk kruid voor het wegnemen van Slijm in het bovenlijf – kan voor Heet en Koud Slijm worden gebruikt, afhankelijk van de combinatie met andere kruiden. Jie Geng versterkt ook de Longen.

EIGENSCHAPPEN
Scherpe, bittere smaak, geeft neutrale energie.

INVLOED OP KANALEN
Longen.

WERKING
- Helpt de Longen. Bij hoest met geel of wit slijm.
- Is goed voor de keel. Verlicht plotseling pijnlijke of ontstoken keel.

DOSERING
3-9 g per dag.

NIET GEBRUIKEN
Geen contra-indicaties bekend.

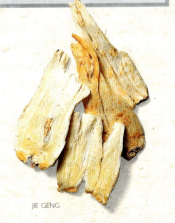

KUN BU
Laminaria japonica

Kun Bu is kelp. In de westerse kruidentraditie wordt kelp van oudsher toegepast bij een te langzaam werkende schildklier. Ook helpt het de stofwisseling verhogen. Net als sargassum wordt het op grote schaal gebruikt bij de behandeling van krop en gezwellen in de hals, veroorzaakt door Slijm.

EIGENSCHAPPEN
Zoute smaak, geeft koude energie.

INVLOED OP KANALEN
Milt, Maag en Nieren.

WERKING
- Vermindert zwellingen – vooral van nut bij oedeem in de benen.
- Verzacht en lost Slijmknobbels en -zwellingen in de hals op.

DOSERING
3-9 g per dag.

NIET GEBRUIKEN Bij Milt- en/of Maagdeficiëntie of Kou.

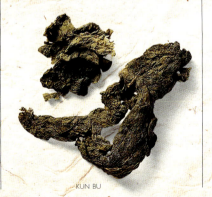

HAI ZAO
Sargassum pallidum

Er zijn twee soorten zeewier, kelp en sargassum. Hun werking lijkt op elkaar en ze worden dan ook vaak samen gebruikt. Hai Zao kan in gedroogde vorm gekocht worden. U kunt het kruid tot poeder vermalen en in plaats van zout gebruiken – het werkt echt bloeddrukverlagend.

EIGENSCHAPPEN
Zoute smaak en koude energie.

INVLOED OP KANALEN
Milt, Maag en Nieren.

WERKING
- Vermindert Slijmknobbels. Voor zwellingen en obstructies in de hals of borst.
- Komt de Nieren ten goede. Bevordert urineren, vermindert oedeem.

DOSERING
9-15 g per dag.

NIET GEBRUIKEN Bij Milt- en/of Maagdeficiëntie of Kou.

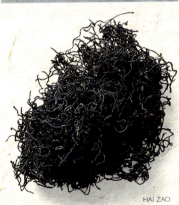

Kruiden die vochtafdrijvend zijn

Wu Wei Zi | Shan Zhu Yu | Wu Mei | Lian Zi | Fu Pen Zi

De Chinese geneeskunde houdt er wat betreft de vochtafdrijvende werking een interessante opvatting op na. Als lichaamsvocht weglekt waar het dat niet hoort te doen, komt dat omdat het niet wordt tegengehouden door het daartoe geëigende orgaan. Bijvoorbeeld diarree of vaginale afscheiding (verantwoordelijkheid van de Milt), urine of sperma (de Nieren en Blaas) en transpiratievocht (het Hart of de Longen). Een recept met een of meer vochtafdrijvende kruiden zorgt voor het tegengaan hiervan. De kruiden hebben een overwegend zure smaak.

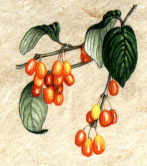

SHAN ZHU YU
Cornus officinalis

Dit kleine vruchtje versterkt specifiek de Lever en Nieren.

EIGENSCHAPPEN
Zure smaak, geeft warme energie.

INVLOED OP KANALEN
Lever en Nieren.

WERKING
- Helpt de Lever en de Nieressence (Nier Jing). Bij pijnlijke knieën en rug, duizeligheid, impotentie, veelvuldig urineren, zaadlozingen en spontaan transpireren.

DOSERING
6-12 g per dag.

WU WEI ZI
Schisandra chinensis

De naam van deze vrucht betekent: 'zaad met de vijf smaken', omdat het geacht wordt alle vijf smaken te bevatten (zie blz. 37)– hoewel het overwegend zuur smaakt. Hierdoor heeft Wu Wei Zi enig effect op alle yin-organen en werkt het ook versterkend.

EIGENSCHAPPEN
Zure smaak, geeft warme energie.

INVLOED OP KANALEN
Longen, Hart, Nieren en Lever.

WERKING
- Houdt de Long-qi onder controle. Bij chronische hoest.
- Versterkt de Nieren. Bij zaadlozingen, incontinentie.
- Houdt transpiratie onder controle. Bij nachtelijk transpireren, spontane transpiratie.
- Kalmeert het hart en de geest. Bij geïrriteerdheid, slapeloosheid en hartkloppingen.
- Beschermt de Lever. Bij allergieën.
- Versterkt het lichaam.

DOSERING
3-9 g per dag.

NIET GEBRUIKEN Bij verkoudheid, griep of een virus.

NIET GEBRUIKEN Bij urineproblemen.

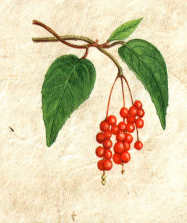

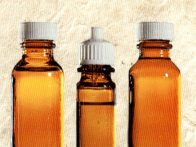

BOVEN **Adstringerende middelen** –hier in tinctuurvorm– helpen om wegvloeien van vocht te voorkomen.

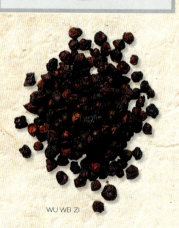

WU WEI ZI

SHAN ZHU YU

CHINESE KRUIDEN

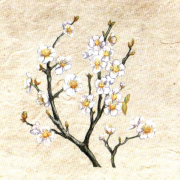

WU MEI
Prunus mume

Dit is een onrijpe pruim. Naast de vochtafdrijvende werking doodt dit kruid bepaalde darmparasieten.

EIGENSCHAPPEN
Zure smaak, geeft warme energie.

INVLOED OP KANALEN
Lever, Longen, Milt en Dikke Darm.

WERKING
- Houdt de Longen onder controle. Bij chronische hoest.
- Houdt de Milt onder controle. Bij chronische diarree.
- Zorgt voor stabiliteit van het lichaamsvocht. Lest de dorst die het gevolg is van 'leeg-heet'.
- Doodt darmparasieten zoals rond- en mijnworm.

DOSERING
3-9 g per dag.

NIET GEBRUIKEN Bij verkoudheid, griep of een virus.

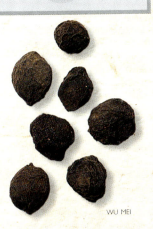
WU MEI

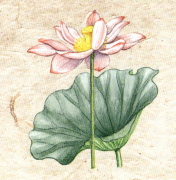

LIAN ZI
Nelumbo nucifera

Lian Zi komt van de lotus, waarvan vijf verschillende delen medicinale substanties produceren. Lian Zi is het zaad. Om de werking van de Milt te verhogen, kunt u het lichtjes (roer)bakken vóór het afkoken.

EIGENSCHAPPEN
Zoete, adstringerende smaak, geeft neutrale energie.

INVLOED OP KANALEN
Hart, Milt en Nieren.

WERKING
- Versterkt de Milt. Bij chronische diarree en slechte eetlust.
- Stabiliseert de Nieren. Helpt voortijdige zaadlozing en vaginale afscheiding voorkomen.
- Kalmeert het Hart en de geest. Bij slapeloosheid, dromen en hartkloppingen.

DOSERING
9-18 g per dag.

NIET GEBRUIKEN Bij constipatie.

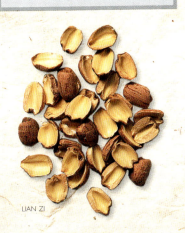
LIAN ZI

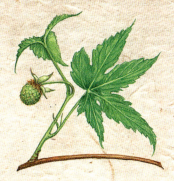

FU PEN ZI
Rubus chingii

Fu Pen Zi, framboos, is een heerlijke vrucht met een kenmerkende scherpe smaak.

EIGENSCHAPPEN
Zoetzure smaak, geeft enigszins warme energie.

INVLOED OP KANALEN
Lever en Nieren.

WERKING
- Versterkt de Nieren. Bij veelvuldig urineren, 's nachts urineren, zaadlozingen, impotentie en onvruchtbaarheid.
- Versterkt de Lever. Helpt bij slecht gezichtsvermogen.

DOSERING
9-15 g per dag.

NIET GEBRUIKEN Bij vasthouden van urine.

FU PEN ZI

KRUIDEN EN HUN EIGENSCHAPPEN

Kruiden die Hitte wegnemen en ontgiften

Jin Yin Hua I Lian Qiao I Ju Hua I Pu Gong Ying I Cang Er Zi I Huang Qin I Huang Lian I Huang Bai I Mu Dan Pi.

Dit gedeelte is een combinatie van enkele aparte werkterreinen in de Chinese geneeskunde en behandelt kruiden die worden gebruikt bij de behandeling van Hitte, Damp-Hitte, Bloed-Hitte en toxiciteit. Reinigen en zuiveren is hun algemene werking. Symptomen van toxiciteit in het lichaam zijn huidziekten, zoals jeuk, roodheid, puistjes en etterende infecties. De hiergenoemde kruiden hebben vaak een bittere smaak. De theorie van de vijf elementen en de vijf smaken leerde ons al dat de bittere smaak bij Vuur hoort en dat het Hart verantwoordelijk is voor onze teint.

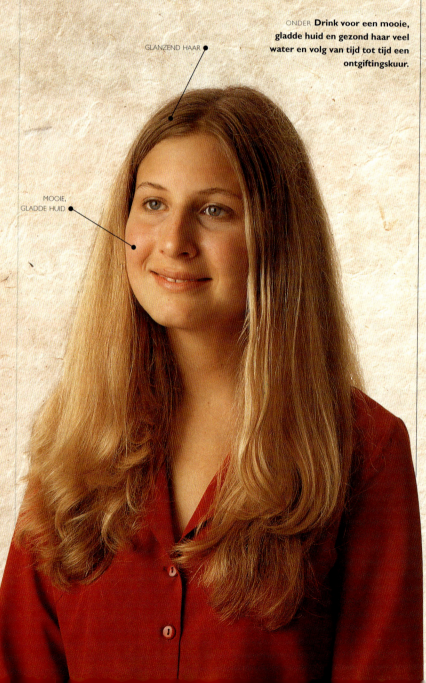

ONDER **Drink voor een mooie, gladde huid en gezond haar veel water en volg van tijd tot tijd een ontgiftingskuur.**

GLANZEND HAAR

MOOIE, GLADDE HUID

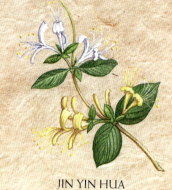

JIN YIN HUA
Lonicera japonica

Kamperfoelie staat bekend om zijn zoete nectar en is een van de weinige kruiden in dit onderdeel die niet een uitgesproken bittere smaak heeft.

EIGENSCHAPPEN
Zoete smaak, geeft koude energie.

INVLOED OP KANALEN
Longen, Maag en Dikke Darm.

WERKING
🌿 Neemt Hitte weg en zuivert het lichaam van gifstoffen. Bij borst- of voorhoofdsholteontsteking, pijnlijke keel, koorts en dorst.
🌿 Zuivert het lichaam van gifstoffen. Bij (steen)puisten.

DOSERING
6-15 g per dag.

NIET GEBRUIKEN Bij zwakte of een gevoel van Kou.

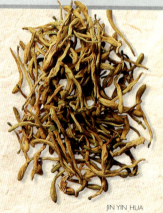

JIN YIN HUA

CHINESE KRUIDEN

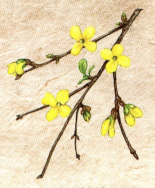

LIAN QIAO
Forsythia suspensa

Lian Qiao is de forsythiabloem, die een zuiverende werking heeft. Het kruid wordt vaak gecombineerd met Jin Yin Hua voor gebruik in het eerste stadium van luchtweginfectie.

EIGENSCHAPPEN
Bittere smaak, geeft koele energie.

INVLOED OP KANALEN
Longen, Hart en Galblaas.

WERKING
❦ Neemt Hitte en gifstoffen weg. Bij borst- en holteontstekingen, zere keel, koorts en dorst.
❦ Zuivert het lichaam van gifstoffen. Bij (steen)puisten.

DOSERING
6-15 g per dag.

NIET GEBRUIKEN Bij diarree, zwakte of gevoel van Kou.

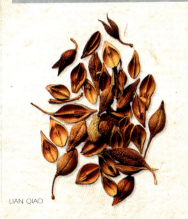

LIAN QIAO

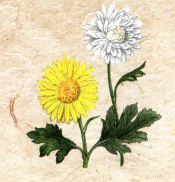

JU HUA
Chrysanthemum morifolium

Ju Hua is een chrysant. Er zijn verschillende typen chrysanten, maar ze kunnen onder een noemer worden geplaatst. Ju Hua kan apart worden gebruikt in een aftreksel voor rode en jeukende ogen. Het is een scherp kruid dat niet te lang moet koken, anders verliest het zijn kracht.

EIGENSCHAPPEN
Scherpe, zoete en bittere smaak, geeft koele energie.

INVLOED OP KANALEN
Longen en Lever.

WERKING
❦ Lost Hitte op. Bij verkoudheid met koorts, hoofdpijn, rode ogen.
❦ Kalmeert de Lever. Bij hoofdpijn (slapen), droge, rode of jeukende ogen.

DOSERING
9-12 g per dag.

NIET GEBRUIKEN Bij hevige diarree.

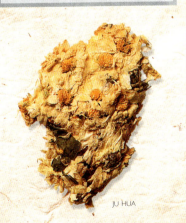

JU HUA

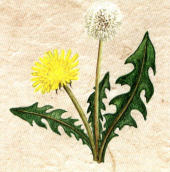

PU GONG YING
Taraxacum mongolicum

Pu Gong Ying is de paardebloem. Hij wordt al duizenden jaren in de meeste kruidentradities gebruikt. In de Chinese geneeskunde worden alleen de bovengrondse delen gebruikt voor remedies, niet de wortel. Pu Gong Ying heeft een speciale affiniteit met de borsten.

EIGENSCHAPPEN
Zoete en bittere smaak, geeft koude energie.

INVLOED OP KANALEN
Lever en Maag.

WERKING
❦ Lost Hitte en gifstoffen op. Bij steenpuisten, nat eczeem en mastitis.
❦ Lost Damp-Hitte in de Lever op. Bij gezwollen, rode ogen en geelzucht.

DOSERING
10-20 g per dag.

NIET GEBRUIKEN Tenzij er symptomen van Hitte en Damp zijn.

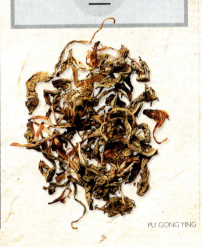

PU GONG YING

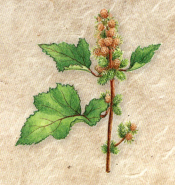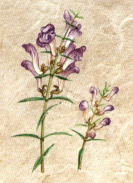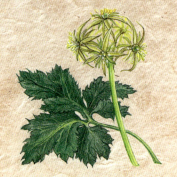

CANG ER ZI
Xanthium sibiricum

Dit kruid heeft een bepaalde affiniteit met de neus. Vanwege zijn bijzondere eigenschappen moet Cang Er Zi altijd minstens dertig minuten koken vóór consumptie.

EIGENSCHAPPEN
Scherp en bitter, geeft warme energie.

INVLOED OP KANALEN
Longen.

WERKING
• Opent de neus. Bij voorhoofdsholteontsteking en allergische neuscatarre met dik neusvocht en daarbijhorende hoofdpijn.

DOSERING
3-10 g per dag.

HUANG QIN
Scutellaria baicalensis

Dit is een van de drie 'gelen' ('huang' betekent geel). Huang Qin is werkzaam op het bovenlichaam, de borst, de Longen en het Hart. Ook kalmeert het 'de baby in de schoot', bij angst voor een vroeggeboorte.

EIGENSCHAPPEN
Bittere smaak, geeft koude energie.

INVLOED OP KANALEN
Longen, Hart, Maag en Galblaas.

WERKING
• Lost Damp en Hitte in de Longen op. Bij dik, geel slijm.
• Bij geelzucht, urineweginfecties, diarree door toxiciteit.
• Kalmeert een baby in de baarmoeder.

DOSERING
3-15 g per dag.

HUANG LIAN
Coptis chinensis

De tweede van de drie 'gelen'. Het werkt voornamelijk op de organen middenin het lichaam. Het Europese kruid Hydrastis kan er voor in de plaats gebruikt worden.

EIGENSCHAPPEN
Bittere smaak, geeft koude energie.

INVLOED OP KANALEN
Hart, Lever, Maag en Dikke Darm.

WERKING
• Lost Hitte en Damp in de Maag en Darmen op. Bij indigestie, maagzuur en diarree door Hitte en Damp.
• Zuivert het lichaam van giftige stoffen. Bij rode, ontstoken ogen, oor- en tandvleesontsteking, ontstoken en jeukende huiduitslag.
• Lost Hitte van het Hart op.

DOSERING
1-6 g per dag.

NIET GEBRUIKEN Bij hoofdpijn door Bloeddeficiëntie.

NIET GEBRUIKEN Bij symptomen van Hitte en Damp.

NIET GEBRUIKEN Bij diarree door Kou of deficiëntie.

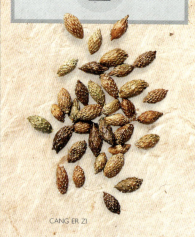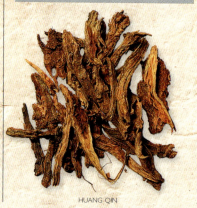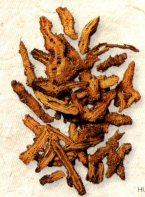

CANG ER ZI · HUANG QIN · HUANG LIAN

CHINESE KRUIDEN

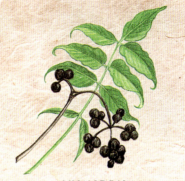

HUANG BAI
Phellodendron chinense

De voornaamste invloedssfeer van de derde van de 'drie gelen' is het onderlichaam. Huang Bai vermindert ook 'leeg-heet', veroorzaakt door yin-deficiëntie.

EIGENSCHAPPEN
Bittere smaak, geeft koude energie.

INVLOED OP KANALEN
Nieren, Blaas en Dikke Darm.

WERKING
- Lost Hitte en Damp op. Bij gele vaginale afscheiding, infectie van de urinewegen, diarree door Hitte en Damp.
- Ontgift. Bij vochtig eczeem, steenpuisten en abcessen.
- Lost 'leeg-heet' op. Bij opvliegers en nachtelijk zweten door yin-deficiëntie.

DOSERING
3-10 g per dag.

NIET GEBRUIKEN Bij diarree door Kou of deficiëntie.

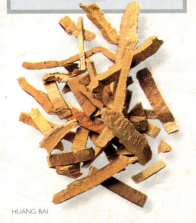

HUANG BAI

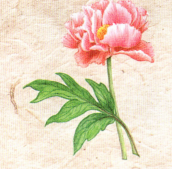

MU DAN PI
Paeonia suffruticosa

Dit kruid verkoelt het Bloed en regelt het Bloed bij stagnatie. Tijdens de zwangerschap mag u dit kruid alleen in een tonicum met meerdere kruiden gebruiken.

EIGENSCHAPPEN
Scherpe, bittere smaak, geeft koele energie.

INVLOED OP KANALEN
Hart, Lever en Nieren.

WERKING
- Lost Hitte van het Bloed op. Bij koorts, neusbloedingen of bloed ophoesten, onderhuidse bloedingen, zware menstruatie.
- Reguleert het Bloed. Bij pijnlijke menstruatie en verdikkingen in de buik door Bloedstagnatie.
- Lost Hitte in de Lever op. Bij hoofdpijn (slapen), rode, pijnlijke ogen en een gloeiend gezicht.

DOSERING
6-12 g per dag.

NIET GEBRUIKEN Bij Kou of bij transpiratie door yin-deficiëntie.

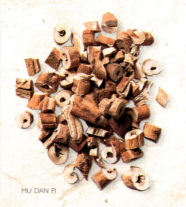

MU DAN PI

REMEDIE

SI JUN ZI TANG
EXTRACT VAN DE VIER
NOBELE INGREDIËNTEN

Ren Shen 6 g
Bai Zhu 6 g
Fu Ling 6 g
Gan Cao 3 g

Dit is een klassiek recept voor de aanvulling van qi en de versterking van de Milt en Maag. Het wordt gebruikt bij zwakte van de Milt en Maag, waardoor de voedingsstoffen niet optimaal door het lichaam vervoerd kunnen worden. Symptomen zijn: een bleke gelaatskleur, zwakke spieren en maagproblemen vergezeld van diarree en braken – allemaal symptomen van een slechte spijsvertering. Chen Pi kan toegevoegd worden om de qi-stroom te stimuleren.

- Niet gebruiken bij Shi-symptomen.
- Dosering: goed voor één dosis. Maximaal drie keer daags gebruiken.

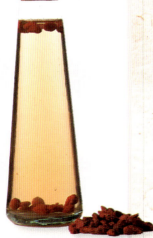

BOVEN De traditionele manier voor het maken van extracten en tincturen houdt in dat de kruideneigenschappen volledig zijn geëxtraheerd.

Kruiden die de qi en het Bloed doen stromen

Chuan Xiong | Yu Jin | Yan Hu Suo | Tao Ren | Hong Hua | Dan Shen | Ji Xue Teng | Xiang Fu | Chai Hu | Qin Jiao | Du Huo.

Als qi en Bloed stagneren of als de doorstroming niet vlot en glad verloopt, kunnen zich veel symptomen voordoen. In de Chinese geneeskunde is alle beweging in het lichaam een manifestatie van de qi-stroom en pijn zou het gevolg zijn van een blokkade in de meridianen. Stagnatie kan ook benauwdheid, een opgezet gevoel en emotionele problemen veroorzaken.

CHUAN XIONG
Ligusticum chuanxiong

Dit is de wortel van een soort lavas (maggiplant). Het werkt op het hoofd en de baarmoeder.

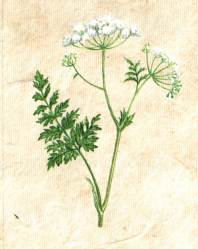

EIGENSCHAPPEN
Scherpe smaak, geeft warme energie.

INVLOED OP KANALEN
Lever, Hart en Galblaas.

WERKING
🦋 Geeft het Bloed kracht. Bij pijnlijke menstruaties, verdikkingen in de onderbuik door Bloedstagnatie of pijn in de borst of zijde.
🦋 Verjaagt Kou. Bij hoofdpijn (slapen) of gewrichtspijn door Kou.

DOSERING
3-9 g per dag.

> **NIET GEBRUIKEN** Bij hoofdpijn door opkomende Hitte.

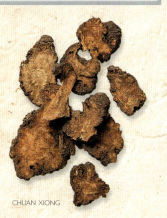

CHUAN XIONG

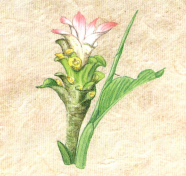

YU JIN
Curcuma wenyujin

Yu Jin is de specerij kurkuma die in het hele Oosten als kleurstof en in de keuken wordt gebruikt. Hij hoort tot dezelfde familie als gember. U kunt kurkumapoeder ook op pijnlijke, kapotte plekken aanbrengen voor een snellere genezing.

EIGENSCHAPPEN
Scherpe, bittere smaak, geeft koude energie.

INVLOED OP KANALEN
Longen, Hart, Lever en Galblaas.

WERKING
🦋 Geeft het Bloed en de qi nieuwe kracht. Bij pijn in de borst, zijden of buik, en menstruatiepijn.
🦋 Verjaagt stagnatie. Bij depressie, manie, spiertrekkingen.
🦋 Ontspant de Galblaas. Bij (gal)stenen en geelzucht.

DOSERING
3-9 g per dag.

> **NIET GEBRUIKEN** Tenzij er sprake is van stagnatie. Wees voorzichtig met gebruik tijdens zwangerschap.

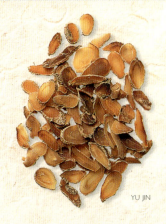

YU JIN

CHINESE KRUIDEN

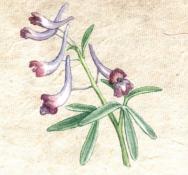

YAN HU SUO
Corydalis yanhusuo

Yan Hu Suo wordt algemeen beschouwd als de sterkste pijnstiller in de Chinese farmacie.

EIGENSCHAPPEN
Scherpe en bittere smaak, met een warme energie.

INVLOED OP KANALEN
Lever en Milt.

WERKING
❧ Laat de Qi en het Bloed stromen. Voor pijn door letsel of Stagnatie zoals rugpijn, menstruatiepijn, pijn in de borst en buik.

DOSERING
3-9 g per dag.

NIET GEBRUIKEN Tijdens de zwangerschap of bij pijn door andere oorzaken dan Stagnatie.

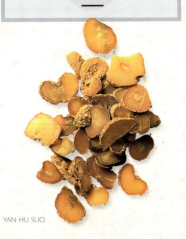
YAN HU SUO

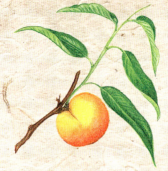

TAO REN
Prunus persica

Tao Ren, of perzikzaad, wordt gebruikt om het Bloed te laten stromen en als verzachtend middel voor de Longen en de Dikke Darm.

EIGENSCHAPPEN
Zoete en bittere smaak met een neutrale energie.

INVLOED OP KANALEN
Longen, Lever en Dikke Darm.

WERKING
❧ Laat het Bloed stromen. Voor pijn door Bloedstagnatie.
❧ Bevochtigt de Longen en de Ingewanden. Voor behandeling van hoest en constipatie.

DOSERING
3-9 g per dag.

NIET GEBRUIKEN Tijdens de zwangerschap.

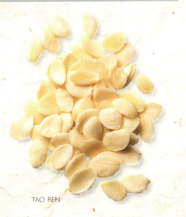
TAO REN

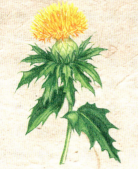

HONG HUA
Carthamus tinctorius

Hong Hua, of saffloer, komt van de krokusplant. Meeldraden van de krokus worden gebruikt om saffraan te maken, maar saffloer is een minder kostbaar gedeelte van de plant. Volgens de traditionele Chinese geneeskundige theorie, komt hun werking overeen met hun voorkomen. Veel kruiden die op het Bloed werken hebben een levendige rode kleur, wat ten dele hun activiteit verklaart.

EIGENSCHAPPEN
Scherpe smaak, warme energie.

INVLOED OP KANALEN
Lever en Hart.

WERKING
❧ Laat het Bloed stromen. Effectief voor pijn door Bloedstagnatie, zoals menstruatiepijn, pijn in de buik, zijden of borst.

DOSERING
3-9 g per dag.

NIET GEBRUIKEN Tijdens de zwangerschap.

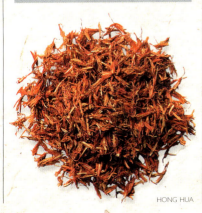
HONG HUA

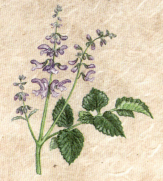

DAN SHEN
Salvia miltiorrhiza

Dan Shen is de rode wortel van een soort salie.

EIGENSCHAPPEN
Bittere smaak, geeft koele energie.

INVLOED OP KANALEN
Hart en Lever.

WERKING
🌿 Laat het Bloed stromen en lost Hitte op. Bij pijn door stagnatie, zoals pijn bij menstruatie, borstpijn, tintelende pijn en gevoelloze ledematen.
🌿 Reguleert het Hart. Bij slapeloosheid en hartkloppingen.

DOSERING
3-15 g per dag.

NIET GEBRUIKEN Als er geen aanwijzingen van Bloedstagnatie zijn.

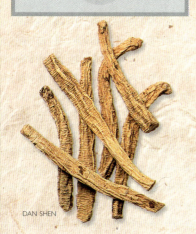

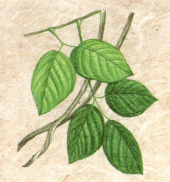

JI XUE TENG
Spatholobus suberectus

Veel Teng(of 'stengel')-kruiden beïnvloeden de bloedcirculatie naar de ledematen. De Lever reguleert de toevoer van Bloed en maakt meer aan als het lichaam daarom vraagt. Als de vraag naar Bloed weer afneemt, wordt het overschot in de Lever opgeslagen. Het is dus van belang dat de Lever goed functioneert.

EIGENSCHAPPEN
Scherpe en zoete smaak, geeft warme energie.

INVLOED OP KANALEN
Lever en Milt.

WERKING
🌿 Voedt het Bloed en versterkt de bloedsomloop. Bij pijnlijke menstruatie, gewrichtspijn en gevoelloosheid.

DOSERING
6-15 g per dag.

NIET GEBRUIKEN Tijdens de zwangerschap.

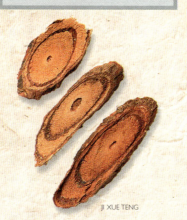

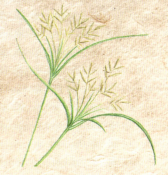

XIANG FU
Cyperus rotundus

Een belangrijk kruid voor de regulatie van geblokkeerde qi – zowel op lichamelijk als op emotioneel niveau.

EIGENSCHAPPEN
Scherpe en licht bittere smaak, geeft neutrale energie.

INVLOED OP KANALEN
Maag en Lever.

WERKING
🌿 Reguleert de qi-stroom. Bij een vol gevoel in de borst of buik, pijn in de zij en een opgezet gevoel.
🌿 Reguleert de menstruatie. Bij menstruatiepijn en PMS.

DOSERING
6-12 g per dag.

NIET GEBRUIKEN Bij uitgesproken Hitte-symptomen door Yin-deficiëntie.

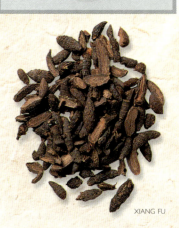

CHINESE KRUIDEN

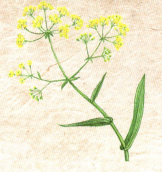

CHAI HU
Bupleurum chinense

Chai Hu valt onder de Wind-Hittekruiden, een categorie kruiden die meestal wordt toegepast bij verkoudheid en griep, maar Chai Hu heeft ook invloed op de interne organen.

EIGENSCHAPPEN
Bittere smaak, geeft koele energie.

INVLOED OP KANALEN
Lever en Galblaas.

WERKING
- Reguleert de qi. Bij benauwdheid, pijn in de zij, stemmingswisselingen, depressie en PMS.
- Werkt koortsverlagend. Bij een malaria-achtig gevoel – het afwisselend koud en warm hebben.

DOSERING
3-9 g per dag.

NIET GEBRUIKEN Bij Bloed- of Yin-deficiëntie, tenzij in combinatie met tonische kruiden.

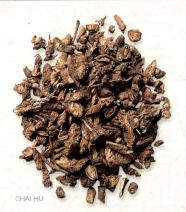

CHAI HU

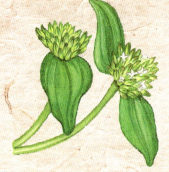

QIN JIAO
Gentiana macrophylla

Qin Jiao wordt gebruikt bij Wind-Dampsymptomen – pijn of stijfheid door weersverandering. Het wordt vaak gecombineerd met Du Huo en richt zich voornamelijk op problemen in het bovenlichaam.

EIGENSCHAPPEN
Scherp en bitter, geeft neutrale energie.

INVLOED OP KANALEN
Maag, Lever en Galblaas.

WERKING
- Lost Damp in de kanalen op. Bij pijn, stijfheid en kramp in spieren en pezen.
- Lost 'leeg-heet' op. Bij 'middagkoorts' of aanhoudende verhoging.
- Bevochtigt de Darmen. Bij droge constipatie.

DOSERING
4-12 g per dag.

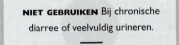

NIET GEBRUIKEN Bij chronische diarree of veelvuldig urineren.

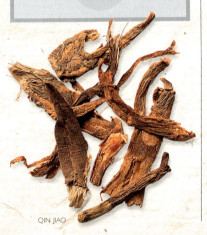

QIN JIAO

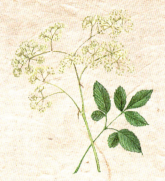

DU HUO
Angelica pubescens

Net als Qin Jiao wordt Du Huo voorgeschreven bij Wind-Dampsymptomen, zoals pijn of stijfheid door weersomstandigheden. Beide kruiden worden vaak gecombineerd. Du Huo is geschikter voor problemen in het onderlichaam.

EIGENSCHAPPEN
Scherp en bitter van smaak, geeft enigszins warme energie.

INVLOED OP KANALEN
Nieren en Blaas.

WERKING
- Lost Damp in de kanalen op. Bij pijn, stijfheid en kramp in spieren en pezen.

DOSERING
3-9 g per dag.

NIET GEBRUIKEN Bij Hitte of Yin-deficiëntie.

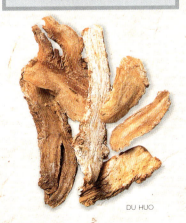

DU HUO

Kruiden die de geest en ziel kalmeren

Suan Zao Ren | Yuan Zhi | Mei Gui Hua | Bai Zi Ren | Long Yan Rou

De meest algemene vertaling van het concept van de shen is geest of ziel – onze mentale en spirituele aspecten, en onze persoonlijkheid. De shen huist in het Hart en omvat het idee van een intuïtieve denkwijze, sereniteit en kalmte. Als de shen niet meer in het Hart aanwezig is, kunnen mentale en psychologische kwalen het gevolg zijn. Vooral onze nachtrust en onze dromen worden door de shen beïnvloed.

SUAN ZAO REN
Zizyphus jujuba

Suan Zao Ren is de kleine zwarte vrucht van de wilde dadel.

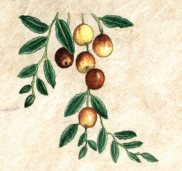

EIGENSCHAPPEN
Zoete en zure smaak, geeft neutrale energie.

INVLOED OP KANALEN
Lever en Hart.

WERKING
- Kalmeert de geest. Bij slapeloosheid met door dromen verstoorde slaap of hartkloppingen door angst.
- Houdt vocht onder controle. Bij nachtelijk transpireren of spontane, hevige transpiratie.

DOSERING
9-18 g per dag.

NIET GEBRUIKEN Bij ernstige Hittesymptomen.

RECHTS **Geef uzelf** –bijvoorbeeld door meditatie– de tijd en ruimte om te ontspannen en zorg zo voor een gezonde gemoedstoestand.

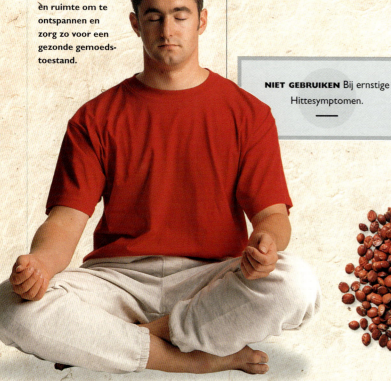

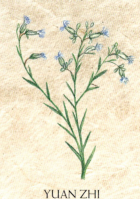

YUAN ZHI
Polygala tenuifolia

Yuan Zhi is nog zo'n belangrijk kruid dat bekendstaat om zijn kalmerende uitwerking. Volgens het taoïsme verzwakt de qi als de geest verward is. Om de geest te kalmeren, kunt u ook gebruikmaken van bepaalde technieken zoals meditatie en Qi Gong. Deze technieken stellen u in staat een meditatieve toestand te ontwikkelen waarin lichaam en geest met elkaar verbonden zijn.

EIGENSCHAPPEN
Scherpe, bittere smaak, geeft warme energie.

INVLOED OP KANALEN
Long, Hart en Nieren.

WERKING
- Kalmeert de Geest. Bij slapeloosheid, hartkloppingen, vergeetachtigheid en angst.

DOSERING
3-9 g per dag.

NIET GEBRUIKEN Bij Hitte of Yin-deficiëntie.

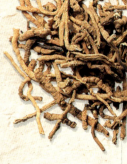

SUAN ZAO REN — YUAN ZHI

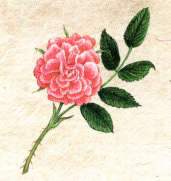 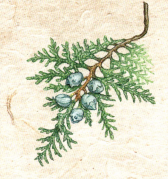 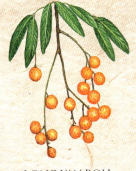

MEI GUI HUA
Rosa rugosa

Mei Gui Hua is de jonge bloem van de Chinese roos. De roos —oorspronkelijk afkomstig uit China— wordt in de westerse geneeskunde veel gebruikt op het gebied van de aromatherapie. De etherische olie werkt bijzonder effectief bij menstruele problemen, spijsverteringsproblemen, depressie, stress en slapeloosheid.

EIGENSCHAPPEN
Zoete en licht bittere smaak, geeft warme energie.

INVLOED OP KANALEN
Lever en Milt.

WERKING
❧ Reguleert de qi. Bij spanning in de borst, menstruele pijn en depressie.

DOSERING
1-6 g per dag.

NIET GEBRUIKEN Er zijn geen contra-indicaties bekend.

BAI ZI REN
Platycladus orientalis

Bai Zi Ren lijkt op Huo Ma Ren (hennepzaad) en wordt er vaak mee gecombineerd.

EIGENSCHAPPEN
Zoete smaak, geeft neutrale energie.

INVLOED OP KANALEN
Hart, Lever, Nieren en Dikke Darm.

WERKING
❧ Kalmeert de geest. Bij hartkloppingen en slapeloosheid in combinatie met angstgevoelens, veroorzaakt door Bloeddeficiëntie.
❧ Bevochtigt de Darmen. Bij droge constipatie, vooral bij oudere mensen.

DOSERING
9-18 g per dag.

NIET GEBRUIKEN Bij diarree of ontsteking van het borstslijmvlies.

LONG YAN ROU
Dimocarpus longan

Long Yan Rou is een zoete, sappige Chinese vrucht die wel wat weg heeft van een rozijn. Mensen met Bloeddeficiëntie met de hieronder beschreven symptomen kunnen het als vrucht eten.

EIGENSCHAPPEN
Zoete smaak, geeft warme energie.

INVLOED OP KANALEN
Hart en Milt.

WERKING
❧ Versterkt het Bloed en kalmeert de geest. Bij slapeloosheid, hartkloppingen, vergeetachtigheid en duizeligheid.

DOSERING
6-12 g per dag.

NIET GEBRUIKEN Bij een teveel aan Slijm of Damp.

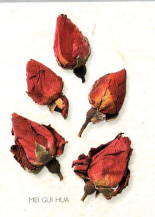 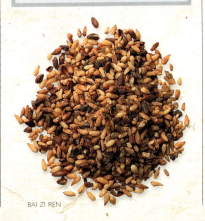 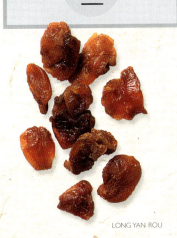

MEI GUI HUA   BAI ZI REN   LONG YAN ROU

Westerse kruiden

Aloë | *Barosmablad* | *Brandnetel* | *Cayenne* | *Duizendblad* | *Echinacea* | *Ginkgo Biloba* | *Goudsbloem* | *Heemst* | *Hydrastis* | *Jeneverbes* | *Kamille* | *Knoflook* | *Koolpalm* | *Kuisbès* | *Mariadistel* | *Meidoorn* | *Moederkruid* | *Noord-Amerikaanse iep* | *Ogentroost* | *Paardenstaart* | *Passiebloem* | *Pepermunt* | *Peterselie* | *Sint-janskruid* | *Valeriaan* | *Vlierbloesem* | *Wilg*

De term 'westerse kruiden' is eigenlijk misleidend. Veel planten komen immers oorspronkelijk uit het Oosten. Het verschil zit in de benadering en in de verschillende grondsoorten en weersomstandigheden, die de eigenschappen beïnvloeden. Dit hoofdstuk laat u kennismaken met de voornaamste eigenschappen van een aantal kruiden, vanuit een westers oogpunt.

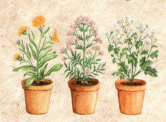

BOVEN **Kruiden zijn gemakkelijk in potten te kweken; ze zien er leuk uit en ruiken lekker.**

DOSERING

De meeste van deze kruiden zijn verkrijgbaar als tinctuur of in capsulevorm. U kunt de aanbevolen hoeveelheid op het flesje aanhouden. Tinctuur bevat onder andere alcohol. Als dit niet gewenst is (bijvoorbeeld bij jonge kinderen), druppelt u de dosis in (net) gekookt water. De alcohol is dan na vijf minuten verdampt.

CONTRA-INDICATIES

Volg de instructies op de verpakking.

ALOË
Aloe vera

Aloë is een soort cactus die in tropische streken groeit. Hoewel aloë bekendstaat om zijn ontgiftende en zuiverende eigenschappen, is het geen versterkend middel. In de Chinese geneeskunde wordt aloë als laxeermiddel gebruikt en zoals met dergelijke medicijnen vaak het geval is, kan langdurig gebruik tot afhankelijkheid leiden. Het is daarom niet aan te raden dit of enig ander laxeermiddel regelmatig in te nemen. De plant heeft twee belangrijke onderdelen: een heldere, groene gel en bitter, geel sap. Het sap bevat de sterkste zuiverende werking.

GEBRUIK
- Bij constipatie.
- Voor het doden van parasieten.
- Plaatselijk bij brandwonden, uitslag of jeuk.
- Voor ontgifting van maag en lever.

CONTRA-INDICATIES
- Tijdens de zwangerschap of bij diarree en zwakke indigestie.

BAROSMABLAD
Barosma betulina

Barosmablad heeft een prettig, zwartebesachtig aroma; het kan als aftreksel ingenomen worden.

GEBRUIK
- Bij acute blaasontsteking met brandende pijn tijdens urineren.

KAMILLE
Matricaria chamomilla

Kamille is een zeer oude ontstekingsremmende remedie, die veel mensen graag als thee drinken. U zult even moeten wennen aan de licht bittere smaak.

GEBRUIK
- Bij indigestie, maagzweer, gastritis en winderigheid.
- Bij ontstoken holten of slijmvliezen.
- Bij buikkrampen; heeft een ontspannende werking.
- Bij koliek en het tandjes krijgen bij kinderen.

CONTRA-INDICATIES
- Gebruik nooit meer dan de aangegeven dosis (vooral kinderen).

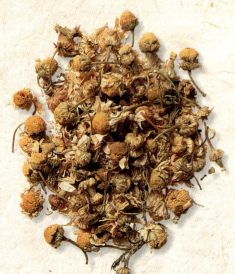

WESTERSE KRUIDEN

CAYENNE
Capsicum minimum

Cayennepeper of chilipoeder heeft verwarmende en versterkende eigenschappen. Zorg ervoor dat het kruid de mond en keel niet irriteert, vooral bij gebruik als tinctuur – een krachtige versie van het kruid.

GEBRUIK
- Stimuleert de bloedcirculatie naar de ledematen.
- Stimuleert de spijsvertering.
- Stimuleert het hart.
- Bij gewrichtspijn, uitwendig gebruikt als zalf.

CONTRA-INDICATIES
- Brandend maagzuur, maagzweer of hoge bloeddruk.

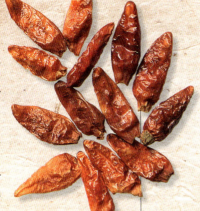
CAYENNE

logisch en de wortel wordt vaak gebruikt in de conventionele geneeskunde.

GEBRUIK
- Versterkt het immuunsysteem.
- Werkt ontstekingsremmend bij tonsilitis en borstinfecties.
- Nuttig bij zweren en abcessen.
- Vermindert overgevoeligheid.

VLIERBLOESEM
Sambucus nigra

Zowel de vlierbloesem als de vlierbes wordt al eeuwenlang gebruikt als remedie bij verkoudheid en griep. Combineer het kruid met duizendblad en pepermunt in een aftreksel.

GEBRUIK
- Bevordert transpiratie bij verkoudheid en griep.

KUISBES
Vitex agnus-castus

Er wordt beweerd dat de kuisbes zijn naam zou hebben ontleend aan zijn vermogen het libido te verlagen. Maar er bestaat ook een andere naam, 'monnikspeper', die duidt op een potentieverhogende werking. Deze tegenstelling wordt misschien veroorzaakt door het feit dat de belangrijkste werking ervan het in balans houden van de hormoonspiegel is, dus beide namen zijn van toepassing.

GEBRUIK
- Houdt de hormoonspiegel in balans.
- Verlicht PMT/PMS en symptomen van de menopauze.
- Stimuleert de melkproductie.

KUISBES

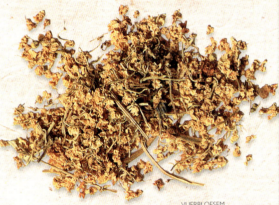
VLIERBLOESEM

● **SAMENVATTING**
Als u uw eigen kruiden verbouwt, gebruik dan geen bestrijdingsmiddelen. Na de oogst moeten kruiden gedroogd en opgeborgen worden in een goed gesloten bewaarplaats.

ECHINACEA
Echinacea angustifolia

Dit kruid werd oorspronkelijk door de Noord-Amerikaanse indianen gebruikt om zijn genezende werking. Het is verkrijgbaar als tinctuur, maar mag niet te vaak gebruikt worden, anders vermindert de werking. Gebruik het kruid als preventief middel. Niet langer dan twee tot vier weken achter elkaar gebruiken met een zelfde periode ertussen voor u het opnieuw gebruikt. De plant is sterk anti-bacterio-

LINKS Onderzoek heeft aangetoond dat de bladeren van *Echinacea purpurea* even effectief zijn als de wortel van *Echinacea angustifolia*. Ze kunnen eenvoudig worden bereid door er een aftreksel –in plaats van een ingewikkelder bereiding– van te maken.

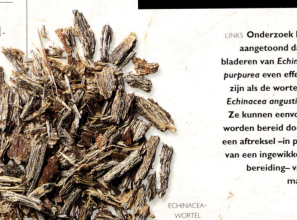
ECHINACEA-WORTEL

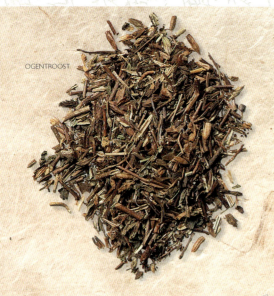

van knoflook op de longen komt door de verdamping van olie in de maag die vervolgens omhoog stijgt. Daarom zijn de reukloze capsules waarschijnlijk minder effectief.

GEBRUIK
- Zuivert infecties van de spijsverterings- en ademhalingsorganen bij voedselvergiftiging, diarree, infecties van de borst en een pijnlijke keel.
- Verhoogt de bescherming tegen infectieziekten.
- Doodt parasieten en schimmelinfecties bij inwendig of plaatselijk gebruik.
- Werkt bloedverdunnend.
- Ontgift het darmkanaal.

OGENTROOST
Euphrasia officinalis

Zoals de naam al impliceert, is ogentroost een belangrijk kruid om het oog te verzorgen. Het kan als thee bereid worden en het gefilterde afkooksel kan als oogbad dienen.

GEBRUIK
- Verlicht ontsteking en verzacht de ogen.

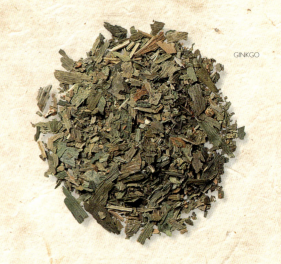

MOEDERKRUID
Tanacetum parthenium

Moederkruid heeft de laatste tijd veel publiciteit gekregen als middel tegen migraine en deze reputatie is grotendeels terecht. Het kruid heeft een vaatverwijdend effect en wordt daarom gebruikt voor veel soorten ontstekingen. Het werkt bij barstende hoofdpijn waarschijnlijk het best in de vorm van een koud kompres.

GEBRUIK
- Bestrijdt migraine en hoofdpijn.
- Verlicht pijn bij ontsteking.

GINKGO
Ginkgo biloba

Ginkgo is nog zo'n kruid dat de laatste tijd razendsnel beroemd is geworden en nu de bestverkochte kruidenremedie ter wereld is. Het werkt vaatverwijdend en verhoogt de bloedcirculatie. Het staat ook bekend als de 'geheugenboom' vanwege zijn vermogen de bloedcirculatie in de hersenen te vergroten. Ginkgo wordt inmiddels ook gebruikt bij door veroudering veroorzaakte verslechtering van het geheugen.

GEBRUIK
- Verhoogt de bloedcirculatie.
- Biedt weerstand bij verminderd geestelijk functioneren, slechte circulatie en een zwakke hartfunctie.
- Stimuleert en versterkt de bloedtoevoer naar de hersenen.
- Ginkgozaden worden in China vaak voor astmatische kwalen gebruikt.

KNOFLOOK
Allium sativum

Knoflook is het klassieke keukenmiddel en wordt overal al eeuwenlang gebruikt als ontsmettend middel. Het eten van knoflook zou het cholesterolniveau in het bloed verlagen en het hart beschermen; het is eveneens rijk aan vitamine C. De dosering kan tot medisch niveau worden verhoogd (ongeveer 3-6 tenen per dag gedurende maximaal vier dagen) voor een antibiotische werking. De aangetoonde invloed

WESTERSE KRUIDEN

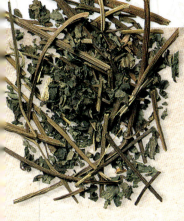

HYDRASTIS

HYDRASTIS
Hydrastis canadensis

Hydrastis is een van de belangrijke bittere, tonische kruiden. Bittere kruiden stimuleren de spijsvertering en gaan de hunkering naar zoete stoffen tegen. Ze werken ontsmettend en ontstekingsremmend. Hydrastis stimuleert de galblaas bij de galafscheiding.

GEBRUIK
- Vermindert infecties en ontstekingen van het spijsverteringskanaal, mond, tandvlees, galblaas en lever.
- Stimuleert de spijsvertering.

MEIDOORN
Crataegus laevigata

Meidoorn werd oorspronkelijk gebruikt bij nierstenen en als urinedrijvend middel; later als stimulerend middel voor de bloedcirculatie en als hartremedie. Het verwijdt de bloedvaten en verbetert de bloedtoevoer. Behandelt zowel angina als lichte hartkwalen.

GEBRUIK
- Verlaagt hoge bloeddruk.
- Kan samen met ginkgo worden gebruikt als oppepper voor de bloedtoevoer naar de hersenen.

VOORZICHTIG
- Raadpleeg bij alle hart-

PAARDENSTAART

PAARDENSTAART
Equisetum arvense

Paardenstaart bevordert het urineren en heeft ook bloedstollende eigenschappen die van pas kunnen komen als een patiënt bloed spuwt of bloed in de urine heeft. Door het hoge siliciumgehalte van de plant is zijn reputatie als hersteller van bindweefsel en wonden geloofwaardig.

GEBRUIK
- Bij waterzucht, urineinfecties en urinezuurstenen.
- Helpt bij herstel van kraakbeen en bindweefsel.

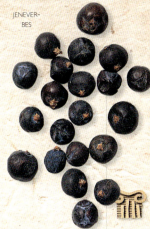

JENEVERBES

JENEVERBES
Juniperus communis

Dit kleine, scherp smakende besje heeft een bijzonder sterke afdrijvende werking op de nieren.

GEBRUIK
- Bij waterzucht, oedeem en urineretentie.
- Bij reumatische pijn en zwelling.

MEIDOORN

GOUDSBLOEM
Calendula officinalis

Goudsbloem is algemeen verkrijgbaar als zalf om wondjes te genezen en als bloedstelpend kruid. Het heeft ontsmettende en ontstekingsremmende eigenschappen. Bij inwendig gebruik wordt goudsbloem aangewend om ontstekingen in het spijsverteringskanaal te bestrijden, evenals gastritis, maagzweren en dikkedarmontsteking. Het bevat in lichte mate oestrogeen en is een bekende remedie voor een aantal gynaecologische klachten.

GEBRUIK
- Nuttig bij een slepende infectie, bloeding in het spijsverteringskanaal of vergrote lymfeklieren.
- Voor uitwendig gebruik bij schimmel- of andere infecties.

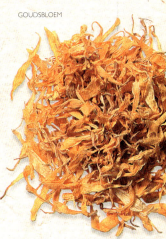

GOUDSBLOEM

HEEMST
Althaea officinalis

Heemst staat bekend om zijn verzachtende uitwerking op de slijmvliezen. De wortel, het blad en de bloem worden gebruikt. Bij indigestie kunt u wat heemstpoeder samen met warme melk innemen. Het kan ook met andere kruiden gemengd worden.

GEBRUIK
- Werkt verzachtend op de keel en longen.
- Helpt indigestie kalmeren.

HEEMST

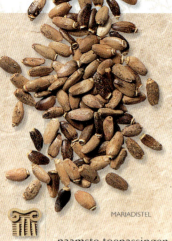

MARIADISTEL
Silybum marianum

Mariadistel werd oorspronkelijk gebruikt voor de stimulering van de melkproductie bij zogende moeders. Recent onderzoek heeft aangetoond dat mariadistel ook een krachtige werking op de lever heeft – inmiddels een van zijn voornaamste toepassingen.

GEBRUIK

🌿 Beschermt en ontdoet de lever en galblaas van giftige stoffen.

BRANDNETEL
Urtica dioica

Brandnetel is rijk aan mineralen en vitaminen en kan in salades en soepen verwerkt worden – wel voor gebruik even in kokend water houden om de prik weg te nemen. Brandnetel is voedzaam, versterkt en zuivert het bloed, en heeft ook een goede uitwerking op de nieren.

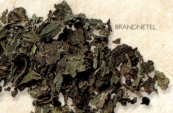

GEBRUIK

🌿 Zuivert het bloed bij giftigheid of bloedarmoede.
Helpt de nieren bij het verwijderen van urinezuur.

PETERSELIE
Petroselinum crispum

Peterselie gaat winderigheid tegen. De plant en vooral de zaden hebben een stimulerende werking op de baarmoeder. Gebruik het kruid daarom niet tijdens de zwangerschap! Peterselie heeft ook een goede uitwerking op de nieren. Net als andere planten die snel voedsel aan de aarde onttrekken, zit het blad van peterselie vol voedingsstoffen – een bron van vitaminen en mineralen.

GEBRUIK

🌿 Stimuleert de baarmoeder.
🌿 Heeft een diuretische werking bij oedeem, jicht, artritis en nierstenen.
• Peterselie vermindert de zuurgraad van het lichaam.

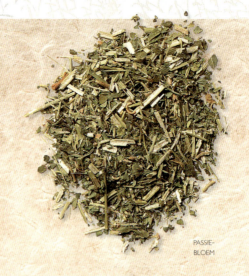

PASSIEBLOEM
Passiflora incarnata

Een belangrijke kalmerende remedie. Het kan gecombineerd worden met kruiden als kava kava en valeriaan. Alleen de bovengrondse delen van de passiebloem – die sterk verslavend zijn – worden gebruikt. De plant ontleent zijn naam aan het idee dat de passie van Christus in zijn bloemen aanwezig zou zijn en niet zozeer aan zijn stimulerende werking.

GEBRUIK

🌿 Bij slapeloosheid, angstgevoelens, nervositeit en depressie.

PEPERMUNT
Mentha x piperita

Pepermunt kunt u het beste als thee bereiden – de vluchtige oliën blijven zo bewaard. Deze olie wordt onttrokken door distillatie en in de aromatherapie gebruikt voor verkoudheid en slijmaandoeningen. De olie heeft een hoog mentholgehalte, dat zeer irriterend kan zijn voor de slijmvliezen – gebruik het niet bij baby's en peuters.

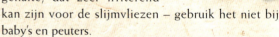

GEBRUIK

🌿 Brengt koliek, winderigheid, maagzuur, darmkrampen, misselijkheid en galaanvallen tot rust.
🌿 Werkt ontspannend.
🌿 Pepermuntthee helpt bij hoofdpijn en heeft een licht verdovende werking op de huid. Bij ademhalingsproblemen kunt u een paar druppels olie in de borst masseren.

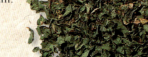

WESTERSE KRUIDEN

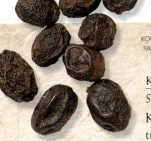

KOOLPALM
Seronoa repens

Koolpalm werd door indianen traditioneel gebruikt voor slijmvliesaandoeningen. Tegenwoordig wordt koolpalm veel gebruikt voor prostaat- en voortplantingsproblemen bij de man – kan ook bij voortplantingsproblemen bij vrouwen gebruikt worden.

GEBRUIK
- Ondersteunt de prostaat en nieren bij een vergrote prostaat (goedaardig), impotentie, verminderd seksueel functioneren en urineweginfecties.

VALERIAAN
Valeriana officinalis

Valeriaan is waarschijnlijk de sterkste van de kalmerende kruiden. Als ontspannend middel werkt het direct op het centrale zenuwstelsel. Het kan worden gebruikt met passiebloem voor een verhoogd effect.

GEBRUIK
- Kalmeert de zenuwen.

NOORD-AMERIKAANSE IEP
Ulmus fulva

Noord-Amerikaanse Iep heeft een verzachtende uitwerking op de spijsvertering en kan samen met heemst bereid worden.

GEBRUIK
- Neutraliseert indigestie, maagzuur en terugvloeiingsproblemen.
- Bij hoest en zere keel.

WILG
Salix alba

Aspirine werd oorspronkelijk gewonnen uit het salicylzuur van de wilg. De aanwezigheid van natuurlijk salicien helpt bij de behandeling van pijnlijke reumatische aandoeningen. Wilg heeft mogelijk net zo'n bloedverdunnende werking als aspirine en kan dus nuttig zijn bij hartaandoeningen.

GEBRUIK
- Bij artritis

SINT-JANSKRUID
Hypericum perforatum

Sint-Janskruid staat bekend om zijn herstellende en ontspannende werking. Het heeft sterke geneeskrachtige eigenschappen, maar trekt tegenwoordig de meeste aandacht door zijn werking bij bepaalde vormen van depressie. Onderzoek in Duitsland heeft uitgewezen dat het veel minder bijwerkingen heeft dan de bekende tri- en tetracyclische anti-depressiva, en ook effectiever is dan de geneesmiddelen uit de fluoxetine-groep. Het kruid is ook gebruikt om het immuunsysteem te stimuleren in proefnemingen met aids-patiënten.

GEBRUIK
- Herstelt energie bij een combinatie van spanning en uitputting, zoals bij herstel na langdurige ziekte of tijdens de menopauze.
- Bij uitwendig gebruik stimuleert het de weefselgenezing.
- Werkt ontspannend.
- Werkt bij depressies.

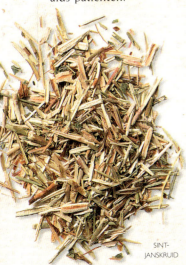

DUIZENDBLAD
Achillea millefolium

Duizendblad helpt bij de circulatie van het bloed naar de ledematen. Dit zou een verklaring kunnen zijn voor het feit dat duizendblad gematigd hoge bloeddruk kan verminderen.

GEBRUIK
- Verwijdt de bloedvaten en verhoogt de bloedcirculatie in gevallen van spataderen of hoge bloeddruk.
- Helpt koorts verlagen.

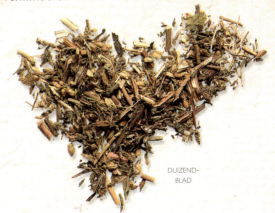

CHINA EN THEE

Thee en China zijn onlosmakelijk met elkaar verbonden. Het aftreksel van de bladeren van de theeplant vormt al generaties lang de hoofddrank van de Chinezen – als dorstlesser en als medicijn. In Japan heeft het bereidingsproces van thee bijna mystieke vormen aangenomen. Ook de moderne wetenschap heeft aangetoond dat thee therapeutische eigenschappen heeft en weerstandverhogend kan werken bij bepaalde vormen van kanker.

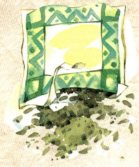

BOVEN **Een kop thee, zonder suiker en melk, is verkwikkend voor uw gezondheid.**

Theesoorten

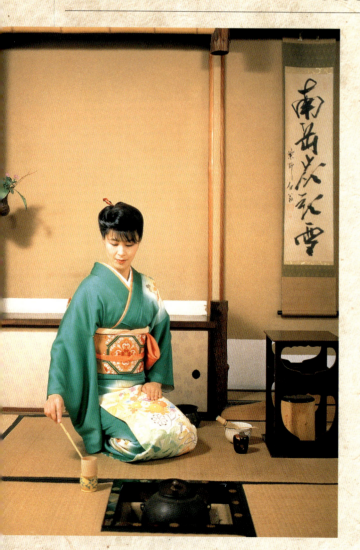

Thee vormt een belangrijk onderdeel van het Europese voedselpatroon en ook veel Amerikanen bekeren zich tot thee als een gezonder alternatief voor koffie, dat veel cafeïne bevat. Ook in thee zit cafeïne, maar in veel mindere mate. Mensen die overgevoelig zijn voor koffie hebben meestal geen problemen met thee, vooral niet als deze maar kort getrokken heeft.

Uiteraard dronken de Chinezen nooit thee met melk en suiker – zonder deze twee zaken is het drinken van thee een gezonde bezigheid. Er zijn veel soorten thee verkrijgbaar. De gewone theesoorten vindt u in het kader op de volgende bladzijde. De twee belangrijkste zijn zwarte en groene thee. Uit recent onderzoek bleek dat beide een anti-oxiderende werking hebben op vrije radicalen, de cellen die kanker kunnen veroorzaken. Deze werking is het sterkst bij groene thee – u moet dan wel twee of drie kopjes per dag drinken. Zwarte thee bevat een hoog tanninegehalte, wat soms problemen kan opleveren. Volgens sommige Chinese tradities is zwarte thee geschikter in de winter, terwijl groene thee het best tijdens warme dagen gedronken kan worden.

LINKS **In Japan is rond het drinken van thee een heel ritueel ontstaan.**

SAMENVATTING

Er zijn diverse soorten thee die op verschillende manieren gedroogd en gefermenteerd worden.

Twee of drie kopjes groene thee per dag hebben een aantoonbaar effect op de gezondheid.

GROENE THEE

Het verschil tussen groene en zwarte thee is de fermentatie. Alle thee is groen tot het een proces van drogen en fermentatie ondergaat, waarbij de meeste tannine en cafeïne geproduceerd worden. Net als andere theesoorten varieert ook groene thee in kwaliteit en in prijs – van bijna niets tot honderden guldens per kilo. Bij theesoorten treedt net zo veel variatie en complexiteit op als bij wijnen. Een ervaren theeproever wordt even zeer gewaardeerd als de 'neus' uit de wijnhandel. Gelukkig zijn ook de goedkopere theesoorten rijk aan gezonde eigenschappen.

HET DRINKEN VAN GROENE THEE

Groene thee is het geschiktst voor dagelijks gebruik en kan het beste gemaakt worden van maar een kleine hoeveelheid blaadjes of door kokend water door een zeefje met thee te gieten. Milde groene jasmijnthee en sommige zwarte theesoorten stimuleren –wanneer u ze tijdens de maaltijd drinkt– de spijsvertering. U kunt een sterkere drank maken door de thee een half uur of langer te laten koken: dit mengsel kan dan worden gebruikt bij acute diarree of chronische indigestie. Het zal even duren voor u gewend bent aan thee zonder suiker en melk. U zult de smaak in het begin wat bitter vinden, maar gezien het duidelijke effect op de gezondheid is het het proberen waard.

Groene thee

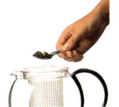 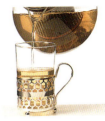

1. Doe een theelepel theeblaadjes in een theepot of theezeefje.

2. Giet kokend water in de theepot. Als u een zeefje gebruikt, zet het dan op het kopje en schenk het kokende water erop.

3. Laat de thee een paar minuten trekken. Serveer zonder melk en suiker.

Chinese theesoorten

KLEUR/SOORT	VOORBEELD	AROMA	CAFEÏNE	EIGENSCHAP
Wit	Sow Mee	zeer mild	geen	verkwikkend
	Bojenmi	zeer mild	geen	afslankend
Groen	jasmijn	geurig	weinig	verkoelend
	buskruit	bitter	weinig	anti-kankerverwekkend, anti-cholesterol
	Loong Tseng	sterk, bitter	weinig	opwekkend
	Long Ching	zacht	weinig	verkwikkend
	Tit Koon Yum	bitter	weinig	opwekkend
Woeloeng	Ti Kuan Yin	bitter	gemiddeld	verkoelend, laxerend
	Shui Hsien	bitter	gemiddeld	verkoelend, laxerend
Rood	Puh-Erh	rijk, scherp	gemiddeld	spijsverteringsbevorderend
Zwart	Ying Teh	rijk, bitter	veel	opwekkend
	Keemun	rijk, bitter	veel	opwekkend
	Boheas	rijk, bitter	veel	opwekkend

GINSENG ~ HET KEIZERSKRUID

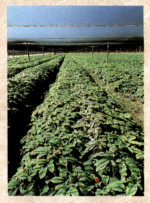

BOVEN **Commercieel verbouwde ginseng toont de roze bloemen van de late zomer.**

Ren Shen, ofwel Ginseng, is waarschijnlijk het beroemdste opwekkende kruid ter wereld. De kwaliteit van dit kruid wordt afgemeten aan zijn leeftijd en grootte – wilde planten scoren het hoogst. Inmiddels is bijna alle Ren Shen gecultiveerd – het is het duurste marktgewas ter wereld. Het duurt drie tot zeven jaar voor de plant volwassen is. Echte wilde ginseng die al oud is, zou op de vrije markt een hele hoge prijs opleveren. In Europa wordt ginseng al sinds de 16e eeuw gewaardeerd, sinds Lodewijk XIV op ceremoniële wijze een ginsengwortel kreeg overhandigd van een delegatie van de koning van Siam.

Soorten ginseng

Verscheidene kruiden worden als ginseng beschouwd, zelfs kruiden die niet tot de Panax-familie horen (waar Ren Shen, de 'echte' ginseng vandaan komt). Wat deze kruiden gemeenschappelijk hebben, zijn hun adaptogene kenmerken. Dit betekent dat ze het lichaam in staat stellen zich aan veel verschillende soorten stress aan te passen. Ze zijn meestal behoorlijk prijzig, met uitzondering van Siberische ginseng.

REN SHEN
PANAX GINSENG | ECHTE GINSENG

Dit klassieke opwekkende middel werkt vooral goed als tonicum voor de qi. Ren Shen versterkt het functioneren van Milt, Maag, Hart en Longen. Het geeft het hele lichaam een oppepper en verhoogt de weerstand. Hoewel het stimulerend en verwarmend werkt, bevordert het ook de aanmaak van lichaamsvocht. Ren Shen is een van de sterkste planten en mag daarom niet lukraak worden geconsumeerd.

Ren Shen is zeer geschikt bij een shockbehandeling, bij herstel na zware ziekte en in kleine hoeveelheden gedurende lange tijd (bij mannen boven de vijftig) om vitaal te blijven. Bij jongere mensen kan een overconsumptie van ginseng een te grote prikkeling van de qi veroorzaken, wat slapeloosheid, angstgevoelens, hartkloppingen en rusteloosheid tot gevolg kan hebben.

Van oudsher wordt beweerd dat de tannine in thee en koffie de ginseng 'verspillen'. Vaak wordt dan ook een dubbele dosis Dang Shen genomen in plaats van Ren Shen.

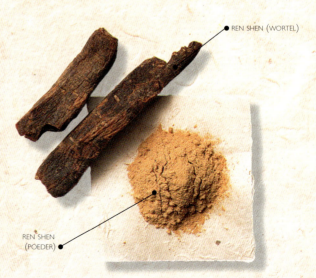

REN SHEN (WORTEL)

REN SHEN (POEDER)

GINSENG – HET KEIZERSKRUID

ZIE OOK Ren Shen *blz. 103*, Dang Gui *blz. 110*, Xi Yang Shen *blz. 115*

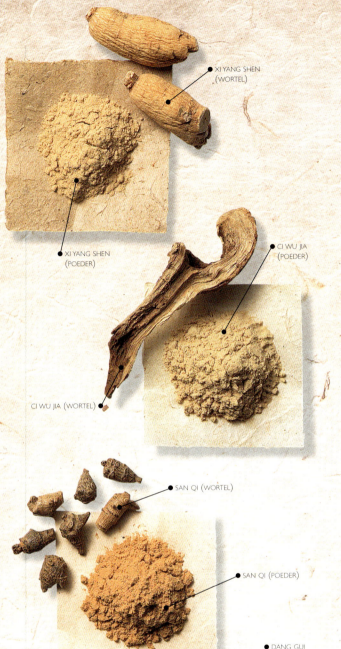

- XI YANG SHEN (WORTEL)
- XI YANG SHEN (POEDER)
- CI WU JIA (POEDER)
- CI WU JIA (WORTEL)
- SAN QI (WORTEL)
- SAN QI (POEDER)
- DANG GUI (WORTEL)
- DANG GUI (POEDER)

XI YANG SHEN

PANAX QUINQUEFOLIUS | AMERIKAANSE GINSENG

Deze soort komt uit Amerika. Hij wordt tegenwoordig in China verbouwd – de grootste verbruiker ter wereld van Xi Yang Shen. Het wordt na drie tot negen jaar geoogst. In tegenstelling tot Ren Shen die gewoonlijk rood van kleur is, is Amerikaanse ginseng wit. Het staat bekend als yin-tonicum en is koeler en minder stimulerend dan Ren Shen. Behalve de algemene kenmerken heeft deze soort bijzondere vochtverhogende eigenschappen – goed voor chronische en droge hoest. Dit kruid is vooral geschikt voor langdurige consumptie door jonge mensen en vrouwen.

CI WU JIA

ELEUTHEROCOCCUS SENTICOSUS | SIBERISCHE GINSENG

Hoewel geen echte ginseng, is het een ware adaptogeen. Siberische ginseng blijkt het lichaam te helpen bij moeilijke omstandigheden. Het werkt niet zo stimulerend als de echte ginseng, maar kan worden gebruikt bij artritis en gewrichtspijn veroorzaakt door deficiëntie. In Siberië werd de plant in de jaren '30 herontdekt – vandaar de naam – en was ooit populair bij Sovjetatleten en vrachtwagenchauffeurs als middel voor een beter uithoudingsvermogen en om stress te weerstaan. Het wordt veel gebruikt bij een jetlag.

SAN QI

RADIX NOTOGINSENG | PSEUDO GINSENG

San Qi is geen echte ginseng, maar wel een waardevol kruid. Het is uniek wat betreft zijn effect op het Bloed met zijn vermogen om zowel het bloeden te stoppen als de bloedtoevoer te reguleren.

DANG GUI

ANGELICA SINENSIS | VROUWENGINSENG

Dit kruid heeft als een soort eretitel de naam ginseng gekregen, vanwege zijn krachtige effect op het Bloed (volgens de Chinese geneeskunde de bepalende factor voor de gezondheid van de vrouw). Het zou de qi in het Bloed beïnvloeden, wat betekent dat het niet alleen een Bloedversterkend middel is, maar ook een Bloedregulerend middel. Hierdoor is Dang Gui in staat om veel gynaecologische aandoeningen te corrigeren, wat nog eens benadrukt wordt in een van zijn andere namen die 'situatie van terugkeren' betekent – een terugkeer naar een normale menstruatie.

● SAMENVATTING

Veel planten worden ginseng genoemd en elke heeft andere eigenschappen.

Echte ginseng is een krachtig versterkend middel. Overmatig gebruik kan leiden tot te grote prikkeling van qi.

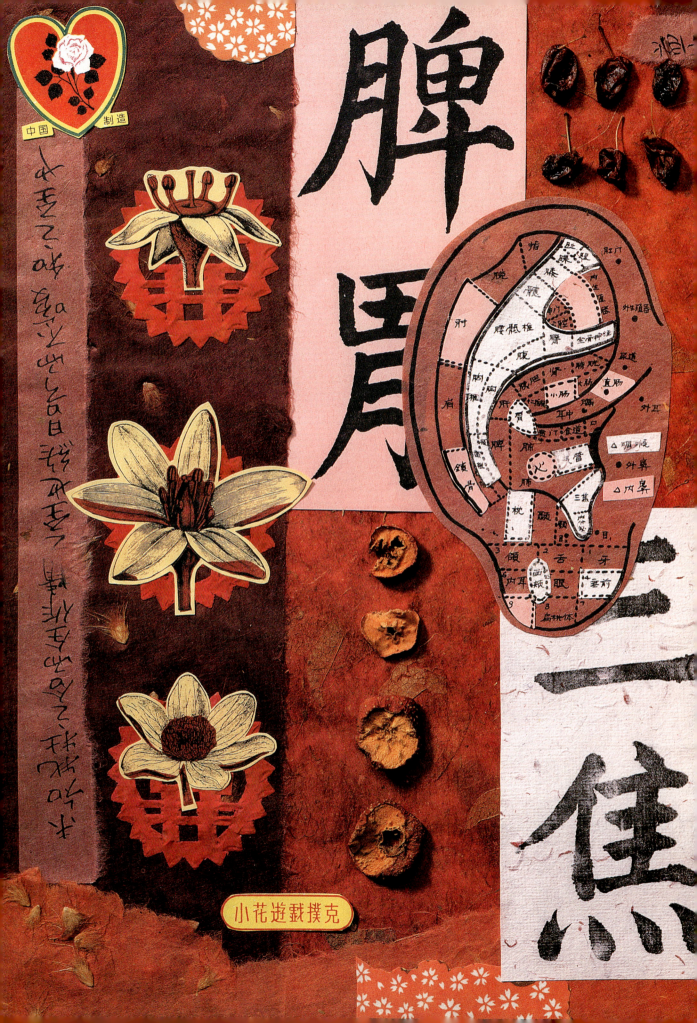

DEEL VIER

NUTTIGE KRUIDENRECEPTEN

Voor een volledig begrip van Chinese kruidenrecepten is dit boek te beperkt. Een arts die volgens de Chinese geneeskunde werkt, heeft minstens zes jaar gestudeerd voor hij kruiden kan voorschrijven. U kunt echter wel leren hoe u van kleine hoeveelheden kruiden combinaties kunt maken voor een tonicum of voor het verhelpen van lichte symptomen. In China bestaat een lange traditie van thuisgebruik en de gemiddelde Chinees heeft een redelijk elementaire kennis van de achterliggende principes. In dit deel vindt u alle kruidenrecepten waarnaar in deel twee is verwezen, evenals verkwikkende wijnen, kruidencrèmes en zalven.

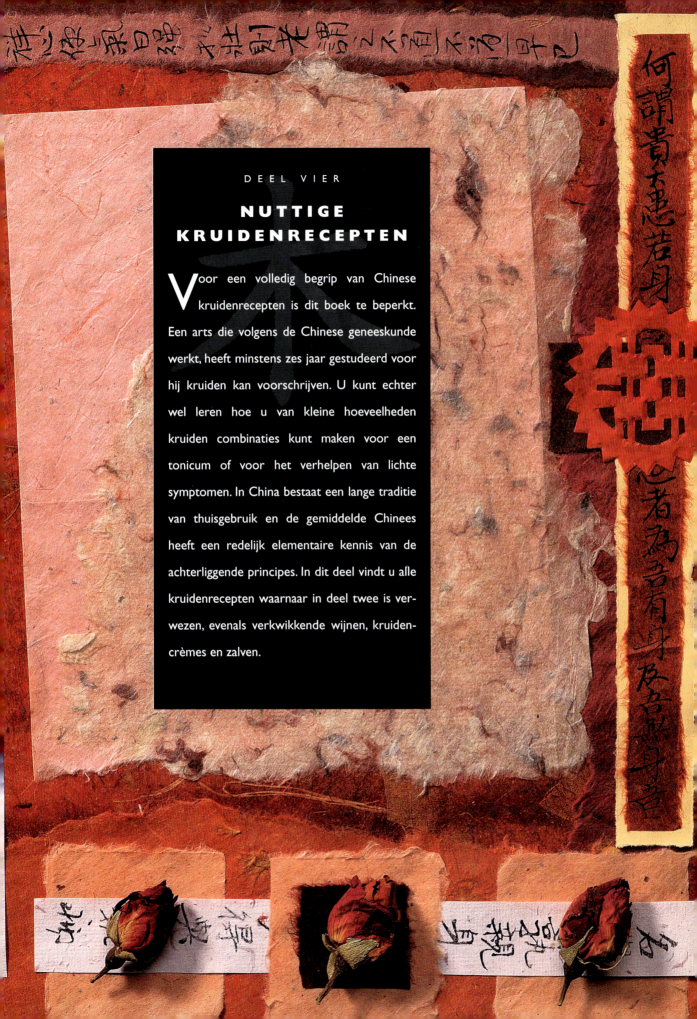

DE KUNST VAN DE CHINESE KRUIDENRECEPTUUR

Systematisch onderzoek en jarenlange ontwikkelingen hebben in China een medische traditie met een volledig theoretische en klinische achtergrond tot stand gebracht. Er is veel kennis over de werking van de afzonderlijke kruiden en dit heeft geleid tot een uniek systeem, waarbij de kruiden tot speciale recepten gecombineerd worden. Zo'n recept creëert synergetische energie, wat inhoudt dat de werking van de afzonderlijke kruiden groter wordt in combinatie met de andere kruiden. Het recept wordt aangepast aan de patiënt.

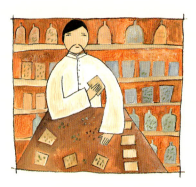

BOVEN **Chinese-kruidenleveranciers hebben een scala aan kruiden in voorraad. Ze worden per bestelling afgewogen. 'Kruiden' behelzen ook mineralen als oesterschelp of puimsteen.**

Nieuwe smaken

Bij een juiste toepassing blijkt Chinese geneeskunde veilig en effectief te werken en een krachtig wapen in de strijd voor gezondheid en genezing.

Chinese kruiden komen op ons westerlingen vreemd en exotisch over en in eerste instantie vinden we hun aroma ongewoon. Maar dat is meestal maar van korte duur! De bereiding lijkt misschien wat lastig, maar helpt u om de controle over uw gezondheid terug te krijgen. Geef uzelf een week om eraan te wennen en u zult er plezier in krijgen. De verschillende recepten worden gemengd tot poeders (San), tabletten (Wan), of extracten (Tang) – elk met hun eigen zeer beeldende naam.

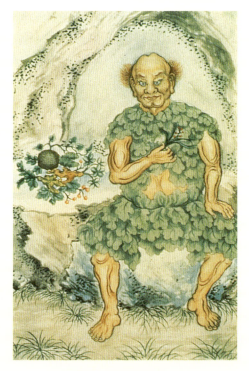

BOVEN **De mythische Shen Nong, de Goddelijke Boer, die de kruidengeneeskunde in China geïntroduceerd zou hebben.**

WAARSCHUWING

Kijk wat uw lichaamstype en behoeften zijn voor u kruiden gebruikt.

Stop ermee als u er niet goed op reageert en ga naar uw arts als dat aanhoudt.

Raadpleeg bij ernstige ziekte altijd een arts. Ga niet zelf dokteren.

Gebruik geen kruiden naast reguliere medicijnen.

Ga nooit de aangegeven dosering te boven. U kunt het best met de laagste dosering beginnen en deze langzaam verhogen.

Combineer de kruiden niet anders dan aangegeven in het boek.

DE KUNST VAN DE CHINESE KRUIDENRECEPTEN

ZIE OOK De vijf elementen en uw lichaamstype *blz. 22-29*, Wat is uw lichaamstype *blz. 42-43*

HET MAKEN VAN EEN EXTRACT

Tang –het Chinese woord voor 'soep'– is het woord waarmee het traditionele proces wordt beschreven om gedroogde kruiden met water te koken voor een extract of thee.

DOSERING

Het extract is voldoende voor 2 tot 6 doseringen.

🌿 Lage dosering: verdeel de vloeistof in 6 doseringen.

🌿 Gemiddelde dosering: verdeel de vloeistof in 4 doseringen.

🌿 Hoge dosering: verdeel de vloeistof in 2 doseringen.

Als u de kruiden niet eerder gebruikt hebt, begin dan met de laagste dosering; verhoog de dosering na een aantal dagen als deze niet het gewenste effect heeft. Bedenk dat kruiden gewoonlijk tijd nodig hebben –soms maanden– voor ze werken. Probeer bij chronische aandoeningen de kruiden een paar weken uit bij een lage tot gemiddelde dosering.

🌿 Drink een dosering van het extract twee keer per dag heet of op kamertemperatuur op.

🌿 Drink het extract ongeveer een uur of langer na de maaltijd of 30 minuten of langer ervoor. Is dat niet mogelijk, dan zoals het uitkomt.

Het maken van een afkooksel

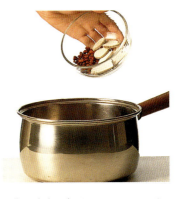

1. Doe de kruiden in een pan met ruim water (gebruik geen aluminium of gietijzer). Laat de kruiden ten minste 15 minuten trekken of een hele nacht.

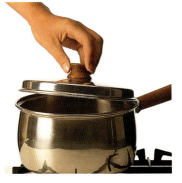

2. Zet de pan op het vuur. Breng het mengsel aan de kook. Doe het deksel erop en laat het 30 minuten op laag vuur zachtjes koken.

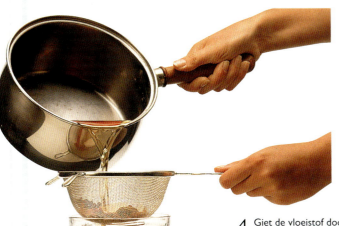

4. Giet de vloeistof door een zeef bij het eerste mengsel. Als er te veel bezinksel in zit, giet dan het hele afkooksel nog eens door een fijnere zeef.

3. Giet de vloeistof door een zeef in een kom en zet hem apart. Laat de kruiden in de pan. Voeg opnieuw water toe en laat het geheel nog eens 20 minuten zachtjes koken.

SAMENVATTING

Kruidenextracten zijn de traditionele manier om kruiden in te nemen.

Smaak en geur van Chinese remedies kunnen in eerste instantie vreemd aandoen.

Let op

🌿 Neem een uur na gebruik van de kruiden geen andere medicijnen.

🌿 Stop met de kruiden als u verkouden wordt of griep krijgt.

🌿 Stop met de kruiden als er ongewone reacties optreden.

🌿 Gebruik bij de kruiden geen zoetstof, omdat dit hun eigenschappen verandert. Druppel eventueel wat citroensap op de tong om de smaak van het extract weg te nemen. Voor kinderen kunt u een beetje vruchtensap toevoegen.

🌿 Neem de kruiden na de maaltijd.

🌿 De gekookte kruiden blijven een week goed.

Kruidenrecepten

Chinese kruidenrecepten bevatten een hoofdkruid ('de keizer'), daaraan ondergeschikte kruiden ('ministers') en kruiden die richting geven ('assistenten'). De 'harmonische noot' mengt het geheel tot een remedie.

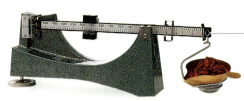

BOVEN **U** hebt een weegschaal nodig die kleine hoeveelheden kan afwegen, zoals hierboven afgebeeld.

❶ AARDE-VERSTERKEND EXTRACT

Ren Shen, 9 g,
or Dang Shen, 18 g
Bai Zhu, 12 g
Fu Ling, 12 g
Zhi Gan Cao, 6 g
Yi Yi Ren, 9 g
Chen Pi, 6 g
Sha Ren, 6 g
Lian Zi, 9 g
Sheng Jiang, 6 g

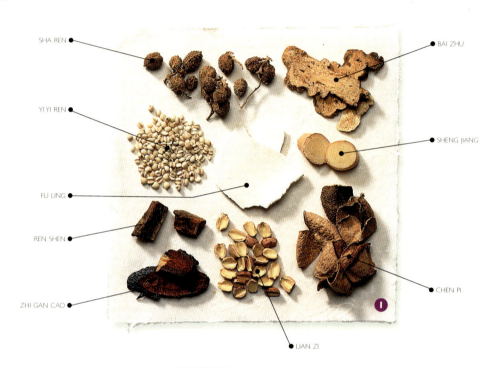

❷ MAAGVOEDEND EXTRACT

Yu Zhu, 12 g
Shan Yao, 12 g
Fu Ling, 9 g
Xi Yang Shen, 9 g, or
Dang Shen, 18 g
Huang Lian, 6 g
Chen Pi, 6 g
Zhi Gan Cao, 6 g
Da Zao, 4 stuks

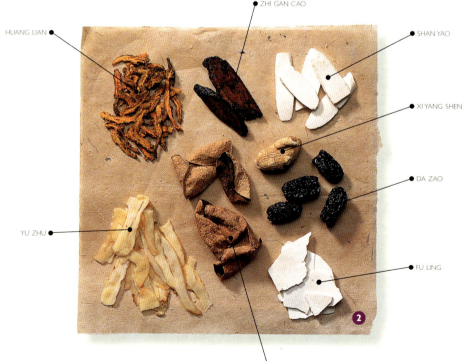

DE KUNST VAN DE CHINESE KRUIDENRECEPTEN

3
HOUT-AARDE-HARMONI-SEREND EXTRACT

Dang Shen, 18 g
Bai Zhu, 12 g
Fu Ling, 9 g
Zhi Gan Cao, 6 g
Chai Hu, 6 g
Xiang Fu, 9 g
Bai Shao, 12 g
Chen Pi, 6 g
Sheng Jiang, 6 g

4
NIER-VERSTERKEND EXTRACT

Shu Di Huang, 20 g
Shan Yao, 12 g
Shan Zhu Yu, 12 g
Fu Ling, 12 g
Ze Xie, 9 g
Hu Lu Ba, 12 g
Wu Yao, 9 g
Gui Pi, 6 g
Du Zhong, 9 g
Mu Dan Pi, 9 g

5
NIERVOEDEND EXTRACT

Shu Di Huang, 20 g
Gou Qi Zi, 12 g
Shan Yao, 12 g
Shan Zhu Yu, 12 g
Fu Ling, 12 g
Ze Xie, 9 g
Dang Gui, 9 g
Huang Bai, 6 g
Mu Dan Pi, 9 g

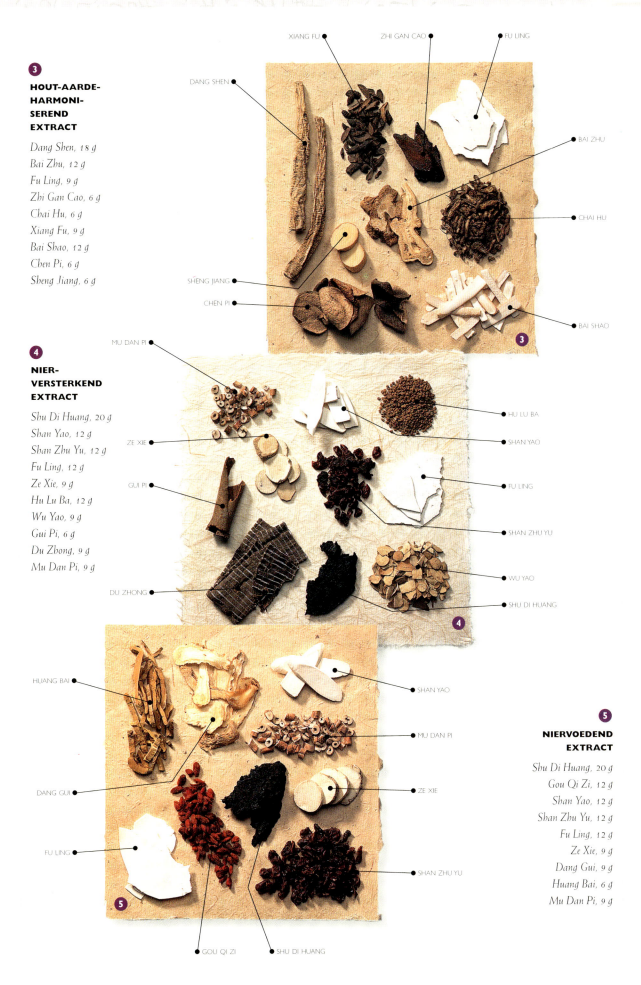

NUTTIGE KRUIDENRECEPTEN

6

BLAASLEGEND EXTRACT

Wu Yao, 12 g
Yi Zhi Ren, 12 g
Shan Yao, 12 g
Fu Ling, 12 g
Yi Yi Ren, 12 g

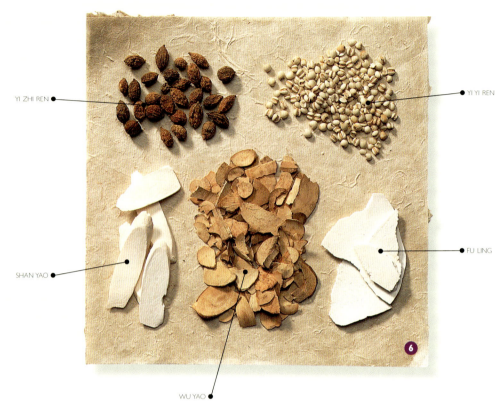

7

BLAASZUIVEREND EXTRACT

Shu Di Huang, 12 g
Ze Xie, 12 g
Chi Xiao Dou, 14 g
Fu Ling, 12 g
Huang Bai, 9 g
Yi Yi Ren, 12 g

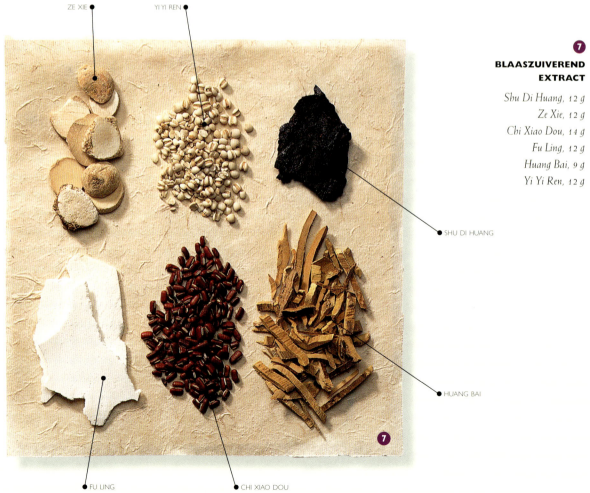

8

MILTZUIVEREND EXTRACT

Bai Zhu, 15 g
Cang Zhu, 12 g
Huo Xiang, 12 g
Chen Pi, 9 g
Fu Ling, 12 g
Mai Ya, 12 g
Gu Ya, 12 g
Sha Ren, 6 g
Lian Zi, 9 g
Yi Yi Ren, 12 g
Yi Zhi Ren, 9 g
Sheng Jiang, 6 g

N.B.: *bij overmatig wit of helder slijm toevoegen: Jie Geng, 9 g*

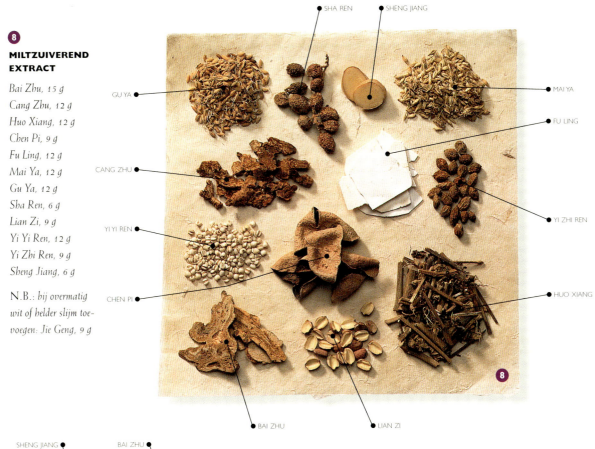

9

AARDE-METAAL-VERSTERKEND EXTRACT

Huang Qi, 12 g
Ren Shen, 9 g, or
Dang Shen, 18 g
Bai Zhu, 12 g
Gui Zhi, 9 g
Chen Pi, 6 g
Fu Ling, 9 g
Zhi Gan Cao, 6 g
Sheng Jiang, 6 g

N.B.: *als oppepper voor het immuunsysteem toevoegen: Ling Zhi, 9 g en Wu Wei Zi, 6 g*
Bij piepende adem voeg toe: Xing Ren, 6 g
Bij verstopt gevoel en slijm voeg toe: Jie Geng, 9 g
Bij niezen door allergie toevoegen: Cang Er Zi, 9 g

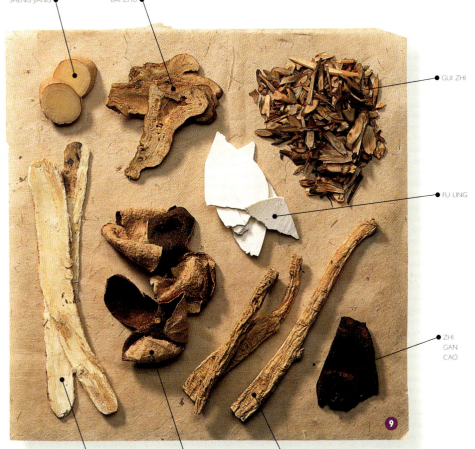

NUTTIGE KRUIDENRECEPTEN

⑩ LONG-DROGEND EXTRACT

Huang Qi, 9 g
Bai Zhu, 14 g
Cang Zhu, 14 g
Jie Geng, 12 g
Fu Ling, 12 g
Bai Jie Zie, 6 g
Chen Pi, 9 g
Xing Ren, 6 g
Cang Er Zi, 9 g
Zhi Gan Cao, 6 g
Sheng Jiang, 6 g

⑪ LONG-ZUIVEREND EXTRACT

Huang Qin, 12 g
Bei Mu, 9 g
Cang Er Zi, 9 g
Xing Ren, 9 g
Chai Hu, 6 g
Xi Yang Shen, 9 g
Jie Geng, 9 g

N.B.: bij pijnlijke keel en koorts toevoegen: Jin Yin Hua, 9 g, en Lian Qiao, 9 g

⑫ METAAL-BEVOCHTIGEND EXTRACT

Mai Men Dong, 12 g
Wu Wei Zi, 9 g
Bai He, 9 g
Xi Yang Shen, 9 g
Bei Mu, 6 g
Huang Qin, 6 g
Shu Di Huang, 12 g
Jie Geng, 9 g
Zhi Gan Cao, 6 g

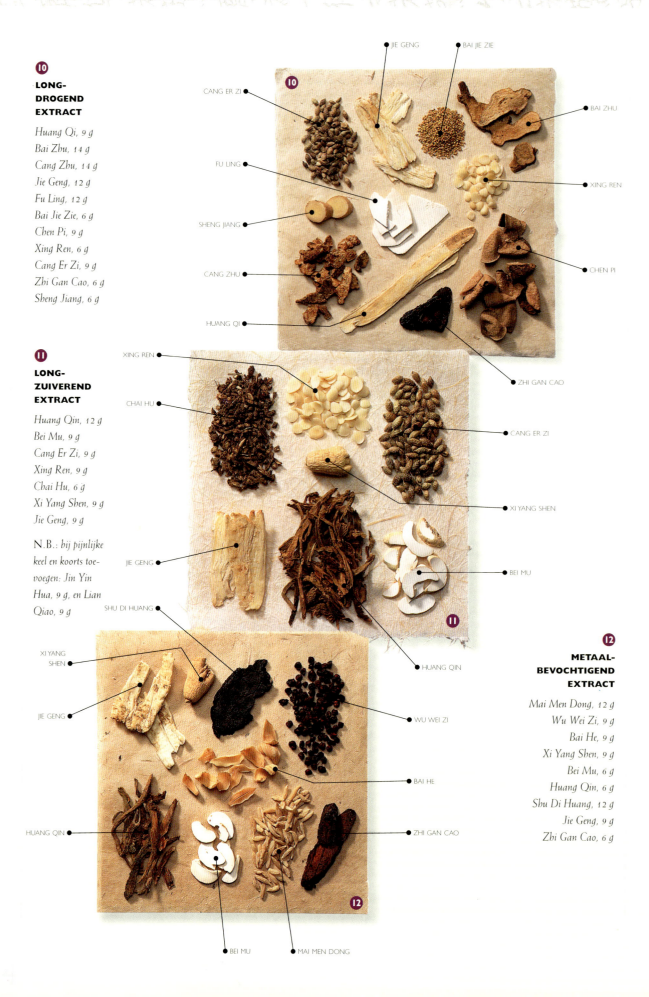

DE KUNST VAN DE CHINESE KRUIDENRECEPTEN

⒔ HART-VOEDEND EXTRACT

Ren Shen, 12 g
Huang Qi, 12 g
Dang Gui, 12 g
Wu Wei Zi, 9 g
Long Yan Rou, 9 g
Zhi Gan Cao, 9 g

N.B.: *bij symptomen van Milt-deficiëntie voeg toe:*
Lian Zi, 9 g,
Bai Zhu, 12 g,
Fu Ling, 9 g,
Shan Zha, 9 g

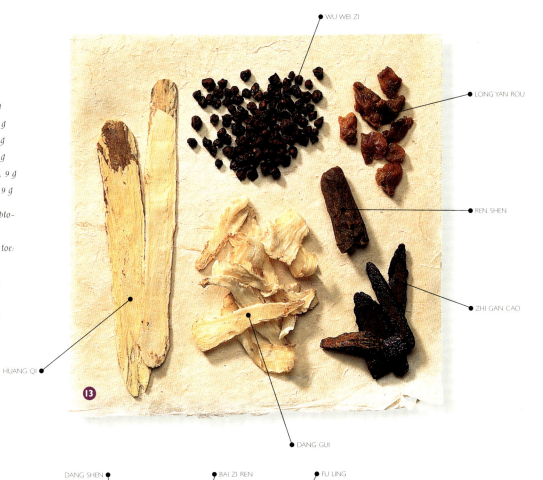

⒕ HARTVOEDEND EN -KALMEREND EXTRACT

Xi Yang Shen, 12 g
Mai Men Dong, 12 g
Huang Qin, 9 g
Wu Wei Zi, 6 g
Shu Di Huang, 12 g
Fu Ling, 9 g
Dang Shen, 6 g
Suan Zao Ren, 9 g
Yuan Zhi, 6 g
Bai Zi Ren, 6 g

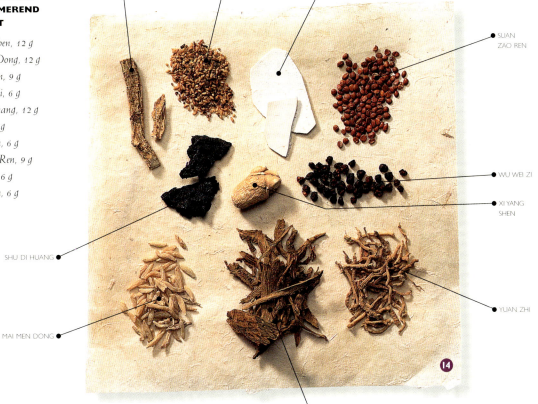

NUTTIGE KRUIDENRECEPTEN

15

BLOED-REGULEREND EXTRACT

Shu Di Huang, 15 g
Dang Gui, 15 g
Bai Shao, 12 g
Chuan Xiong, 9 g
Dang Shen, 9 g
Tao Ren, 6 g
Hong Hua, 6 g

N.B.: *om Hart en borst te behandelen toevoegen: Jie Geng, 9 g, Chai Hu, 6 g*
Voor buik en baarmoeder voeg toe:
Mu Dan Pi, 12 g,
Xiang Fu, 12 g en
Ji Xue Teng, 12 g
Bij hevige pijn toevoegen: Yan Hu Suo, 9g

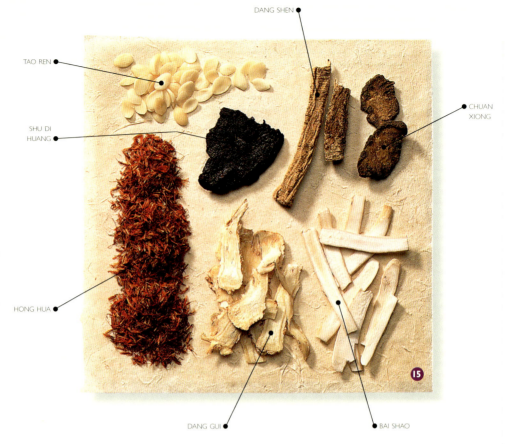

16

BLOEDVOEDEND EXTRACT

Shu Di Huang, 15 g
Dang Gui, 15 g
Bai Shao, 12 g
Gou Qi Zi, 12 g
He Shou Wu, 12 g
Chuan Xiong, 9 g
Huang Qi, 12 g
Dang Shen, 12 g
Fu Ling, 9 g
Zhi Gan Cao, 6 g

N.B.: *gebruik bij droog haar de dubbele hoeveelheid He Shou Wu. Verdubbel bij broze nagels de hoeveelheid Bai Shao.*

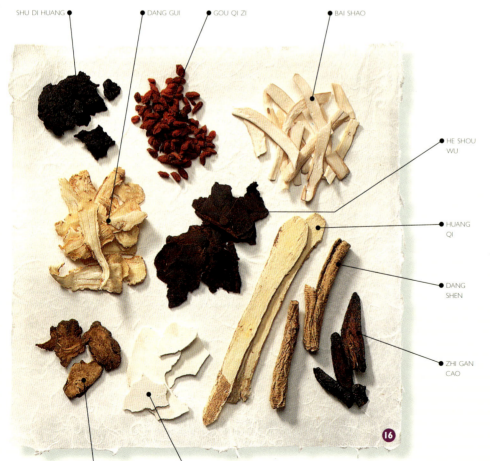

DE KUNST VAN DE CHINESE KRUIDENRECEPTEN

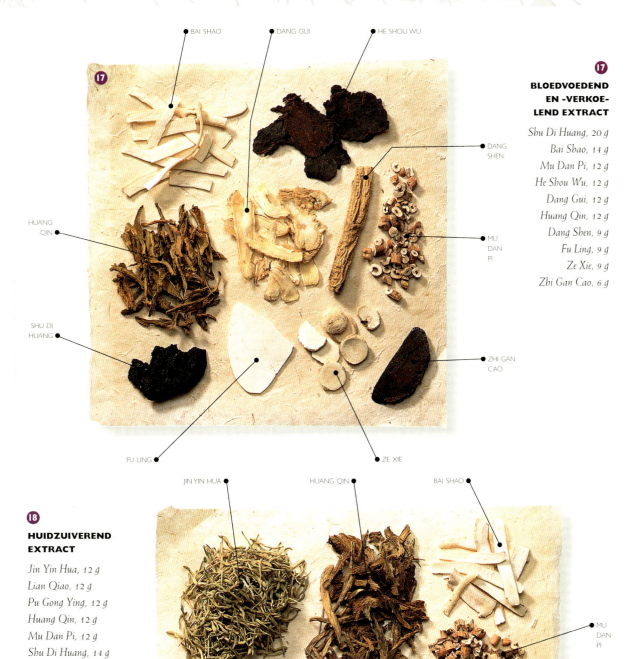

BLOEDVOEDEND EN -VERKOELEND EXTRACT

Shu Di Huang, 20 g
Bai Shao, 14 g
Mu Dan Pi, 12 g
He Shou Wu, 12 g
Dang Gui, 12 g
Huang Qin, 12 g
Dang Shen, 9 g
Fu Ling, 9 g
Ze Xie, 9 g
Zhi Gan Cao, 6 g

HUIDZUIVEREND EXTRACT

Jin Yin Hua, 12 g
Lian Qiao, 12 g
Pu Gong Ying, 12 g
Huang Qin, 12 g
Mu Dan Pi, 12 g
Shu Di Huang, 14 g
Dang Shen, 12 g
Bai Shao, 12 g
Ze Xie, 9 g
Yi Yi Ren, 9 g
Fu Ling, 9 g
Zhi Gan Cao, 4 g

NUTTIGE KRUIDENRECEPTEN

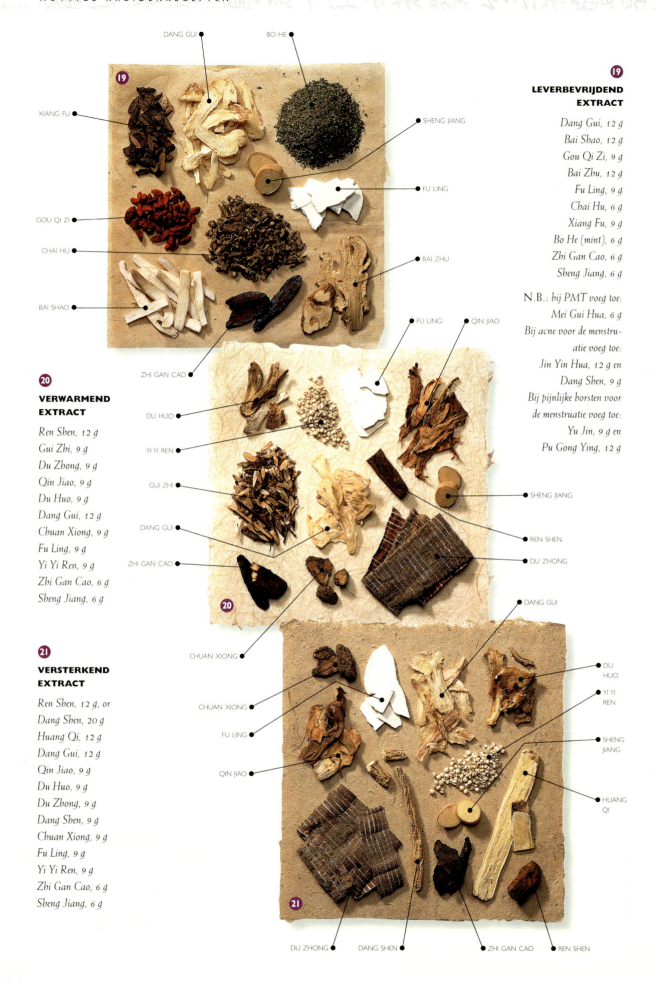

19
LEVERBEVRIJDEND EXTRACT

Dang Gui, 12 g
Bai Shao, 12 g
Gou Qi Zi, 9 g
Bai Zhu, 12 g
Fu Ling, 9 g
Chai Hu, 6 g
Xiang Fu, 9 g
Bo He (mint), 6 g
Zhi Gan Cao, 6 g
Sheng Jiang, 6 g

N.B.: bij PMT voeg toe:
Mei Gui Hua, 6 g
Bij acne voor de menstruatie voeg toe:
Jin Yin Hua, 12 g en
Dang Shen, 9 g
Bij pijnlijke borsten voor de menstruatie voeg toe:
Yu Jin, 9 g en
Pu Gong Ying, 12 g

20
VERWARMEND EXTRACT

Ren Shen, 12 g
Gui Zhi, 9 g
Du Zhong, 9 g
Qin Jiao, 9 g
Du Huo, 9 g
Dang Gui, 12 g
Chuan Xiong, 9 g
Fu Ling, 9 g
Yi Yi Ren, 9 g
Zhi Gan Cao, 6 g
Sheng Jiang, 6 g

21
VERSTERKEND EXTRACT

Ren Shen, 12 g, or
Dang Shen, 20 g
Huang Qi, 12 g
Dang Gui, 12 g
Qin Jiao, 9 g
Du Huo, 9 g
Du Zhong, 9 g
Dang Shen, 9 g
Chuan Xiong, 9 g
Fu Ling, 9 g
Yi Yi Ren, 9 g
Zhi Gan Cao, 6 g
Sheng Jiang, 6 g

DE KUNST VAN DE CHINESE KRUIDENRECEPTEN

22

(JONGE)-SPIJSVERTERING-VERSTERKEND EXTRACT

Dang Shen, 9 g
Bai Zhu, 9 g
Fu Ling, 9 g
Zhi Gan Cao, 6 g
Chen Pi, 4 g
Jie Geng, 6 g
Yi Yi Ren, 6 g
Shan Zha, 6 g
Mai Ya, 6 g
Gu Ya, 6 g
Shen Qu, 6 g
Sheng Jiang, 4 g

N.B.: de hier gegeven dosering is de 'volwassen' dosering voor kinderen van ongeveer veertien jaar. Voor jongere kinderen en baby's de dosering naar ratio verminderen (zie blz. 89).

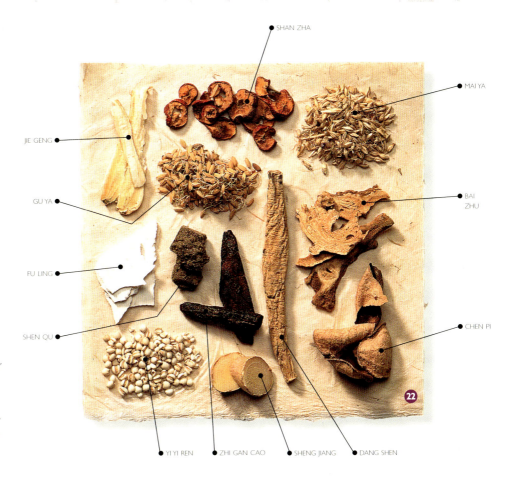

23

QI-VERSTERKEND EXTRACT (VOOR KINDEREN)

Dang Shen, 12 g
Bai Zhu, 9 g
Huang Qi, 12 g
Fu Ling, 9 g
Sha Ren, 3 g
Gui Zhi, 6 g
Wu Wei Zi, 6 g
Mai Ya, 6 g
Gu Ya, 6 g
Shen Qu, 6 g
Shan Zha, 6 g
Zhi Gan Cao, 6 g

N.B.: de hier gegeven dosering is de 'volwassen' dosering voor kinderen van ongeveer veertien jaar. Voor jongere kinderen en baby's de dosering naar ratio verminderen (zie blz. 89).

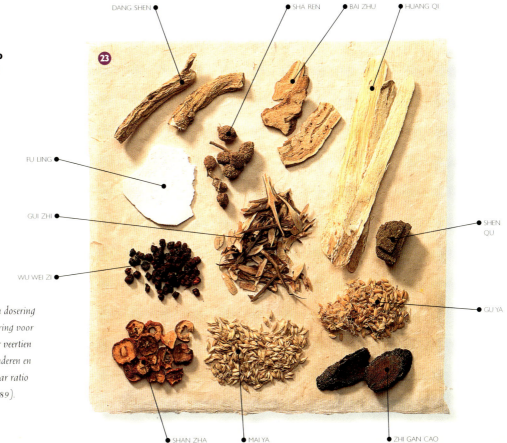

SAMENVATTING

Voor een goede gezondheid moet de voeding passen bij het seizoen.

De ingrediënten van een maaltijd moeten op elkaar zijn afgestemd.

VOEDING

Levensmiddelen worden op dezelfde manier ingedeeld als kruiden. Elk levensmiddel heeft een eigen temperatuur en smaak, en beïnvloedt meerdere organen. Het concept achter de voedingstherapie is enorm groot: hieronder volgen wat voorbeelden – een recept voor elk seizoen of element.

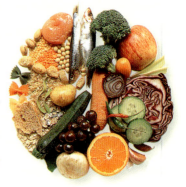

BOVEN **Uitgebalanceerde voeding** –verse vruchten en groenten, en magere vis– zorgt voor het behoud van uw gezondheid.

Recepten

ZOMERSE ZONNEWENDESALADE MET GEGRILDE GROENTEN
Vuurelement

INGREDIËNTEN
2 wortels van normale afmeting
¹/₄ deel van een witte kool
1 kleine mooi of daikonradijs
halve knolselderij
1 grote bosui
2 el geroosterde sesam- of hennepzaadjes
sap van een halve citroen en een hele limoen
1 rode paprika, fijngesneden
4 sjalotjes of 1 rode ui, gesnipperd
3 kleine venkelknollen, fijngesneden
4 teentjes knoflook, ongepeld
6 el olijfolie
1 el sesam- of hennepolie

❦ Doe de stukjes paprika, ui en venkel met de teentjes knoflook in een ovenschaal; besprenkel met olijfolie. Zet de schaal onder de grill tot de groenten gaar zijn.
❦ Voor de salade. Snijd de wortel, kool, mooi en knolselderij in reepjes. Snijd het bosuitje fijn en voeg dit samen met de zaadjes toe. Voeg zout, peper en het sap toe.

❦ Meng de groenten en de salade en besprenkel met de hete olie uit de ovenschaal. Voeg sesamolie toe en serveer het geheel als voorafje of bijgerecht. Voor vier personen.

ORANJE GEROOSTERDE GROENTEN
Aarde-element

INGREDIËNTEN
1 grote ui, in 8 stukken
2 grote wortels, in stukjes, niet geschrapt
8 teentjes knoflook, ongepeld
2 stengels bleekselderij, in stukjes
1 kleine broccoli, in roosjes
halve kalebas of pompoen, in blokjes
1 sinaasappel, in vieren
gedroogde kruiden, bijvoorbeeld laurierblad, rozemarijn en oregano
1,5 dl olijfolie

❦ Doe de groenten en kruiden in een ovenschaal en giet de olie eroverheen. Pers het sinaasappelsap over de groenten uit en doe de stukken sinaasappel bij de groenten.
❦ Laat het geheel zonder deksel in een op 180 °C voorverwarmde oven bakken; roer een of twee keer. Tijdens het koken verliezen de groenten vocht, zodat ze gestoofd worden.
❦ Serveer het geheel op voorverwarmde borden. Sprenkel wat van de olie over de groenten. Breng op smaak met zeezout, peper en kelpvlokken.
❦ Serveer met gestoomde rijst of als groentegerecht met vis of vlees. Voor vier personen.

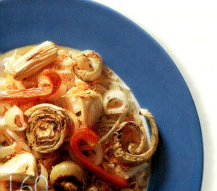

LINKS **Gebruik de recepten** om uw lichaam weer in balans te brengen of gebruik ze het hele jaar door als u hetzelfde element bent.

ZOMERSE ZONNEWENDESALADE MET GEGRILDE GROENTEN

HERFSTIGE NOTEN
Metaalelement

INGREDIËNTEN

VOOR DE NOTEN
450 g gemengde noten en zaden (bijv. paranoten, cashewnoten, amandelen, sesamzaadjes, zonnebloempitten)
4 teentjes knoflook
2 el weipoeder of 1 ei
2,5 dl melk (rijste- of schapenmelk)
50 g vers broodkruim of 100 g aardappelmeel
1 tl gemberpoeder, kardemompoeder en zwarte peper
zeezout
olijfolie en water

VOOR DE TOMATENSAUS
blikje gepelde tomaten
Spaanse peper (naar keuze)
½ tl cayennepeper, kurkuma, piment en nootmuskaat
1 el honingazijn
1 el wijnazijn

🌿 Plet de noten, zaden en het knoflook.
🌿 Meng met de andere ingrediënten en wat olie en water tot een dikke pasta. Schep het geheel in een ingevet diep bakblik. Laat het circa 45 minuten in de oven op 180 °C bakken, tot de bovenkant goudbruin is.
🌿 Pureer de tomaten (en Spaanse pepers) en zeef het mengsel. Verwarm dit in een pan met dikke bodem. Verwarm de saus vlak voor u hem opdient en roer de honing- en wijnazijn erdoor.
🌿 Snijd van het mengsel plakken en leg ze bovenop de saus. Serveer met een groene salade. Voor vier personen.

LEVENDIGE LENTESALADE
Houtelement

INGREDIËNTEN VOOR DE SALADE
350 g taugé, goed gewassen
100 g alfalfa
100 g gemengde sesamzaadjes, hennepzaadjes en zonnebloempitten

VOOR DE DRESSING
1,5 dl gemengde olie (olijf-, sesam, walnoot-, lijnzaad- of hennep-)
1 tl lichte sojasaus
2 el tahin (sesampasta)
1 of 2 teentjes knoflook, geperst
1 of 2 el balsamico-, wijn- of rijstazijn
(u kunt ook citroensap gebruiken)
1 el kelpvlokken
1 tl grove mosterd of mierikswortel
zwarte peper (naar keuze)

🌿 Meng de ingrediënten voor de dressing. Doe de salade in een schaal en giet de dressing eroverheen.
🌿 Serveer de salade als bijgerecht of als hoofdgerecht samen met gekookte mie van soba of boekweit (afgespoeld met koud water). Voor vier personen.

STEVIGE WINTERSOEP
Waterelement

INGREDIËNTEN
1 prei, gesneden
1 of 2 uien, fijngesneden
3 stengels bleekselderij, in blokjes
2 wortels, in blokjes
1 klein kooltje, fijngesnipperd
1 plak kombu-zeewier (van ongeveer 15cm)
100 g volkorengerst
100 g geweekte spliterwten
6 dl groente- of kippenbouillon
miso, naar smaak (ongeveer 1 el)
1-2 l water
zwarte peper

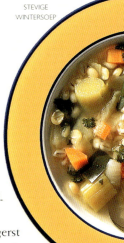

STEVIGE WINTERSOEP

🌿 Laat de groenten met een beetje olijfolie op laag vuur zachtjes koken.
🌿 Doe in een grote pan water, erwten, gerst en kombu. Breng het geheel aan de kook en laat het op laag vuur een halfuur zachtjes koken.
🌿 Voeg de groenten, bouillon en peterselie toe en laat het nog een halfuur koken. Verdun de miso met een beetje warm water; voeg de miso pas de laatste vijf minuten toe.
🌿 Breng op smaak met zwarte peper. Serveer met vers volkorenbrood of havermoutkoekjes. Deze gevulde soep is voldoende voor vier personen.

NUTTIGE KRUIDENRECEPTEN

MEDICINALE WIJN

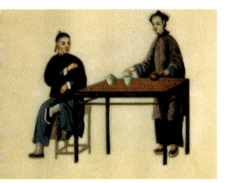

BOVEN **Een verkwikkende kruidenwijn is een smakelijk medicijn en wordt in China al eeuwenlang gebruikt.**

Het is in het Oosten al heel lang traditie om kruiden als 'versterkende wijn' in te nemen. Wijn wordt vaak bij herstel na ziekte gebruikt. De alcohol maakt een wezenlijk deel uit van een dergelijk recept, evenals zijn werking. Alcohol is verkwikkend en verwarmend, doet de qi en het Bloed stromen en activeert de yang-energie.

De kracht van alcohol

De eigenschappen van alcohol kunnen goed van pas komen bij interne Kou of yang-deficiëntie, of bij pijn door Bloedstagnatie. Vanzelfsprekend moet men erop letten dat de patiënt niet te veel Hitte in het lichaam heeft of gevoelig is voor alcohol.

Traditioneel wordt rijstewijn of Jiu (spreek uit: 'dzjoe') gebruikt, maar u kunt voor de smaak en het gemak ook iets anders nemen, bijvoorbeeld wodka —vanwege zijn neutrale smaak—, maar gin of cognac kan ook. Voor een traditioneler recept kunt u saké gebruiken.

RECHTS **Alcohol is een onderdeel van sommige kruidenrecepten.**

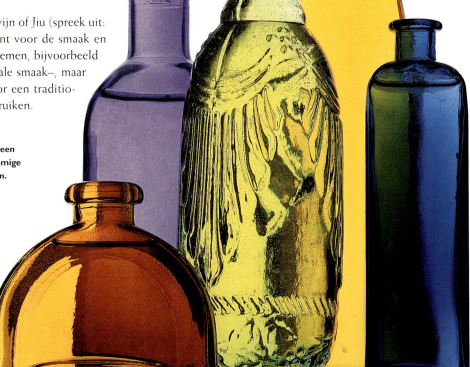

● **SAMENVATTING**
Alcohol verwarmt en versterkt de yang-energie.
—
Het gebruik van verschillende kruiden in de wijn kan specifieke problemen verhelpen.

MEDICINALE WIJNEN

ZIE OOK Wanneer is voedsel medicijn? blz. 100-101

Het maken van medicinale wijn

De werkwijze voor deze speciale extracten is in wezen hetzelfde. Alle recepten zijn gebaseerd op 5 dl alcohol.

1 Verkruimel de kruiden en doe ze in een afsluitbare pot.

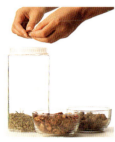

2 Doe de alcohol erbij. Laat het mengsel twee tot drie weken staan. Schud het mengsel voorzichtig een of twee keer per week.

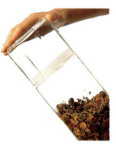

3 Filter de vloeistof door een fijne zeef en giet het mengsel in een fles.

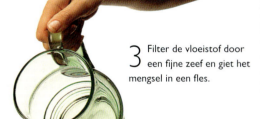

DOSERING
Normaliter kunt u elke dag een 'neutje' nemen – ter versterking of voor een specifieke aandoening.

OPMERKING BIJ REN SHEN HUANG QI JIN Ginseng is duur, dus stamp de kruiden niet fijn bij dit recept. Laat de wijn een maand staan en haal er dan voor het drinken de Huang Qi uit. Als hij op is, voeg dan verse Huang Qi en alcohol toe voor een nieuwe portie. (Deze is dan minder sterk.)

DANG GUI BAI SHAO JIU
WIJN VAN ENGELWORTEL EN PIOEN

Dang Gui, 100 g   Chuan Xiong, 50 g
Bai Shao, 100 g   Xiang Fu, 50 g

WERKING
Bij onregelmatige menstruatie.

REN SHEN HUANG QI JIU
WIJN VAN GINSENG EN ASTRAGALUS

Ren Shen, 50 g
Huang Qi, 100 g

WERKING
Versterkt qi en de weerstand.

HONG HUA DANG GUI JIU
WIJN VAN SAFFLOER EN ENGELWORTEL

Hong Hua, 100 g
Dang Gui, 200 g

ACTION
Bij pijnlijke en onregelmatige menstruatie.

BU ZHONG JIU
WIJN VOOR STIMULATIE VAN HET MIDDEN

Hui Xiang, 50 g
Shan Zha, 100 g
Sha Ren, 50 g

WERKING
Versterkt en verwarmt de spijsvertering bij slechte eetlust, misselijkheid, een opgeblazen gevoel en matte maagpijn. Gebruik het voor of na de maaltijd.

BU XU JIU
WIJN OM DE LEEGTE TE VULLEN

Dang Gui, 50 g   Wu Wei Zi, 30 g
Bai Shao, 40 g   Shan Yao, 50 g
Long Yan Rou, 50 g Du Zhong, 50 g
Ren Shen, 50 g   Zhi Gan Cao, 25 g
Gou Qi Zi, 50 g

WERKING
Herstelt de vitaliteit na lange ziekte of een bevalling.

GUI XIONG JIU
WIJN VAN KANEEL EN LAVAS

Du Zhong, 100 g   Chuan Xiong, 50 g
Qin Jiao, 50 g   Gui Zhi, 30 g
Du Huo, 50 g

WERKING
Bij pijn en stijfheid in de rug, benen en knieën die verergert bij koud en vochtig weer.

CRÈMES EN ZALVEN

Kruidenpreparaten kunnen ook uitwendig worden gebruikt. Een kompres met vermalen kruiden werkt sterk op een specifiek gebied. Ook kunt u lotions maken van een tinctuur of een extract, of een verzachtende crème.

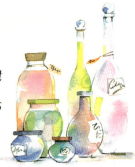

HAARVERSTERKENDE TINCTUUR

Deze tinctuur wordt gebruikt om de hoofdhuid en het haar gezond te houden en kan ook van pas komen bij dunner wordend haar of bij roos.

- Chuan Xiong, 50 g
- He Shou Wu, 50 g
- Sheng Jiang, 50 g
- Dan Shen, 50 g
- Bai Shao, 50 g

❧ Verkruimel de kruiden en doe ze in een glazen pot met 5 dl zuivere alcohol. Filter de alcohol er na twee weken uit met een fijne zeef en bewaar hem.

❧ Breng ongeveer twee eetlepels op de hoofdhuid aan en masseer stevig met de vingertoppen. Laat de tinctuur minstens een kwartier (tot een uur) intrekken, spoel uw haar daarna uit en was het. U kunt dit middel naar behoefte tot twee keer per week gebruiken.

TINCTUUR TER VERWARMING VAN DE KANALEN

Mensen met een slechte bloedsomloop kunnen vaak slecht tegen kou. Deze tinctuur kunt u bij koud weer als alcoholmassage op de handen gebruiken.

- Dang Gui, 50 g
- Hong Hua, 30 g
- Gui Zhi, 60 g
- Sheng Jiang, 50 g
- Hu Jiao, 30 g
- Zhang Nao, 15 g

❧ Verkruimel de kruiden en doe ze in een glazen pot met 5 dl zuivere alcohol. Filter de alcohol er na een week uit en bewaar het mengsel in een flesje met op het etiket 'alleen voor uitwendig gebruik'.

❧ Druppel wat tinctuur op uw handen en wrijf tot ze droog zijn. Gebruik naar behoefte.

OPMERKING: Zhang Nao is kamfer, bij de meeste drogisten in blokken te koop. Het is een giftige stof, dus niet voor inwendig gebruik.

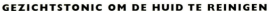

GEZICHTSTONIC OM DE HUID TE REINIGEN

Dit kruidenmengsel werkt ontgiftend en anti-bacteriologisch en kan bij puistjes gebruikt worden.

- Jin Yin Hua, 20 g
- Pu Gong Ying, 20 g
- Ju Hua, 20 g
- Huang Qing, 30 g

❧ Doe alle kruiden in een pot met 6 dl water en laat het geheel een paar minuten weken. Breng het aan de kook en laat het daarna op laag vuur 20-30 minuten zachtjes koken. Giet het door een zeef; laat het afkoelen en doe het mengsel in een fles.

❧ Was er uw gezicht of het aangetaste deel mee voor u naar bed gaat en laat het de hele nacht zitten. Spoel uw gezicht de volgende ochtend grondig af. Naar behoefte een tot twee keer per week gebruiken.

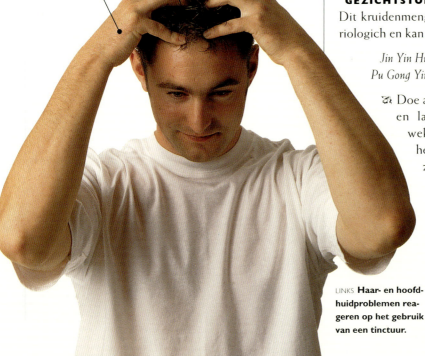

FLINK INMASSEREN

LINKS **Haar- en hoofdhuidproblemen reageren op het gebruik van een tinctuur.**

CRÈMES EN ZALVEN

ZIE OOK Huid, haar en nagels *blz.* 72-73

ZALF VOOR KOORTSUITSLAG

Koortsuitslag kan pijnlijk zijn en ziet er onaantrekkelijk uit. Deze zalf werkt verzachtend en kan op het hele lichaam gebruikt worden.

| *Huang Lian*, 20 g

Maak een fijn poeder van het kruid en meng het met wat verse pisang (of banaan) tot een zalfje. Bewaar het in een klein potje in de ijskast. Het blijft ongeveer een week goed.

Smeer de zalf op de aangetaste plek en laat hem zo lang mogelijk zitten. Herhaal indien nodig.

EXTRACT VOOR EEN OOGBADJE

Rode en geïrriteerde ogen kunnen het resultaat zijn van hooikoorts, luchtvervuiling of te lang achter de computer zitten. Ju Hua (chrysant) is een traditionele remedie om ze weer op te peppen. Het kan zowel inwendig als in een oogbadje gebruikt worden.

| *Ju Hua*, 5 g

Doe de bloemen in een bak en giet er kokend water op. Laat het geheel tien tot vijftien minuten trekken en zeef zorgvuldig. Gebruik als het afgekoeld is. Bewaar het in de ijskast en maak het binnen twee dagen op.

Gebruik het als oogbadje. Als u beide ogen behandelt, reinig het oogbadje dan tussentijds.

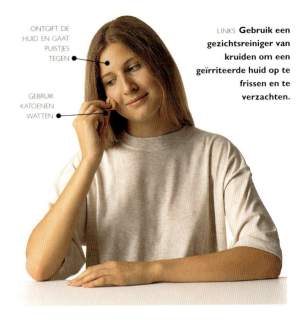

ONTGIFT DE HUID EN GAAT PUISTJES TEGEN

GEBRUIK KATOENEN WATTEN

LINKS Gebruik een gezichtsreiniger van kruiden om een geïrriteerde huid op te frissen en te verzachten.

VOEDENDE CRÈME

In de cosmetische industrie is een groeiende trend gaande om kruiden en andere natuurlijke stoffen in schoonheidsproducten te verwerken. Hieronder volgt een recept voor een voedende crème die u gemakkelijk zelf kunt maken.

| *Ren Shen*, 20 g | | *Lu Hui* (vloeibare aloë vera), 20 ml (2 el)
| *He Shou Wu*, 20 g | | crème op waterbasis, 25 ml. Verkrijgbaar bij elke drogist.
| *Qing Cha*, 10 g (groene thee)

Verbrokkel de Ren Shen, He Shou Wu en Qing Cha in kleine stukjes en doe deze in een pot met 6 dl water. Breng het geheel aan de kook en laat het vervolgens afgedekt op laag vuur zachtjes koken tot de helft van de vloeistof is ingedikt; giet het daarna door een zeef. Als het afgekoeld is, voegt u de crème en Lu Hui toe. Roer goed zodat het water en de olie goed gemengd worden. Doe het mengsel in een luchtdichte pot en bewaar het in de ijskast.

Gebruik het als nachtcrème en was het de volgende ochtend af.

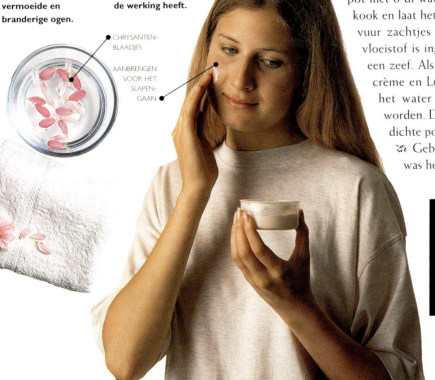

ONDER **Een afkooksel van chrysant werkt verzachtend bij vermoeide en branderige ogen.**

RECHTS **In voedende crème zit groene thee, die een anti-oxiderende werking heeft.**

CHRYSANTENBLAADJES

AANBRENGEN VOOR HET SLAPENGAAN

SAMENVATTING
De meeste crèmes blijven een paar dagen goed.

Filter de mengsels grondig, zeker als het voor een oogbadje is.

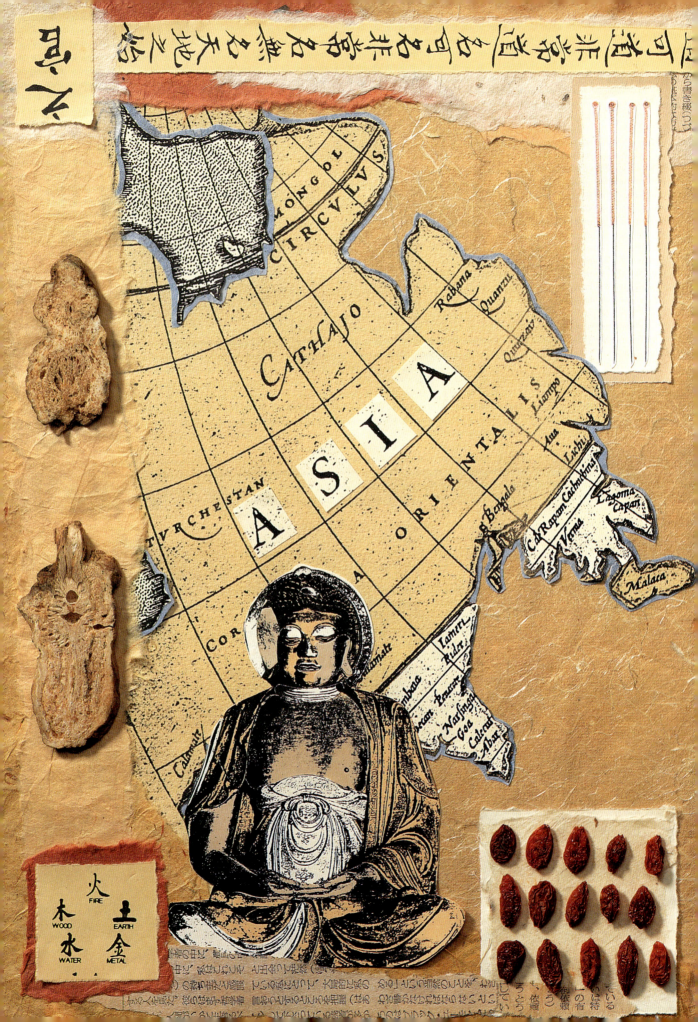

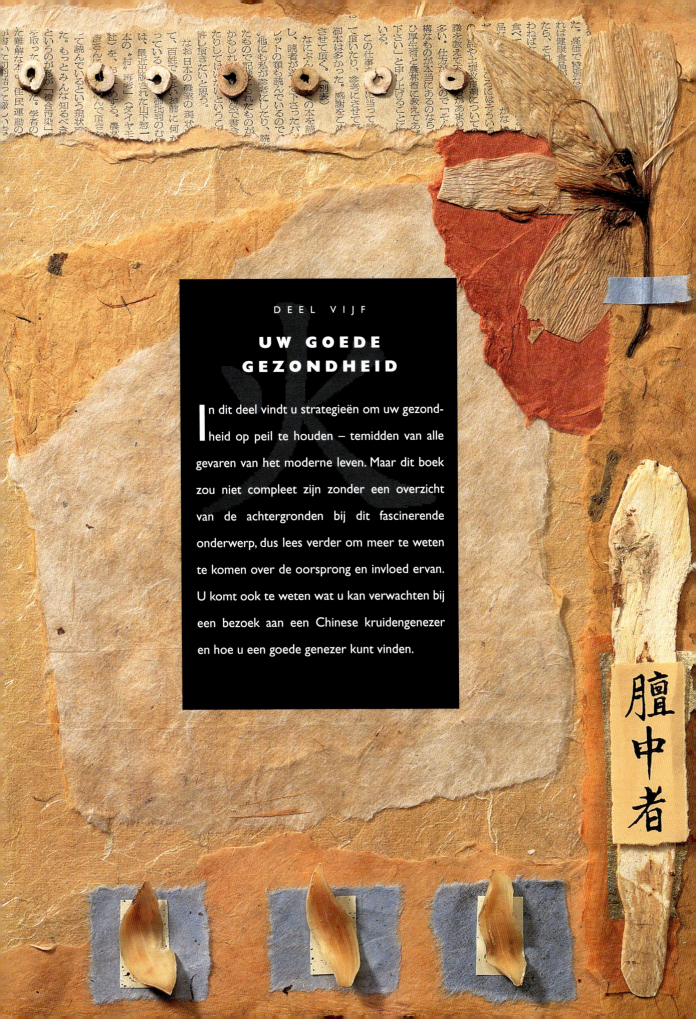

DEEL VIJF

UW GOEDE GEZONDHEID

In dit deel vindt u strategieën om uw gezondheid op peil te houden – temidden van alle gevaren van het moderne leven. Maar dit boek zou niet compleet zijn zonder een overzicht van de achtergronden bij dit fascinerende onderwerp, dus lees verder om meer te weten te komen over de oorsprong en invloed ervan. U komt ook te weten wat u kan verwachten bij een bezoek aan een Chinese kruidengenezer en hoe u een goede genezer kunt vinden.

GESCHIEDENIS VAN DE OOSTERSE GENEESKUNST

Twee belangrijke figuren staan aan de basis van de Chinese geneeskunde. De Gele Keizer (Huang Di) –het 'Goddelijk Middelpunt' van het universum– verleent zijn naam aan een belangrijk werk, de Leer der interne geneeskunde van de Gele Keizer (Huang Di Nei Jing), *in de vorm van gesprekken tussen de Gele Keizer en zijn arts, Qi Bo.*

SHEN NONG

Filosofie en geneeskunde zijn in China altijd al met elkaar verweven geweest. Een legende heeft het georganiseerde systeem van de Chinese geneeskunde als eerste het licht doen zien. Zo'n legendarische figuur was Sheng Nong, de Goddelijke Boer. Hij stond ook bekend als de Vuurkeizer of de Rode Keizer en hij zou de mens geleerd hebben voedsel en kruiden te verbouwen. De Goddelijke Boer beschikte over de magische gave de eigenschappen van planten en kruiden te ontraadselen en ze dan te testen door ze zelf te eten. Hij kon zelfs giftige planten verdragen. Maar op een dag vergde hij te veel van zijn lichaam en stierf. De resultaten van zijn onderzoek werden verzameld in *Leer der kruidengeneeskunde van de Goddelijke Boer (Shen Nong Ben Cao Jing)*, een lijst van alle belangrijke kruiden en hun eigenschappen.

I TJING

De *I Tjing* (of *Yi Jing*, de Leer der Veranderingen) wordt door veel mensen in het Westen als een soort waarzegboek gebruikt – zoiets als Tarotkaarten. Hoewel het boek hiervoor gebruikt kan worden, is dat niet zijn belangrijkste functie. De *I Tjing* is een klassieke taoïstische tekst die als eerste het principe van yin en yang introduceerde in de vorm van hele en onderbroken lijnen die door het hele boek trigrammen en hexagrammen vormen. Het idee is dat een schijnbaar toevallig patroon een antwoord kan zijn op willekeurig welke vraag, zolang men de kennis heeft om dat antwoord te interpreteren.

De eerste versie van de *I Tjing* gaat terug tot de Hsia Dynastie (2205-1766 v.Chr.). Later heeft de filosoof Confucius veel gedaan om het te codificeren, een taak die door zijn discipelen werd voortgezet.

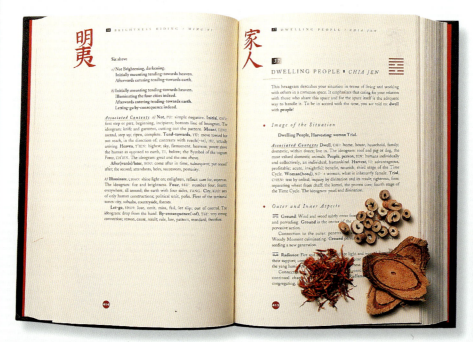

LINKS **Traditionalisten geloven dat kennis van de *I Tjing* noodzakelijk is voor een goed begrip van de Chinese geneeskunde.**

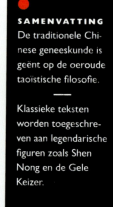

SAMENVATTING

De traditionele Chinese geneeskunde is geënt op de oeroude taoïstische filosofie.

Klassieke teksten worden toegeschreven aan legendarische figuren zoals Shen Nong en de Gele Keizer.

MODERNE ONTWIKKELINGEN

Pas in de tijd van Nixons historische bezoek aan China, begin jaren '70, raakte acupunctuur bij veel westerlingen bekend. Sindsdien staat de Chinese geneeskunde steeds meer in de belangstelling en wordt steeds toegankelijker. Miljoenen mensen hebben inmiddels de zegeningen van een dergelijke behandeling ondervonden. Maar omdat de traditie tot ons kwam via acupunctuur, is deze geneeswijze nog bekender dan kruidengeneeskunde.

KRUIDEN VERSUS ACUPUNCTUUR

In China was kruidengeneeskunde altijd al de voornaamste manier om een ziekte te behandelen. Acupunctuur werd voornamelijk door geleerden beoefend, die de top van de sociale hiërarchie behandelden. Volksdoktoren waren wel in staat om eenvoudige acupunctuurbehandelingen uit te voeren, maar bezaten niet het geavanceerde niveau van de geleerde-dokter. De meeste mensen gingen bij ziekte te rade bij een kruidengenezer.

In het Westen is acupunctuur de eerste niet-westerse behandeling waar men mee in aanraking kwam. Er zijn inmiddels veel acupuncturisten die het vak beoefenen. Pas de laatste jaren, nu China wat toegankelijker is, neemt de kruidengeneeskunde zijn rechtmatige plaats in als de pijler van het Chinese geneeskundesysteem.

De meeste kruidengenezers werken ook als acupuncturist, maar een acupuncturist hoeft niet altijd kennis van kruiden te hebben.

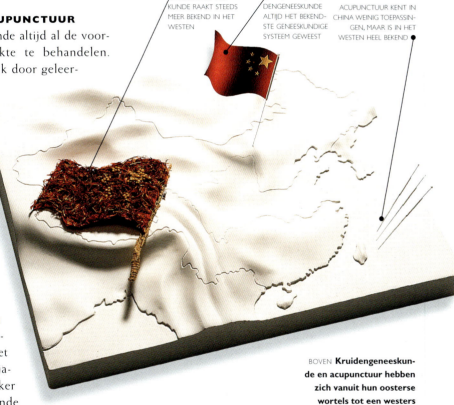

● KRUIDENGENEESKUNDE RAAKT STEEDS MEER BEKEND IN HET WESTEN

● IN CHINA IS KRUIDENGENEESKUNDE ALTIJD HET BEKENDSTE GENEESKUNDIGE SYSTEEM GEWEEST

● ACUPUNCTUUR KENT IN CHINA WEINIG TOEPASSINGEN, MAAR IS IN HET WESTEN HEEL BEKEND

BOVEN **Kruidengeneeskunde en acupunctuur hebben zich vanuit hun oosterse wortels tot een westers publiek uitgespreid.**

LINKS **Bij acupunctuur worden verscheidene plekken langs de meridianen gestimuleerd.**

TRADITIONELE CHINESE GENEESKUNDE

Mao Tse Dong heeft alle verschillende medische tradities gestandaardiseerd tot een systeem dat hij Traditionele Chinese Geneeskunde (TCG) noemde. Maar tijdens Mao's Culturele Revolutie ging veel traditionele kennis verloren. Iets ervan komt nu in het Westen naar boven: het lijkt of wij er meer in geïnteresseerd zijn dan de Chinezen zelf, waar de moderne wetenschap zich keihard opstelt ten opzichte van de TCG.

FENG SHUI

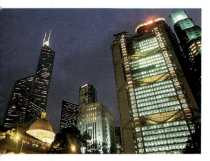

BOVEN **Er zijn bedrijven die de regels van Feng Shui toepassen bij de planning van hun kantoren.**

Er bestaat archeologisch bewijsmateriaal dat Feng Shui al zo'n tweeduizend jaar wordt toegepast in China. Letterlijk vertaald betekent Feng 'wind' en Shui 'water', maar dat geeft ons nog niet veel inzicht in de brede toepassing ervan. Een betere vertaling zou 'omgeving' zijn, omdat de Feng Shui-leer zich bezighoudt met de universele energie (qi) en deze gebruikt bij het creëren van leefruimte die een gunstige invloed op de bewoners heeft.

Een meester raadplegen

Het werk van de vroegere Feng Shui-meester bestond eruit de natuurlijke factoren van een locatie te bekijken en te beslissen wat de juiste plek was voor zaken, vestingwerken, creativiteit en rust. Tot zijn gereedschappen behoorden een kompas, een wichelroede en waarschijnlijk een exemplaar van de *Li SHu (Boek der Waarheden)* – een heilig boek dat de principes van het Chinese geloof uiteenzet.

INGEWORTELDE WAARDEN

Het eerste boek over Feng Shui is in de 9e eeuw geschreven. Niet alleen gebouwen, maar hele landschappen werden erdoor beroerd: rivieren werden omgeleid en heuvels opnieuw gevormd om het keizerlijk fortuin te verbeteren. De grondbeginselen van Feng Shui waren een tweede natuur voor de Chinezen, maar de erkenning van de kunst van de meester en het feit dat er op dat gebied weinig op schrift stond, hield in dat men voor de bouw altijd een vakman raadpleegde. Feng Shui was nauw verweven met de disciplines in de architectuur. Het was dan ook vanzelfsprekend dat Feng Shui-meesters betrokken werden bij elk nieuw bouwproject. Zelfs toen de leer tijdens de Culturele Revolutie verboden was en veel Feng Shui-meesters werkloos hadden moeten zijn, ging de uitvoering ervan in de praktijk gewoon door.

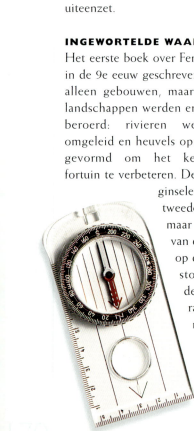

KLEINE GEBOUWEN MET HOGERE BUREN HEBBEN EEN SLECHTE FENG SHUI-LIGGING

BOMEN VERDUISTEREN HET ZONLICHT: SNOEI ZE TERUG

BOVEN **Moderne steden vormen een uitdaging voor Feng Shui: veel negatieve aspecten dienen overwonnen te worden.**

QI VERMENIGVULDIGT ZICH IN WATER, ZODAT EEN DERGELIJKE LIGGING HEEL GUNSTIG IS

LANGZAME, SLINGERENDE RIVIEREN BRENGEN GELUK

Deuren en ramen

Deuren en ramen worden gezien als de mond en ogen van het huis, waardoor de juiste hoeveelheid qi kan binnenkomen – die op dezelfde manier kan wegstromen. Een trap rechtstreeks naar de voordeur wordt als zeer ongelukkig beschouwd, omdat het fortuin dan de trap af het huis uit snelt. Door een hangend windorgel of een spiegel achter de deur te bevestigen, kan de qi worden afgebogen en het fortuin binnen gehouden worden. Binnendeuren beïnvloeden de qi-stroom in het huis en kunnen het best in een kamer uitkomen.

Ramen die naar binnen of naar buiten openen zijn beter dan ramen die naar boven of beneden opengaan, omdat door de eerste de meeste qi kan binnenstromen. Een andere Feng Shui-taktiek is om glazen bollen voor ramen op het westen te hangen – het tovert de felle middagzon om in ontelbare gelukskleuren.

GEBOUWEN DIE OP EEN PARK OF TUIN UITKIJKEN, HEBBEN EEN GOEDE FENG SHUI-LIGGING

FENG SHUI NEEMT ALLE OMGEVINGS-FACTOREN IN OVERWEGING

HUIZEN MET UITZICHT OP STRAAT HEBBEN EEN GUNSTIGE LIGGING – DE QI WORDT RECHTSTREEKS HUN HUIS INGEBRACHT

SAMENVATTING

Feng Shui behelst de harmonie in onze interactie met de omgeving, waarbij simpele technieken worden gebruikt.

De principes van Feng Shui worden al meer dan tweeduizend jaar toegepast.

MODERNE FENG SHUI

In de 9e eeuw konden de verschillende Feng Shui-scholen grofweg in twee categorieën verdeeld worden. Het waren de vorm-school (die de landschappelijke configuraties bestudeerden) en de kompas-school (die zich meer richtten op de technische en wetenschappelijke toepassingen van het kompas). Dit zijn de klassieke scholen; verschillende aspecten van beide zijn gecombineerd in een vereenvoudigde vorm van Feng Shui die nu in het Westen toegepast wordt. Dit systeem gebruikt niet de precisie van het kompas, maar simpelweg de Ba Gua – een negen-bij-negenraster waarin elk vakje een levensaspect vertegenwoordigt (zoals: relaties, rijkdom, zegeningen). Dit wordt over een plattegrond van uw huis gelegd of over elk vertrek.

TOEPASSING VAN DE PRINCIPES

Het komt er eenvoudigweg op neer dat alles omtrent uw (t)huis een krachtige positieve of negatieve werking op elk aspect van uw leven kan hebben. Het ideale huis wordt van bijelkaargeraapte materialen gebouwd op een prachtige plek volgens een ontwerp met vloeiende lijnen die de energiestroom vergemakkelijken en elk vertrek is precies op zijn functie ingericht. De realiteit is echter dat de meesten van ons terechtkomen in een bestaand huis, compleet met ramen, deuren en muren, met misschien uitzicht op een elektriciteitsmast of met een onderaardse rivier die rechtstreeks onder uw keuken doorloopt. Het verminderen van deze negatieve effecten vormt de grootste uitdaging voor Feng Shui. Met een kompas worden de principes van de vijf elementen op het gebouw en elk vertrek losgelaten. Daarna wordt de energie in evenwicht gebracht met behulp van onder andere kleur, planten, kristallen, water en windorgels.

WAAR ZIJN WE NAAR OP ZOEK?

Een diepgaand effect op gezondheid, rijkdom en vervulling worden routinematig vermeld in de honderden nieuwe boeken en tijdschriften over Feng Shui. In onze collectieve zoektocht naar gezondheid en geluk zijn we bereid om alles te doen – behalve onze omgeving proberen te begrijpen en er in harmonie mee te leven.

FIT BLIJVEN

Beweging is van groot belang voor het behoud van de gezondheid. Het Oosten is natuurlijk beroemd vanwege de acrobatische hoogstandjes van zijn krijgshaftige artiesten. Minder bekend zijn de 'interne bewegingen' zoals Tai Qi en Qi Gong. De rustige en langzame technieken logenstraffen hun oorsprong als ware vechtsporten; tegenwoordig worden voornamelijk de meditatieve en gezondheidsaspecten onderricht. Beide therapieën worden in China op grote schaal beoefend.

LINKS **Chinese acrobaten –getraind in vechtsporten– zijn vermaard om hun soepelheid en kracht.**

Tai Qi en Qi Gong

China's lange geschiedenis is altijd al onderbroken geweest door oorlog, invasie en bezetting. Verschillende keren verbood de bezetter het trainen van soldaten. Maar handige generaals omzeilden deze regels en bouwden hun leger via heimelijke middelen op. Door het tempo van de vechtbewegingen te vertragen, leken ze op onschuldige oefeningen. Soldaten konden zo in het geheim trainen. Ook wapens waren verboden, dus werd landbouwgereedschap voor militaristisch gebruik aangewend.

OEFENINGEN

Het idee achter de interne oefeningen is dat door versterking van de qi van het lichaam ziekte kan worden vermeden en de weerstand van het lichaam wordt versterkt. Voor een juist onderricht van Tai Qi en Qi Gong hebt u een goede instructeur nodig. Binnen Tai Qi en Qi Gong bestaan veel verschillende soorten oefeningen en tradities, dus instructeurs hebben elk hun eigen benadering. Maar bij iedereen staat voorop dat u uw qi leert beheersen en versterken. U kunt beginnen door een oefening uit te kiezen die betrekking heeft op uw orgaan van zwakheid of uw element en deze dagelijks oefenen.

> ● **SAMENVATTING**
> Tai Qi en Qi Gong richten zich op de verbetering van de qi-huishouding.
> Er zijn veel verschillende bewegingsprogramma's – dus cursussen kunnen sterk afwijken.

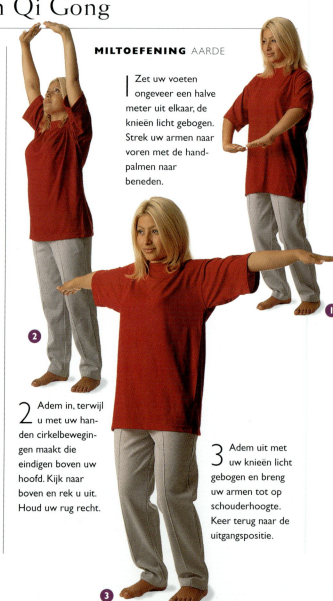

MILTOEFENING AARDE

1 Zet uw voeten ongeveer een halve meter uit elkaar, de knieën licht gebogen. Strek uw armen naar voren met de handpalmen naar beneden.

2 Adem in, terwijl u met uw handen cirkelbewegingen maakt die eindigen boven uw hoofd. Kijk naar boven en rek u uit. Houd uw rug recht.

3 Adem uit met uw knieën licht gebogen en breng uw armen tot op schouderhoogte. Keer terug naar de uitgangspositie.

FIT BLIJVEN

LONGOEFENING METAAL

1. Strek uw armen horizontaal uit, met de palmen naar beneden en de vingers gestrekt. Uw voeten staan uit elkaar.

2. Adem uit, waarbij u uw armen naar achteren trekt en uw borst uitzet. Adem in en keer terug naar beginpositie. Draai uw palmen naar boven, buig uw borst naar voren en draai uw armen met de wijzers van de klok rond. Doe dit 20-30 keer.

LEVEROEFENING HOUT

1. Deze oefening verbetert ook de beweeglijkheid van de ruggengraat. Sta met uw voeten gespreid en de armen ontspannen langs uw zij.

2. Maak met uw romp en armen een wijde cirkel en volg de cirkel terug naar de uitgangspositie. Houd uw voeten plat op de grond. Herhaal de oefening tien keer.

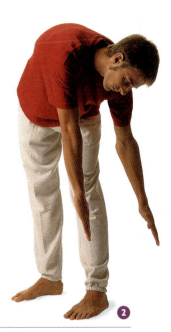

NIEROEFENING WATER

1. Leg uw handen op de heupen, de voeten een halve meter uit elkaar. Houd uw benen zo recht mogelijk en buig vanuit uw middel.

2. Buig opzij en naar voren. Deze oefening is als 'de wind die door de lotusbladeren ruist'.

3. Eindig met rustig achterwaarts te buigen. (Doe voorzichtig bij rugproblemen.) Keer terug naar de uitgangspositie.

HARTOEFENING VUUR

1. Spreid uw voeten. Strek een arm met gebogen palm naar voren. Breng uw andere arm omhoog, de palm naar boven en strek uit. Doe hetzelfde met uw andere arm.

2. Hef met de palmen naar de borst toe de armen met een sterke beweging naar boven, waarbij u de palmen naar boven draait. Kijk naar boven en blijf zo staan. Deze oefening symboliseert de 'ondersteuning van het hemelgewelf'.

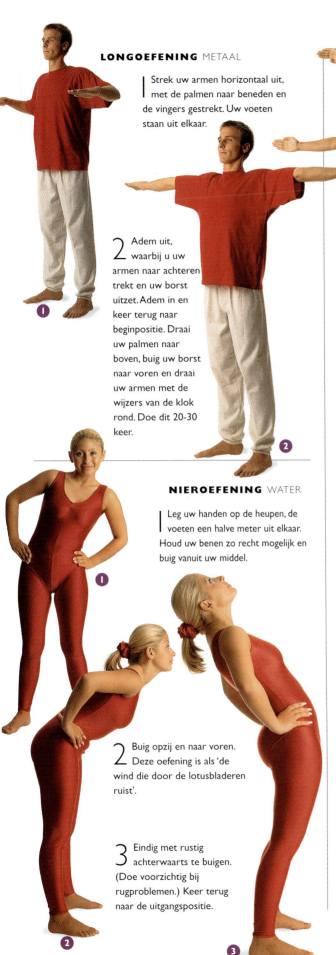
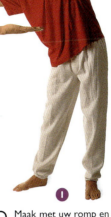
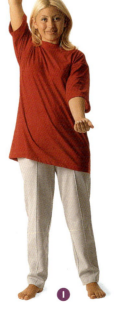
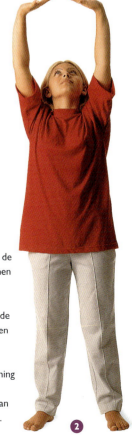

UW GOEDE GEZONDHEID

VOEDING

De Chinese geneeskunde beveelt een dieet aan dat voornamelijk uit verse groenten en graanproducten (ongeveer 70%) bestaat, met vis, vlees, zuivelproducten, noten, zaden, vruchten en peulvruchten. In China bestaan enorme verschillen in eetgewoonten; in de wat koudere provincies zoals Szechuan, is heet, pittig voedsel populair, terwijl men in de zuidelijke gebieden veel eier- en roerbakgerechten eet.

BOVEN **Vegetarisme is populair in het Westen, maar vrijwel onbekend in China.**

SAMENVATTING
Eet voornamelijk graanproducten en groenten en weinig eiwitten, peulvruchten en vruchten.

Vegetariërs moeten zorgen voor een uitgebalanceerd dieet.

Energie en smaak

De Chinese geneeskunde beschouwt levensmiddelen als producten die of energie of smaak bezitten. Voedingsmiddelen met veel energie zijn licht en versterkend: graanproducten en groente bijvoorbeeld. Voedingsmiddelen die een sterk aroma hebben, zijn zwaar en voedzaam en vaak compact, nat, bloederig of vet. Voorbeelden zijn dierlijke producten, rijke granen, vruchten en noten.

We hebben zowel behoefte aan energie als aan smaak, maar voor een goede spijsvertering zouden we meer energierijk voedsel moeten eten en minder gekruide producten.

HET RAUWE EN HET GEKOOKTE

'Gekookt voedsel smaakt niet alleen goed, het vermindert ook de kans op ziekte – vooral op het gebied van de spijsvertering. Gekookt voedsel vergroot de weerstand, omdat de voedingsstoffen gemakkelijker worden opgenomen en verteerd.' (Citaat: Zang Enquin, een meester van de traditionele Chinese geneeskunde.)

ZORG VOOR DE SPIJSVERTERING

De Chinese voedingstheorie hecht grote waarde aan de betekenis van rauw en gekookt voedsel. Rauw voedsel bevat meer voedingsstoffen dan gekookt voedsel, omdat tijdens het kookproces onvermijdelijk voedingsstoffen verloren gaan. Maar omdat gekookt, warm voedsel veel gemakkelijker te verteren is, worden er uiteindelijk meer voedingsstoffen in het lichaam opgenomen. Eet daarom niet te veel rauw voedsel, vooral niet in de lente en zomer, en afhankelijk van uw lichamelijke conditie.

Het spijsverteringsproces kan vergeleken worden met het koken van soep en heeft dus ook warmte nodig. Alles wat goed verteerd moet worden, moet het lichaam op een hogere temperatuur dan normaal verwerken. Hieruit kunnen we concluderen dat goedgekauwd gekookt voedsel gemakkelijker verteert dan rauwe etenswaren. Van afgekoeld voedsel dat later opnieuw verhit wordt, kunnen de heilzame, verwarmende kenmerken veranderen, dus probeer zo veel mogelijk vers gekookte maaltijden te eten.

Goede gewoonten

- Geniet van uw eten.
- Eet seizoensproducten die plaatselijk worden verbouwd.
- Zorg tijdens het eten voor ontspanning en rust.
- Kauw goed.
- Eet tot u voor tweederde voldaan bent.
- Drink niet te veel tijdens het eten, vooral geen koude drank.
- Zorg ervoor dat u ontbijt.
- Zorg ervoor dat u luncht.
- Eet niet 's avonds laat.
- Probeer 's morgens vroeg ontlasting te hebben.

De spijsvertering

- Het voedsel wordt door de tanden in kleine stukjes gehakt.
- In de Maag wordt het voedsel omgezet in een soort 'soep'.
- De soep wordt in een Zuiver en Onzuiver deel gefilterd.
- Het Zuivere deel rijst opwaarts naar het Hart en de Longen.
- Het Onzuivere deel wordt afgescheiden.
- De belangrijke voedingsstoffen veranderen in Bloed en qi.

VOEDING

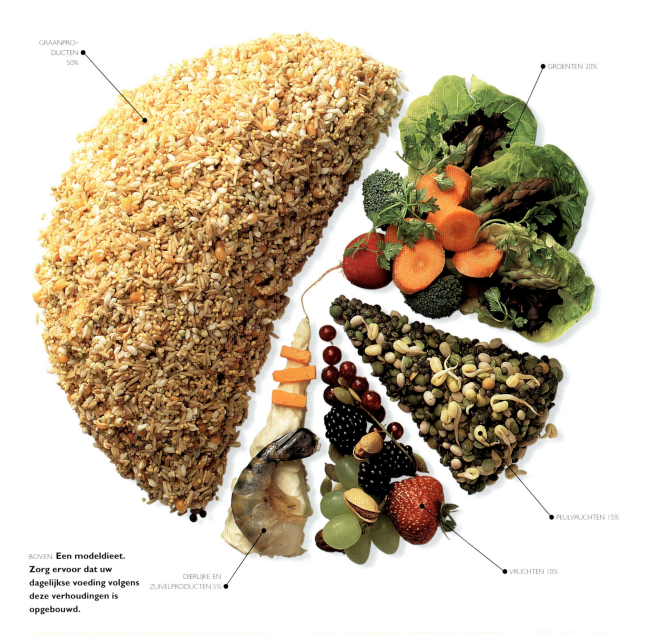

- GRAANPRODUCTEN 50%
- GROENTEN 20%
- PEULVRUCHTEN 15%
- VRUCHTEN 10%
- DIERLIJKE EN ZUIVELPRODUCTEN 5%

BOVEN **Een modeldieet.** Zorg ervoor dat uw dagelijkse voeding volgens deze verhoudingen is opgebouwd.

Voedsel om te vermijden of weinig te gebruiken

- Melk
- Tarwe
- Gebakken en gefrituurd voedsel
- Voedsel gefermenteerd in azijn of alcohol
- Koffie
- Suiker
- Meervoudig onverzadigde oliën
- Dierlijke vetten
- Gerookt vlees

De juiste verhouding

Uw dieet zou moeten bestaan uit bepaalde hoeveelheden uit de verschillende voedselgroepen. Volgens de principes van de Chinese geneeskunde zou dit als volgt kunnen:

GRAANPRODUCTEN	50%
GROENTEN	20%
PEULVRUCHTEN (bonen, erwten, linzen, taugé, sojaproducten).	15%
VRUCHTEN (inclusief noten en zaden).	15%
DIERLIJKE PRODUCTEN (inclusief zuivelproducten).	5%

GIFTIGE STOFFEN VERMIJDEN

Onze wereld raakt steeds meer vervuild met giftige stoffen. Het is inmiddels bijna onmogelijk —waar u ook woont— aan de vervuiling te ontsnappen. De oorsprong van de gifstoffen kan zo divers zijn dat het vaak moeilijk is erachter te komen hoe u zich er tegen kunt beschermen. Gifstoffen hopen zich op en we kunnen ze niet helemaal vermijden. Hoe minder we er thuis of op het werk aan blootstaan, des te beter dat is.

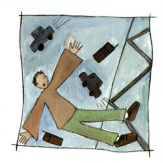

BOVEN **Giftige stoffen** doordringen ons dagelijks leven; we worden er allemaal door aangetast.

Bronnen van giftige stoffen en hoe ze te vermijden

 BRONNEN IN HUIS

GASFORNUIS
Bij de verbranding van gas komen schadelijke stoffen vrij. Ze kunnen aandoeningen aan de luchtwegen veroorzaken.
✖ *Zorg voor goede ventilatie, of ga over op elektrisch koken.*

VERFLUCHT
Verf kan schadelijk zijn.
✖ *Ventileer de kamer goed nadat u geverfd hebt en gebruik hem niet meteen. Als het de slaapkamer betreft, gebruik hem dan een paar dagen niet.*

DHZ-OPLOSMIDDEL
Lakken en lijmen geven na het aanbrengen schadelijke stoffen af.
✖ *Draag een masker en handschoenen.*

MEDIUM DENSITY FIBREBOARD (MDF)
Bij onverpakt MDF komt na fabricage nog een tijd formaldehyde vrij. Het fijne stof wat bij het zagen ontstaat, werkt irriterend op de longen.
✖ *Draag een masker tijdens het zagen.*

SCHOONMAAKPRODUCTEN
Chemische reinigingsmiddelen en producten als luchtverfrissers en bleekmiddelen kunnen kankerverwekkende stoffen bevatten.
✖ *Draag handschoenen en lucht uw kleren goed.*

COSMETICA
Het houtalcohol in bepaalde cosmetica kan lichaamscellen beschadigen.
✖ *Gebruik zo weinig mogelijk cosmetica en koop producten bij een natuurwinkel.*

AMALGANE GEBITSVULLINGEN
Kwik en andere vullingsmetalen kunnen het lichaam insijpelen.
✖ *Denk erover ze te vervangen.*

CENTRALE VERWARMING
Droge lucht beschadigt de longen.
✖ *Gebruik luchtbevochtigers of andere verwarmingsbronnen.*

DUBBELE BEGLAZINGG
Een tochtvrije ruimte houdt ziekteverwekkers binnen.
✖ *Zet de ramen regelmatig open.*

 VOEDSELBRONNEN

RESTEN VAN BESTRIJDINGSMIDDELEN
De meeste gewassen worden met behulp van bestrijdingsmiddelen verbouwd die het immuunsysteem kunnen aantasten en die niet alleen met water kunnen worden verwijderd.
✖ *Was groente en fruit in water waaraan zeep is toegevoegd of koop biologische producten.*

CONSERVERINGSMIDDELEN, KLEURSTOFFEN EN E-NUMMERS.
Misschien verantwoordelijk voor een breed scala aan ziekten, waaronder ADHD.
✖ *Niet gebruiken.*

STIMULERENDE MIDDELEN
Alcohol, koffie, tabak en drugs tasten het immuunsysteem aan en veroorzaken zo ziekten.
✖ *Beperk het gebruik of stop er helemaal mee.*

GIFTIGE STOFFEN VERMIJDEN

VERZADIGDE VETZUREN
Aanwezig in margarine of gemaksvoedsel.
✖ *Niet gebruiken.*

ANTIBIOTICA IN VLEES
Kan het immuunsysteem aantasten.
✖ *Eet biologisch vlees.*

(AAN)GEBAKKEN, RANZIG, OUD, GECONSERVEERD OF OVERGEBLEVEN VOEDSEL
Zonder voedingsstoffen en kan kankerverwekkend of giftig zijn
✖ *Vermijden.*

GENETISCH GEMANIPULEERD VOEDSEL
Een recente innovatie die nog niet grondig getest is.
✖ *Eet biologisch voedsel.*

 OP HET WERK

FOTOKOPIEERAPPARATEN, FAXEN, MOBIELE TELEFOONS, COMPUTERS
Elektronische straling zou kankerverwekkend kunnen zijn.
✖ *Zet planten naast of op uw bureau.*

AIRCONDITIONING
Verspreidt virussen en bacteriën.
✖ *Zorg ervoor dat u niet onder een ventilatiegat zit.*

FRISDRANKMACHINES
Kunnen onbekende ingrediënten bevatten.
✖ *Zorg voor uw eigen drinken.*

STRESS
Tast het immuunsysteem aan.
✖ *Pas ontspanningstechnieken toe.*

SYNTHETISCH KANTOORMEUBILAIR
Geeft giftige stoffen af.
✖ *Zoek een milieuvriendelijke werkgever.*

COMPUTERSCHERMSTRALING
Er bestaat geen veilig niveau voor blootstelling aan straling.
✖ *Gebruik een stralingsscherm.*

 BRONNEN IN DE OMGEVING

VERVUILING DOOR VERVOER
Koolmonoxide, door de lucht verspreide gifdeeltjes en vluchtige organische verbindingen worden door de door benzine voortgedreven voertuigen uitgestoten. Vooral kinderen zijn er gevoelig voor.
✖ *Draag er niet toe bij. Gebruik alleen een auto als het echt nodig is. Loop, fiets of gebruik het openbaar vervoer.*

BENZINE, DIESEL
Een sterke, rechtstreekse vervuilingsbron.
✖ *Zorg er bij het tanken voor dat u de benzinelucht niet inademt.*

MEDICIJNEN
Onnodig gebruik van medicijnen, vooral antibiotica, tast de weerstand aan.
✖ *Gebruik alleen indien nodig, probeer preventieve geneeskunde.*

ELEKTRICITEITSKABELS, ELEKTRICITEITSHUISJES
Aanwezigheid van sterke straling die ziekte kan veroorzaken.
✖ *Ga verhuizen.*

ONDERGRONDSE NATUURLIJKE GASSEN ZOALS RADON
Van radon is bekend dat het kanker veroorzaakt.
✖ *Ga verhuizen.*

OZON
Het gat in de ozonlaag is de oorzaak van meer huidkankers.
✖ *Gebruik zonnebrandcrème en zet een hoed op.*

CHLOORFLUORKOOLWATERSTOFFEN (CFK'S)
Tasten de ozonlaag aan; veroorzaken complexe chemische reacties die schadelijk zijn.
✖ *Zorg ervoor dat uw koelkast cfk-vrij is, net als eventuele luchtverfrissers.*

HUISDIEREN
Dieren fungeren als gastheer van een hele reeks ongedierte en ziektekiemen.
✖ *Ga dieren uit de weg bij overgevoeligheid; bescherm uw huisdieren tegen ongedierte.*

Voedingssupplementen

Bepaalde etenswaren, vitaminen en mineralen bevatten natuurlijke antioxidanten die het lichaam tegen kanker beschermen. Regelmatige, langdurige consumptie ervan kan de kans op kanker verminderen.

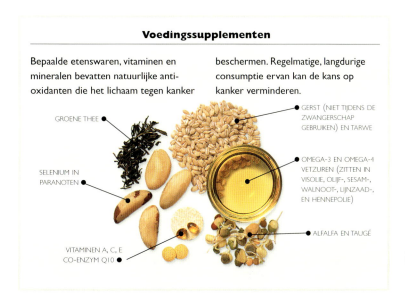

- GROENE THEE
- SELENIUM IN PARANOTEN
- VITAMINEN A, C, E CO-ENZYM Q10
- GERST (NIET TIJDENS DE ZWANGERSCHAP GEBRUIKEN) EN TARWE
- OMEGA-3 EN OMEGA-4 VETZUREN (ZITTEN IN VISOLIE, OLIJF-, SESAM-, WALNOOT-, LIJNZAAD-, EN HENNEPOLIE)
- ALFALFA EN TAUGÉ

HOE EEN CHINESE ARTS WERKT

Een bezoek aan een arts die volgens de Chinese geneeskunde te werk gaat, is een heel andere ervaring dan een bezoek aan een reguliere arts. Dit geldt zowel voor het consult als voor de aanpak. Een holistisch, medisch systeem werkt op twee niveaus: de arts houdt zich bezig met het probleem dat de patiënt hem voorlegt en zoekt tegelijkertijd naar potentiële toekomstige problemen.

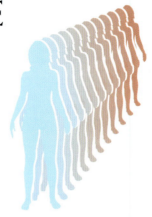

BOVEN **Een Chinese arts kijkt naar een veelvoud aan gezondheidsaspecten om zo toekomstige problemen het hoofd te bieden.**

De arts

ONDER **Van wat u vertelt –en de manier waarop–, krijgt de arts al een goed beeld van uw fysieke conditie, nog voor hij u lichamelijk onderzoekt.**

Als u in het Westen een Chinese arts raadpleegt, zult u vaak merken dat deze niet uit China komt. De meesten zijn Europeaan of Amerikaan. Zowel de Chinese arts als zijn westerse collega heeft zwakke en sterke punten. Waar het om gaat, is het feit dat u goed overweg kunt met degene die u raadpleegt, los van zijn land van oorsprong. Alle artsen met de juiste opleiding hebben genoeg kennis van de conventionele geneeskunde om uw probleem vanuit dat perspectief te kunnen beoordelen. Ook kan hun behandelingswijze verschillen – sommigen zullen alleen kruiden gebruiken, anderen ook acupunctuur, massage of maken gebruik van Qi Gong.

Een ziekte behandelen als er al symptomen zijn opgetreden, is hetzelfde als bij dorst een bron graven.

TRADITIONEEL CHINEES GEZEGDE

HOE EEN CHINESE ARTS WERKT

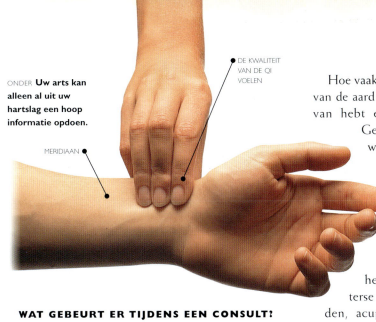

ONDER **Uw arts kan alleen al uit uw hartslag een hoop informatie opdoen.**

MERIDIAAN

DE KWALITEIT VAN DE QI VOELEN

Hoe vaak u de arts moet consulteren, is afhankelijk van de aard van de aandoening, hoe lang u er al last van hebt en uw algehele gezondheidstoestand. Generaliseren is onmogelijk, maar het is waarschijnlijk dat een probleem met zeer hevige symptomen waar u het grootste deel van uw leven last van hebt gehad, tijd nodig heeft om ten volle te reageren..

NATUURLIJKE GENEESWIJZEN

Bedenk wel dat natuurlijke geneeswijzen heel anders werken dan de reguliere westerse medicijnen en behandelingswijze. Kruiden, acupunctuur en voedingstherapie zorgen ervoor dat uw eigen lichaam aan het werk gaat, waarbij een balans ontstaat die door innerlijke harmonie teweeg is gebracht. Moderne westerse geneeskunde werkt zeker sneller en vaak krachtiger dan traditionele geneeskunde, maar het gaat uiteindelijk om het langetermijneffect van dergelijke behandelingen.

WAT GEBEURT ER TIJDENS EEN CONSULT?

Zo'n eerste visite verloopt bij iedereen meestal volgens een bepaald patroon – hoewel er variaties zijn.

Eerst wordt aan de hand van vragen informatie vergaard, zodat de achtergrond van het probleem beter bekend wordt. Maar het geeft de arts ook de gelegenheid te zien hoe u overkomt en uw stemgeluid te horen.

Op een bepaald moment zal uw tong worden bekeken en uw pols gevoeld. De arts betast misschien ook nog uw buikstreek of onderzoekt een bepaald lichaamsdeel. Hoewel het opnemen van de bloeddruk geen deel uitmaakt van de traditionele diagnose, wordt dat indien nodig gedaan.

BEHANDELING

Door deze informatie te bundelen, ontstaat een uniek beeld van uw gezondheid, waar elke ziekte tot uiting komt via een patroon van disharmonie. Deze diagnose geeft precies aan hoe uw probleem aangepakt moet worden en voert u op de weg terug naar herstel.

ONDER **Een analyse van uw tong kan net zo veel informatie opleveren als een lichaamsscan.**

● SAMENVATTING

Zoek een arts die u graag mag en vertrouwt, ongeacht zijn nationaliteit.

Soms werken kruiden snel en zeer doeltreffend, maar meestal is de behandeling langdurig.

ONDER **U krijgt misschien een extract, tinctuur, tabletten of een andere kruidenremedie voorgeschreven.**

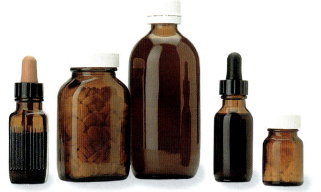

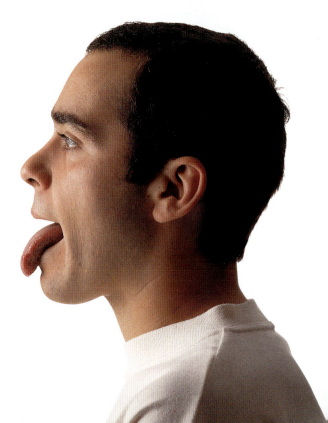

WANNEER EEN ARTS RAADPLEGEN?

Het gezondhouden van uw lichaam moet een dagelijkse bezigheid zijn. Ook diagnose en behandeling van problemen vallen hieronder en dat is het doel van dit boek. Maar het is van essentieel belang dat u weet wanneer u een expert moet raadplegen. Er kunnen zich in uw leven momenten voordoen wanneer het cruciaal is de hulp van een arts in te roepen om uw gezondheid weer in goede banen te leiden.

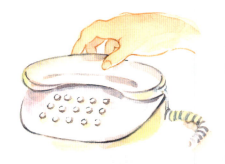

BOVEN **Zoek professionele hulp als er geen schot in uw gezondheidsproblemen zit.**

ONDER **Bespreek met uw huisarts eventuele alternatieve therapieën.**

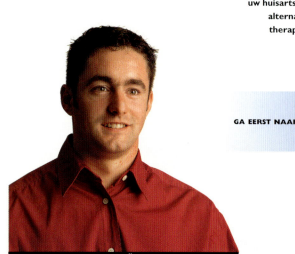

PATIËNT

GA EERST NAAR UW HUISARTS

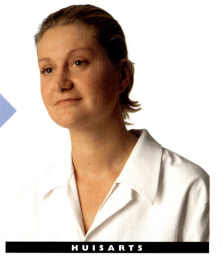

HUISARTS

Professionele hulp

Het ligt natuurlijk voor de hand om bij levensbedreigende of ernstige ziekten, of zwangerschap een expert te raadplegen. Maar zelfs bij aanhoudende klachten is misschien meer hulp nodig als de zelfmedicatie niet het gewenste resultaat oplevert. Het raadplegen van een reguliere arts hoeft een andersoortige behandeling niet uit te sluiten, omdat veel artsen een dergelijke behandeling aanraden als aanvulling op de conventionele medicijnen.

Als u van plan bent meerdere specialisten te raadplegen, is het van belang dat er een is, uw huisarts wellicht, die de verschillende behandelingen en aanwijzingen coördineert. Voor een maximaal effect moeten de behandelingen wel met elkaar harmoniëren. In zeldzame gevallen kunnen kruiden de werking van reguliere medicijnen verhinderen, dus zorg ervoor dat uw huisarts op de hoogte is van alle remedies en medicijnen die u gebruikt.

HOE VINDT U EEN CHINESE-KRUIDENGENEZER?

De mogelijkheid een goed opgeleide arts te vinden, hangt af van waar u woont. De meeste landen hebben tegenwoordig een officiële organisatie voor kruidengenezers. Een dergelijke organisatie heeft een aantal criteria waaraan leden moeten voldoen en stellen ook vaak een bepaalde gedragscode vast. Ook bestaat er een klachtenprocedure, indien u niet tevreden bent over de behandeling van een van de leden. Het is raadzaam alleen een arts te consulteren die bij een officieel orgaan is aangesloten, anders is het moeilijk zijn kwalificaties in te schatten.

Misschien raadpleegt u liever iemand die u door een vriend(in) is aangeraden —meestal een goede manier om een arts te vinden—, maar ga dan toch na of hij of zij geregistreerd staat. Hoedt u voor mensen die zeggen dat ze het niet nodig vinden aangesloten te zijn bij een bepaalde organisatie.

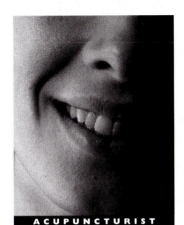

ACUPUNCTURIST

BOVEN **Acupunctuur biedt een goed alternatief voor bepaalde gezondheidsproblemen.**

ALTERNATIEVE THERAPIEËN

CHINESE KRUIDENGENEESKUNDE

ervaring heeft met uw specifieke probleem en wat de behandeling zou kunnen zijn. Het heeft weinig zin te vragen of de behandeling intensief is, omdat dat pas na een volledige anamnese mogelijk is. Vraag ook naar het honorarium.

HOE VER MOET U REIZEN?

Probeer iemand te vinden die redelijk in de buurt woont. Er zijn mensen die het halve land afreizen of zelfs naar het buitenland gaan om een beroemde arts te consulteren. Dit heeft echter vaak een tegengestelde werking. De bijkomende stress, de extra kosten en de lange perioden tussen de behandelingen in zullen uiteindelijk zwaarder wegen dan uw vertrouwen in de arts. Deze handelwijze heeft alleen zin als uw aandoening zeldzaam en bijzonder moeilijk te behandelen is.

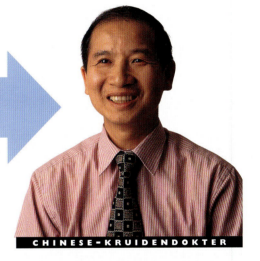

CHINESE-KRUIDENDOKTER

BOVEN **Chinese kruidengeneeskunde is geschikt voor iedereen, voor jong en oud.**

WAT MOET U VRAGEN?

Als u eenmaal uw keuze hebt gemaakt, maak dan een afspraak voor een eerste kennismaking. Vraag of de arts

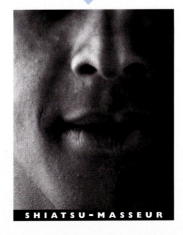

RECHTS **Shiatsu herstelt door massage de qi-stroom in uw lichaam.**

SHIATSU-MASSEUR

● **SAMENVATTING**
Zorg ervoor dat uw huisarts volledig op de hoogte is van de behandelingen en medicijnen die u gebruikt. Kies een arts die uw probleem enigszins kent. Vraag hem zo veel mogelijk informatie over de behandeling.

VERKLARENDE WOORDENLIJST

Acht principes (of acht condities): vier paren van tegenstellingen –yin-yang, vol-leeg, intern-extern en heet-koud– en die gebruikt worden om medische aandoeningen te beschrijven.

Afkooksel: een methode voor het innemen van kruiden, waarbij kokend water rechtstreeks op de gedroogde kruiden wordt gegoten en de vloeistof direct wordt gefilterd.

Allopathie: conventionele ziektebehandeling, algemeen in het Westen, waarbij medicijnen gebruikt worden die een tegenovergestelde werking hebben ten opzichte van de ziektesymptomen.

Betasting: het betasten door middel van de vingers van een bepaald deel van het lichaam om eventuele disharmonieën te traceren.

Bloed: een concept dat alle processen van bevochtiging, voeding en verkoeling in het lichaam omvat. Vooral van belang voor de gezondheid van de vrouw.

Confucius (551-479 v.Chr.): Chinese wijsgeer uit de oudheid, beroemd om zijn *Analects*, de postuum gepubliceerde collectie van zijn uitspraken en stellingen, en het codificeren van de *I Tjing*.

Congee: traditionele Chinese rijstepap.

Damp: afwijkende lichaamsvloeistoffen die dik worden en disharmonie en ziekte veroorzaken.

Damp-Hitte: gecombineerde Hitte en Damp met de kenmerken van beide.

Damp-Kou: gecombineerde Kou en Damp met de kenmerken van beide.

Deficiëntie: een zwakte –in een orgaan, van het Bloed of van de qi– die leidt tot disharmonie.

Droogte: een gebrek aan yin, dat tot een afwezigheid van, of gebrek aan vocht leidt.

Extract: een methode voor de bereiding van kruiden, waarbij de kruiden een uur of langer in zachtkokend water trekken.

Feng Shui ('feng' betekent wind, 'shui' betekent water): een bepaalde manier om gebouwen en objecten te situeren, waarbij de invloed van de natuurlijke omgeving wordt betrokken.

Hitte: een yang-invloed die voor overstimulatie zorgt.

Holisme: een tak van de geneeskunde die de hele persoon behandelt en die niet alleen de ziekte, maar ook de geestelijke en sociale omstandigheden daarbij betrekt.

Huang Di (de Gele Keizer, 259-210 v.Chr.): grondlegger van de Qin-dynastie. Auteur van de *Nei Jing Su Wen*, of *Leer der interne geneeskunde van de Gele Keizer*, samen met zijn arts Qi Bo.

Inwendig, intern: een verstoring van het evenwicht door een interne oorzaak.

Jin Ye: lichaamsvocht; ook Bloed en Slijm.

Jing, of erfelijk qi: de qi waarmee we worden geboren en die onze fundamentele gezondheid bepaalt.

Kou: een yin-invloed die onderstimulatie veroorzaakt.

Leeg, leegte (xu): het gebrek aan een bepaalde stof in het lichaam die voor disharmonie zorgt.

Leeg-heet: Hitte door een gebrek aan yin.

Leeg-koud: Kou door een gebrek aan Yang.

Li Shi Zhen: een Chinese arts uit de oudheid die het *Standaardwerk van de Hartslag* schreef.

Mao Tse Dong (1893-1976): Chinees leider (1935-1976) en eerste Voorzitter van de Volksrepubliek. Beroemd om zijn filosofie zoals die in het *Rode Boekje* uiteen wordt gezet. Tijdens de Culturele Revolutie raakte veel traditionele kennis van de Chinese geneeskunde verloren.

Meridianen: banen in het menselijk lichaam waarlangs de qi stroomt; bij acupunctuur gebruikt.

WOORDENLIJST

Ontgifting: het proces waarbij door een zorgvuldig dieet het lichaam van gifstoffen wordt gezuiverd.

Patentremedies: kruidenremedies onder octrooi vervaardigd en zonder recept verkrijgbaar.

Qi Gong: een rustige vechtsport, bestaande uit ademhaling, meditatie en beweging, gericht op het sturen van de qi.

Qi: de levenskracht – de natuurlijke energie in alle levende wezens. Geblokkeerde of stagnerende qi kan ziekte of pijn veroorzaken.

San Jiao: de Drievoudige Verwarmer, een van de twaalf organen.

Shen Nong (de 'Goddelijke Boer'): een mythische figuur van wie men beweert dat hij de mensheid het verbouwen van voedsel en kruiden heeft geleerd en degene zou zijn die de kruidengeneeskunde bij de Chinezen heeft geïntroduceerd.

Shen: de geest of ziel, die zou huizen in het Hart.

Shi: zie Vol.

Shiatsu: een krachtige manier van masseren die bedoeld is om de qi te stimuleren.

Slijm: ziekelijk geworden mucus door de werking van stagnerende Damp of als gevolg van Hitte en Kou.

Stagnatie: een conditie die is ontstaan door een blokkade van qi. Het duidelijkst bij Voedselstagnatie, waar te veel eten of een slecht dieet resulteert in spijsverteringsproblemen of in stagnatie van de qi die voor pijn zou zorgen.

Tai Qi: een rustige vechtsport.

Taoïsme: Chinese filosofie die nederigheid en religieuze vroomheid voorstaat.

Tinctuur: een methode voor de bereiding van kruiden, waarbij deze in alcohol worden gedrenkt.

Twaalf organen/twaalf 'ministers': zo worden de anatomische organen genoemd die volgens de Chinese geneeskunde het belangrijkst zijn – het Hart, de Milt, de Lever, de Longen, de Nieren, de Dikke Darm, de Dunne Darm, de Drievoudige Verwarmer, de Blaas, de Galblaas, het Pericardium en de Maag – hun werking en verantwoordelijkheden.

Uitwendig, extern: een verstoring van het evenwicht door een externe oorzaak.

Vijf seizoenen: winter, zomer, lente, herfst en het overgangsseizoen tussen elk daarvan. Bij elk seizoen hoort een element.

Vijf elementen: een manier om de natuurlijke energieën in te delen en de krachten in het lichaam te beschrijven. De vijf elementen zijn: Aarde, Metaal, Hout, Water en Vuur.

Vijf smaken: de smaken (zoet, zuur, bitter, zout en scherp) die bij de vijf elementen horen.

Vol, volheid (shi): een teveel van een bepaalde stof in het lichaam, wat een disharmonie tot gevolg heeft.

Vol-heet: Hitte door te veel yang.

Vol-koud: Kou door te veel yin.

Vuur: een extreme vorm van Hitte. Een van de vijf elementen die symbool staat voor vreugde, vervulling en geluk.

Wind: een concept dat beweging omvat en eveneens de opvatting dat ziekte wordt verspreid door de lucht. Wordt meestal gezien als een kwaadaardige invloed en een van de externe Kwaden. Als het lichaam de wind vasthoudt, is er kans op allergie of disharmonie.

Xin Bao: Pericardium, een van de twaalf organen.

Xu: zie Leeg.

Yin-yang: de opvatting dat alles is gebaseerd op twee tegengestelde krachten en dat een gezond leven afhankelijk is van een goede balans tussen deze twee krachten. Yin (donker, koel, neerwaarts, passief, vocht) en yang (licht, warm, actief, opwaarts, droog) zijn relatieve begrippen; alles herbergt zowel yin als yang in zich.

Zangfu-systeem: tien van de twaalf organen – behalve de Drievoudige Verwarmer en het Pericardium – die of yin of yang zijn en affiniteit vertonen met een van de vijf elementen.

Zes Kwaden: externe ziekteveroorzakers. De Zes Kwaden zijn: Wind, Kou, Vuur, Zomer, Hitte, Droogte en Damp.

LEVERANCIERS

Er zijn verschillende manieren om aan de kruiden te komen die u voor uw behandeling nodig hebt.

BIJ EEN KRUIDENGENEZER

Zoals ik op *blz. 178-181* al aangaf, kunt u het beste een arts benaderen die geregistreerd staat bij een officieel orgaan. U kunt met hem of haar een goede relatie opbouwen, de beste namier om uw gezondheid en welzijn op de lange duur te verzekeren. Uw arts kan u de kruiden die u nodig hebt, voorschrijven en u van advies dienen bij de behandeling. Als de arts geregistreerd staat, heeft hij of zij toegang tot de authentieke kruiden van goede kwaliteit. Het officiële orgaan in Nederland is:

ZHONG

Nederlandse Vereniging van Traditionele Chinese Geneeskunde

Bestevaer 24

2405 GZ Alphen a/d Rijn

Telefoon/Fax: 0172-495501

www.rchm.co.uk

U kunt een aan uzelf geadresseerde en van een postzegel voorziene envelop meesturen.

BIJ EEN NATUURVOEDINGSWINKEL

Er zijn steeds meer winkels die natuurlijke voeding en kruidenproducten verkopen. Bij een gespecialiseerde zaak is de bediening vaak persoonlijker en is er meer kennis van zaken. U kunt hier goed terecht voor simpele, enkelvoudige kruidenproducten, vooral van westerse kruiden en meestal in de vorm van tabletten of een tinctuur. U kunt beter eerst advies vragen voor u aan een combinatie van kruiden en/of vitaminen begint.

BIJ APOTHEEK EN DROGIST

De meeste apotheken en drogisterijen hebben tegenwoordig een heel scala aan kruiden in hun assortiment. Meestal kan het personeel hier echter weinig informatie over geven – u kunt hier dus nauwelijks of geen advies inwinnen.

VIA INTERNET

Ik raad u sterk aan uw kruidenproducten niet via internet aan te schaffen omdat de kwaliteit van product en leverancier onmogelijk gegarandeerd kunnen worden.lier.

BIJ EEN CHINESE TOKO

De meeste Chinese toko's hebben wel kruidenzakjes en wat gangbare tabletten in hun assortiment, ze hebben ook vaak kruidenbuiltjes die aan het eten als tonicum kunnen worden toegevoegd. Maar u bent niet zeker van de kwaliteit en ze zijn vaak duur. Vaak zijn de remedies een combinatie van westerse allopathische medicijnen en kruiden.

BIJ EEN CHINESE APOTHEEK

Er is de laatste jaren een explosie van Chinese kruidenwinkels in het Westen geweest en de meeste grotere steden hebben er wel een. Maar denk erom dat u als leek geen verschil kunt zien tussen een professionele kruidkundige en een amateur – een wand vol certificaten is nog geen garantie voor authenticiteit. De enige manier om er zeker van te zijn dat u met een professionele kruidkundige van doen hebt, is door informatie op te vragen bij het officiële orgaan (zie hierboven).

VIA NETWERKMARKETING

Er zijn, vooral in de VS, steeds meer bedrijven die hun producten via netwerkmarketing (een term voor piramideverkoop) verkopen. De producten zelf zijn meestal van goede kwaliteit, maar bestaan vaak uit hele specifieke combinaties, waardoor ze moeilijk aan te passen zijn aan de wensen van het individu.

AANVULLENDE LITERATUUR

Andere interessante boeken van Librero op dit gebied en aanverwante gebieden:

Chinese astrologie
Een unieke gids die u de weg wijst in liefde, vriendschap, gezin en werk
Richard Craze
Librero, 1999

Evenwichtig wonen
Holistisch leven met feng shui
Joanna Trevelyan
Librero, 1999

Fit en vitaal
Gezonde voeding voor een optimaal leven
Mary Deirdre Donovan
Librero, 1998

De helende kracht van kruiden
Een kruidengids voor het behandelen van veelvoorkomende kwalen
Jade Britton en Tamara Kircher
Librero, 1999

Kruiden
Alle informatie voor de liefhebber
Marcus A. Webb
Librero, 1999

De kruidenbijbel
Een complete gids voor het werken met kruiden
Peter McHoy en Pamela Westland
Librero, 1998

Natuurlijk pijn verlichten
Veilige en effectieve zelfhulp voor alledaagse kwaaltjes
Richard Thomas
Librero, 1999

De nieuwe voedingswijzer
Michael van Straten
Librero, 1999

Recepten voor natuurlijke schoonheid
100 zelfgemaakte schoonheidsproducten voor een stralende schoonheid
Katie Spiers
Librero, 1999

Seks in de sterren
Seksuele aantrekkingskracht en partnerkeuze – de ultieme astrologische gids
Judy Jacobs
Librero, 1999

Specerijen
Alle informatie voor de liefhebber
Richard Craze
Librero, 1999

Tarot ontcijferd
Interpreteer de symbolen van het tarot en vergroot uw kennis van de kaarten
Kathleen McCormack
Librero, 1999

Thee
Alle informatie voor de liefhebber
Jane Pettigrew
Librero, 1998

REGISTER

A

aambeien 113
Aarde-
  vijf elementen 10
  kruidenrecepten 150, 151, 153
  organen 38
  eigenschappen 23, 25
  recept 160
  zoetheid 37
  acht condities 11
  toepassing 59, 61
  vol-leeg 11, 31
  heet-koud 11, 31, 32, 33
  intern-extern 11, 31
  yin-yang 11, 30
acupunctuur 169, 181
ademen 17, 92
ademhaling 70-71, 128, 138, 140
adstringerende kruiden 102, 124, 125
afkooksel 100, 165
alcohol 162, 163
allergieën 71, 78-79, 124, 128, 137
alvleesklier 64
angstgevoelens 92, 114, 115, 134, 135, 140
artritis 78, 107, 139, 140, 141
astma 45, 78, 138

B

baby's 88, 89, 128, 136
bedreigde diersoorten 101
benadering (medicijn-) 14, 15
benen 106, 111, 123, 163
beoefenaar 178-181
betasting 55
bevalling 137, 140, 163
bitterheid 37
Blaas
  functie/symptomen 40, 42, 43, 69, 86-87
  Fu-orgaan 10
  kruidenrecepten 152
  Waterelement 23, 27
blaasontsteking 40, 42, 86, 136
Bloed
  Damp 42
  en qi 11
  formatie 66
  functie 11
  gezondheid van vrouwen 60
  kruidenrecepten 156, 157
  kruiden die bewegen 102, 130-133, 162
  problemen 72-73, 91, 93
  voedende kruiden 102, 111-113, 114, 140
bloeddruk 83, 123, 139, 141
borst
  infecties 126, 127, 128, 137, 138, 139, 141, 164
  pijn 107, 131, 132
Bu Zhong Jiu 163

C

candidaschimmel 78
capsules 101
catarre *zie* slijm 117, 122, 123, 128, 140
circulatie 75, 107, 132, 137, 138, 139, 141, 164
constipatie 110, 111, 112, 113, 114, 122, 131, 133, 135, 136
consultatie 178-181
crèmes 164-165

D

Damp
  allergie 79
  kruiden voor 45, 102, 118-123
  oorzaak 11
  problemen 42, 43
  spijsvertering 66, 67
Damp-Hitte 43
Damp-Kou 43
depressie 73, 93, 130, 133, 135, 140, 141
diagnose 46-61, 179
diarree 103, 104, 107, 108, 110, 116, 118, 119, 120, 121, 125, 128, 129, 138
dieet
  hoofdpijn 76
  kinderen 88
  menopauze 85
  ontgifting 94, 95, 96
  oorzaak of problemen 42, 45
  richtlijnen 174, 175
  spijsverteringsstelsel 67
  wanneer eten 17
Dikke Darm 10, 23, 26, 39, 42, 43, 66
dosering 148, 149
drankje 101
Drie Schatten 11
Drievoudige Verwarmer 10, 41, 65, 68
drinken 68, 73, 96, 142-143, 174
Droogte 11, 23, 36
duizeligheid 105, 112, 113, 118, 124, 135
Dunne Darm 10, 23, 29, 40

E

eetlust
  slechte 103, 104, 105, 107, 116, 118, 120, 125, 163,
  verminderde 115, 139
emoties 11, 71, 84, 90-93, 111, 115, 163
energie 10, 11, 16
erectieproblemen 87

essence *zie* Jing

eten 17, 174-175
zie ook dieet

Externe conditie 11, 31

extract 100, 149

F

Feng Shui 170-171

Fu 10, 39, 64

G

Galblaas 10, 23, 28, 40, 43, 66

geest 11, 65, 70, 90, 102, 125, 134, 135

geheugen 103, 105, 134, 135, 138

genererende cyclus 22

gewichtsverlies 103, 105

gezondheid van de man 60, 86-87, 141

gezondheid van de vrouw 60, 80-85, 111

gifstoffen 73, 79, 94-96, 105, 126-129, 176-177

griep 97, 116, 137

H

haar 72, 73, 111, 112, 164

Hart
  angstgevoelens 93
  Bloed 11
  functie/symptomen 40
  kruidenrecepten 155
  kruiden voor 103, 105, 139
  meridiaan 11
  oefening 173
  problemen 70-71
  slapeloosheid 91
  twaalf organen 10
  Vuurelement 23, 29

hartkloppingen 103, 104, 105, 107, 112, 114, 118, 124, 125, 132, 134, 135,

hartslag 52-54,

herstel (na ziekte) 115, 141, 163

historische achtergrond 168

Hitte
  Damp 43
  kruiden om op te lossen 45, 102, 126, 127, 128, 129
  kruiden om te verwarmen 102, 106, 110
  Slijm 44
  Vuur 23, 29
  Zes Kwaden 11
  Zomer 35

hoest 103, 104, 105, 108, 110, 114, 115, 117, 122, 123, 124, 125, 129, 131, 141

hoofdpijn 76-77, 112, 127, 129, 130, 138, 140

hooikoorts 78

horen 84

hormoonbehandeling 84

Hout
  eigenschappen 23, 28
  kruidenrecept 151
  lente 35
  organen 38
  recept 161
  Vuurelement 10
  zuur 37

Huid
  acne/eczeem/uitslag 126, 127, 129, 136, 137, 139, 164
  crèmes en zalven 164-165
  droge 111, 112, 113
  genezen 103, 121, 128, 139, 141
  gevoelige 55
  kruidenrecept 157
  problemen 72-73

I

I Tjing 168

immuunsysteem 71, 78, 103, 105, 137, 163

impotentie 104, 106, 112, 113, 124, 125, 141

incontinentie 104, 124

indigestie 105, 116, 117, 118, 120, 128, 136, 139, 141

ingewanden *zie* Dikke en Dunne Darm

intern-extern 11, 31

J

Jin Ye 11, 42

Jing 11

K

kalmerende kruiden 102, 115, 124, 125, 128, 134-135, 140, 141

kanalen *zie* meridianen

kinderen 88-89, 136, 159

koffie 85

koorts 116, 126, 127, 129, 133, 141

koortsuitslag 165

Kou
  acht condities 11, 31, 33
  Damp 43
  Slijm 44, 45
  Water 23
  winter 36

kruidenbereiding 100-101, 148-149, 163, 164-165

kruidenrecepten 110, 150-159

L

lage Jiao 43, 65, 68

leeg 11

leeg-heet 32

leeg-koud 33

lente 35, 161

Lever
  angstgevoelens 93
  Bloed 11
  Dampproblemen 43
  depressie 93
  functie/symptomen 40
  Houtelement 23, 28
  kruidenrecepten 158
  nagels 73
  oefening 173
  slapeloosheid 91

spijsvertering 66, 67
twaalf organen 10
lichaamsvloeistoffen 11, 42, 64, 114, 116, 124
Longen
    functie/symptomen 39
    kruidenrecept 154
    Metaalelement 23, 26
    oefening 173
    problemen 44, 71
    twaalf organen 10
    vochthuishouding 69

M

Maag
    Aarde-element 23, 25
    Dampprobleem 43
    functie/symptomen 39
    kruidenrecept 129, 150
    kruiden voor 108, 109, 116-118
    Slijmprobleem 44
    spijsverteringssysteem 66, 67
    twaalf organen 10
    medicijnkast 97
    medicinale wijn 161-162
    menopauze 84, 85, 112, 137, 141
menstruatie 80-81, 109, 111, 112, 129, 132, 135, 163
    zie ook menstruatiepijn; PMS
menstruatiepijn 107, 108, 129, 130, 131, 132, 135, 163
meridianen 11, 17, 38, 158, 164
Metaal
    eigenschappen 23, 26
    herfst 36
    huid 73
    kruidenrecept 153
    organen 38
    recept 161
    scherpte 37
    vijf elementen 10
midden-Jiao 65, 68
migraine 77, 138
Milt
    Aarde-element 23, 25
    Damp-Kouproblemen 43
    Dampproblemen 42

depressie 93
functie/symptomen 39, 64
kruidenrecept 129, 153
nagels 72-73, 111
oefening 172
Slijm-kouproblemen 44
spijsverteringssysteem 66, 67
twaalf organen 10
vochthuishouding 69
miskraam 73, 106, 120
mond 128, 136, 138, 139
misselijkheid
    kruiden voor 107, 108, 109, 116, 117, 118, 120, 121, 140, 163
    zwangerschap 82, 83, 120

N

Nieren
    functie/symptomen 40, 64
    haar 73, 84
    Jing 11
    kruidenrecept 151
    menopauze 84
    oefening 173
    twaalf organen 10
    Waterelement 23, 27
    vochthuishouding 69

O

ochtendziekte 82, 83, 120
oedeem *zie* vasthouden vocht
oefening 17, 172-173
ogen 113, 125, 127, 128, 129, 138, 165
oliën 85
ontgifting 94-96
    gifstoffen vermijden 176-177
    kruiden voor 45, 102, 105, 126-129, 136, 138, 140
    ontsteking holten 97, 127, 128
oorinfectie 128
opper-Jiao 65, 68
organen 10, 11, 15, 38-41, 64-65
osteoporosis 85

P

paniekaanvallen 92
parasieten 125, 136, 138
Pericardium 10, 41
pijn 74-75
    zie ook rugpijn,; menstruele pijn
    borst 107, 131, 132
    buik 107, 108, 131, 132, 163
    spier 107, 108, 131, 132, 141, 163
    testikels 108
PMS 81, 132, 133, 135, 137, 158
prostaatklier 86, 141

Q

qi
    bewaren 16-17
    beoordelen 18-19
    defensieve 71
    en pijn 74
    gezondheid van de man 60
    kruiden die - laten stromen 102, 129-133, 162
    kruidenrecept 129, 159
    versterken 102, 103-105, 144, 163
    werking 10, 11
Qi Gong 81, 172-173

R

recepten 160-161
reismedicijnen 97
rugpijn 83, 106, 107, 109, 110, 111, 112, 124, 131, 163

S

San Jiao *zie* Drievoudige Verwarmer
scherp 37
schildklier 64, 123
seizoenen 34-36
Shen Nong 168
Shen 11, 70
slaap 17
slapeloosheid 91, 103, 105, 112,

114, 124, 125, 128, 132, 134, 135, 140

Slijm
  allergieën 79
  kruiden voor 45, 102, 103, 118-123, 122-2 [?]
  problemen 11, 44, 71
  spijsvertering 66

Slijm-Hitte 44

Slijm-Kou 44

spijsvertering 66-67
  belang van dieet 174-175
  kruidenrecept 159
  kruiden voor 45, 102, 107, 108, 109, 116, 117, 137, 139, 140, 141, 163

stemmingswisselingen 112, 133, 163

stijfheid 74-75, 121, 133, 163

stress 90

striae 73

T

tabletten 101

Tai Qi 172-173

thee 142-143

tinctuur 101, 164

tintelende pijn 75, 132 [tekst aanpassen]

tong 46-51, 60, 61

twaalf 'ministers' 41

twaalf organen 10, 38-41

U

urineproblemen-
  blaasontsteking 40, 42, 86, 136
  kruiden voor 104, 106, 107, 109, 110, 119, 120, 121, 124, 125, 128, 129, 130
  mannen 87

V

vaginale afscheiding 104, 125, 129

vasten 96

veiligheid 148

verkoudheid 97, 103, 108, 127, 137, 140

vermoeidheid 78, 103, 105

veroudering 84, 113

vervuiling 78

vijf elementen 10
  Aarde 10, 23, 25
  emoties 90
  genererende cyclus 22
  Hout 10, 23, 28
  Metaal 20, 23, 26
  sturende cyclus 23
  toepassing 59, 61
  Vuur 10, 23, 29
  Water 10, 23, 27

vijf smaken 37, 124

vijf klimaten 34

vochthuishouding 68-69

vocht vasthouden 83, 103, 104, 109, 119, 120, 121, 123, 139, 140

voedsel 45, 78, 117, 160-161
  zie ook dieet

vol-heet 32

vol-koud 33

vol-leeg 11, 31

voortplantingssysteem, man 86-87, 104, 107, 108, 109, 112, 124, 125, 141

voortplantingssysteem, vrouw 130, 139
  zie ook menopauze, menstruatie

Vuur 23, 29, 35, 37, 38, 160

W

Water
  eigenschappen 23, 27
  huidproblemen 73
  organen 38
  recept 161
  vijf elementen 10
  winter 36
  zout 37

Wind 11, 23, 35, 79

winter 36, 161

Y

yang
  condities 20
  karakteristieken 30
  organen 38
  versterkende kruiden 45, 102, 106-110, 162
  ziekte 30

yin
  condities 20
  karakteristieken 30
  organen 38
  voedende kruiden 102, 114-118, 129
  ziekte 30

yin-yang 10, 11, 20-21, 30

Z

zalf 164-165

Zang 10, 39, 64

zere (pijnlijke) keel 123, 126, 138, 139, 141

Zes Kwaden 11

ziel zie geest

zoet 37

zomer 35-36, 160

Zomerhitte 11, 23, 35

zout 37

zuur 37

zwakte 103, 104, 105, 106

zwangerschap 82-83, 120

zweten 103, 107, 108, 112, 115, 124, 129, 134

KRUIDENREGISTER

A

Achillea millefolium *zie* duizendblad
adukiboon 121
Agastache seu pogostemon *zie* Huo Xiang
Alisma orientalis *zie* Zi Xie
Alium savitum *zie* knoflook
aloë (aloë vera) 136
Alpinia oxyphylla *zie* Yi Zhi Ren
Althaea officinalis *zie* heemst
Amomum villosum *zie* Sha Ren
Angelica sinensis *zie* Dang Gui
Angelica pubescens *zie* Du Huo
Atractylodes lancea *zie* Cang Zhu
Atractylodes macrocephala *zie* Bai Zhu

B

Bai Shao 112, 113, 151, 156, 157, 158, 163
Bai Jie Zi 122, 154
Bai Zi Ren 135, 155
Bai Zhu 104, 118, 129, 150, 151, 153, 154, 155, 158, 159
Bai He 115, 154
Barosma betulina *zie* barosmablad
barosmablad 136
Bei Mu 122, 154
Bing Tang 116
Bo He 158
brandnetel 140
Bu Gu Zi 110
Bu Xu Jiu 163
Bupleurum chinense *zie* Chai Hu

C

Calendula officinalis *zie* goudsbloem
Cang Zhu 116, 121, 153, 154
Cang Er Zi 128, 153, 154
Cannabis sativa *zie* Huo Ma Ren
Capsicum minimum *zie* cayenne
Carthamus tinctorius *zie* Hong Hua
cayenne 137
Chai Hu 133, 151, 154, 156, 158
Chen Pi 116, 117, 129, 150, 151, 153, 154, 159
Chi Xiao Dou 121, 152
Chinese dadel 105, 134
Chrysanthemum morifolium (chrysant) 127
Chuan Xiong 130, 156, 158, 163
Ci Wu Jia 145
Cinnamomum cassia *zie* Gui Pi/Gui Zhi
Citrus aurantium *zie* Zhi Shi
Citrus reticulata *zie* Chen Pi
Codonopsis pilosula *zie* Dang Shen
Coix lacrima-yobi *zie* Yi Yi Ren
Coptis chinensis *zie* Huang Lian
Cornus officinalis *zie* Shan Zhu Yu
Corydalis yanhusuo *zie* Yan Hu Suo

Crataegus pinnatifida *zie* Shan Zha
Curcuma wenyujin *zie* Yu Jin
Cyperus rotundus *zie* Xiang Fu

D

Da Zao 105, 110, 116, 150
Dang Shen 104, 150, 151, 153, 155, 156, 157, 158, 159
Dang Gui 111, 145, 151, 155, 156, 157, 158, 163
Dimocarpus oppositia *zie* Shan Yao
dropwortel 105
Du Huo 133, 158, 163
Du Zhong 106, 151, 158, 163
duizendblad 141

E

echinacea 16, 137
engelwortel 111, 133, 163
Equisetum arvense *zie* paardenstaart
Eucommia ulmoides *zie* Du Zhong
Eugenia caryophyllata *zie* Ding Xiang
Euphrasia officinalis *zie* ogentroost
Evodia rutaecarpa *zie* Wu Zhu Yu

F

fenegriek 109
Foeniculum vulgare *zie* Hui Xiang
Forsythia suspensa 127
Fritillaria cirrhoza *zie* Bei Mu
Fu Ling 118, 120, 129, 150, 151, 152, 153, 154, 155, 156, 157, 158, 159
Fu Pen Zi 125

G

Gan Cao 116, 118, 129
Ganoderma macrophylla *zie* Qin Jiao
gember 108
gerst 118, 119
gingko 138
ginseng 16, 103, 144-145
Glennia littoralis *zie* Sha Shen
Glycyrrhizia glabra *zie* Gan Cao
Gou Qi Zi 113, 151, 156, 158, 163
goudsbloem 139
Gu Ya 118, 153, 159
Gui Pi 107, 151
Gui Xiong Jiu 163
Gui Zhi 107, 118, 153, 158, 159, 163

H

Hai Zao 123
He Shou Wu 112, 156, 157
hennepzaad 113, 135
Hong Hua 131, 156, 163
Hordreum vulgare *zie* Mai Ya
Hou Po 113, 116
Hu Lu Ba 109, 151
Hu Tao Ren 110

Huan Qin 128, 154, 155, 157
Huang Lian 128, 150
Huang Bai 129, 151, 152
Huang Qi 103, 153, 154, 155, 156, 158, 159, 163
Hui Xiang 108, 163
Hui Jiao 108
Huo Ma Ren 113
Huo Xiang 120, 153
hydrastis 139
Hydrastis canadenis *zie* hydrasta
Hypericum perforatum *zie* Sint-Janskruid

J

jeneverbes 139
Ji Xue Teng 132, 156
Jie Geng 123, 153, 154, 156, 159
Jin Yin Hua 126, 154, 157, 158
Ju Hua 127
Juglans regia *zie* Hu Tao Ren

K

kamille 136
kamperfoelie 126
kaneel 107
kardemom 107, 120
koolpalm 141
kruidnagels 109
kuisbes 137
Kun Bu 123
kurkuma 130

L

Laminaria japonica *zie* Kun Bu
lavas 130
Lian Zi 125, 150, 153, 155
Lian Qiao 127, 154, 157
Ligusticum chuanxiong *zie* Chuan Xiong
Lilium lancifolium *zie* Bai he
Lindera aggregata *zie* Wu Yao
Ling Gui Zhu Gan Teng 118
Ling ZHi 105, 153
Long Yan Rou 135, 155, 163
Lonicera japonica 126
Lycium barbarum *zie* Glu Qi Zi

M

Ma Zi Ren Wan 113
Magnolia officinalis *zie* Hou Po
Mai Men Dong 114, 116, 154, 155
Mai Ya 118, 153, 159
mariadistel 140
Massa fermentata medicinalis *zie* Shen Qu
Matricaria chamomilla *zie* chamomille
Mei Gui Hua 135, 158
meidoorn 139
Menta x piperita *zie* munt
moederkruid 138

mosterdzaad, wit 122
Mu Dan Pi 129, 151, 156, 157
munt 158

N

Nelumbo nucifera *zie* Lian Zi
nootmuskaat 110

O

ogentroost 138
Ophipogon japonicus *zie* Mai Men Dong
Oryza sativa *zie* Gu Ya

P

paardebloem 127
paardenstaart 139
Paeonia lactiflora *zie* Shao Yao
Paeonia suffruticosa *zie* Mu Dan Pi
Panax quinquefolium *zie* Xi Yang Shen
Panax ginseng *zie* Ren Shen
passiebloem 140
Passiflora incarnata *zie* passiebloem
patchoeli 120
peper
 cayenne 137
 zwart 108
pepermunt 140
perezaad 131, 156
perzikpitten 122
peterselie 140
Petroselinum crispum *zie* peterselie
Phaseolus calcaratus *zie* Chi Xiao Dou
Phellodendrong chinensis *zie* Huang Bai
Ping Wei San 116
Piper nigrum *zie* Hu Jiao
Platycladus orientalis *zie* Bai Zi Ren
Platycodon grandiflorum *zie* Jie Geng
Polygala tenuifolia *zie* Yuan Zhi
Polygonatum odoratum *zie* Yu Zhu
Polygonum multiflorum *zie* He Shou Wu
Poria Cocos *zie* Fu Ling
Prunus armenica *zie* Xing Ren
Prunus persica *zie* Tao Ren
Prunus mume *zie* Wu Mei
Psoralea corylifolia *zie* Bu Gu Zi
Pu Gong Ying 127, 157, 158

Q

Qin Jiao 133, 158, 163

R

Radix astragalus *zie* Huang Qi
Rebmannia glutinosa *zie* Shu Di Huang
Ren Shen 103, 129, 144-145, 150, 153, 155, 158, 163
rijst 119
Rosa rugosa *zie* Mei Gui Hua
Rou Dou Kou i10
Rou Gui 107
Rubus chingii *zie* Fu Pen Zi

S

saffloer 131, 163
salie 132
Salix alba *zie* wilg

Salvia miltiorrhiza *zie* Dan Shen
Sambucus nigra *zie* vlierbloesem
San Qi 145
Sargassum pallidum *zie* Hai Zao
Schisandra chinensis *zie* Wu Wei Zi
Scutellaria baicalensis *zie* Huang Qin
Semen myristica *zie* Rou Dou Kou
Seronoa repens *zie* koolpalm
Sha Ren 120, 150, 153, 159, 163
Sha Shen 116
Shan Zha 117, 155, 159, 163
Shan Zhu Yu 124, 151
Shan Yao 104, 150, 151, 152, 163
Shen Qu 118, 159
Sheng Jiang 108, 110, 116, 150, 151, 153, 154, 158, 159
Sheng Di Huang 116
Shu Di Huang 112, 151, 152, 154, 155, 156, 157
Si Shen Wan 110
Si Jun Zi Tang 129
Silybum marianum *zie* mariadistel
Sinapsis alba *zie* Bai Jie Zi
Spatholobus suberectus *zie* Ji Xue Teng
Sint-Janskruid 141
Suan Zao Ren 134, 155
suiker 116

T

Tanacetum parthemium *zie* moederkruid
Tao Ren 131, 156
Taraxacum mongolicum 127
Trigonella foenum-graecum *zie* Hu Lu Ba

U

Ulmus fulva *zie* Noord-Amerikaanse Iep
Urtica diocia *zie* brandnetel

V

valeriaan 141
venkelzaad 108
Vitex agnus-castus *zie* kuisbes
vlierbloesem 137

W

walnoten 110
westerse kruiden 102, 136-141
wilg 141
Wu Yao 109, 151, 152
Wu Zhu Yu 110
Wu Wei Zi 110, 124, 153, 154, 155, 159, 163
Wu Mei 125

X

Xanthium sibricum *zie* Cang Er Zi
Xi Yang Shen 115, 145, 150, 154, 155
Xiang Fu 132, 151, 156, 158, 163
Xing Ren 113, 153, 154

Y

Yan Hu Suo 131, 156
Yi Zhi Ren 107, 152, 153
Yi Wei Tang 116
Yi Yi Ren 119, 150, 152, 153, 157, 158, 159
Yu Jin 130, 156, 158
Yu Zhu 115, 116, 150
Yuan Zhi 134, 155

Z

Ze Xie 121, 151, 152, 157
zeewier 123
Zhi Gan Cao 105, 150, 151, 153, 154, 155, 156, 157, 158, 159, 163
Zhi Shi 113
Zing Ren 122
Zingiber officinale *zie* Sheng Jiang
Zizyphus jujuba *zie* da Zao; Suan Zao Ren

DANKBETUIGING

De uitgever bedankt de volgende personen en instellingen voor de gebruikte afbeeldingen:

The Hutchison Library: blz. 42 (l) (John Wright), blz. 172 (lb) (Melanie Friend)
The Image Bank, Londen: blz. 14 (lb), blz. 50
Rex Features, Londen: blz. 84 (r)
The Stock Market Photo Agency: blz. 14 (rb), blz. 26 (lo), blz. 29 (b), blz. 44 (o), blz. 45 (b), blz. 48, blz. 49, blz. 74 (lb), blz. 81, blz. 82 (r), blz. 86 (b), blz. 93, blz. 114 (l), blz. 142 (l), blz. 169 (lo), blz. 170 (lb)
The Science Photo Library: blz. 16 (lb), blz. 64 (lo), blz. 144 (lb)
Welcome Institute Library: blz. 52 (b), blz. 162 (lb)

De uitgever bedankt de volgende personen en instellingen voor hun hulp bij het fotomateriaal:
Helen Furbear
Mayway (UK) Company Ltd
Western Herbs

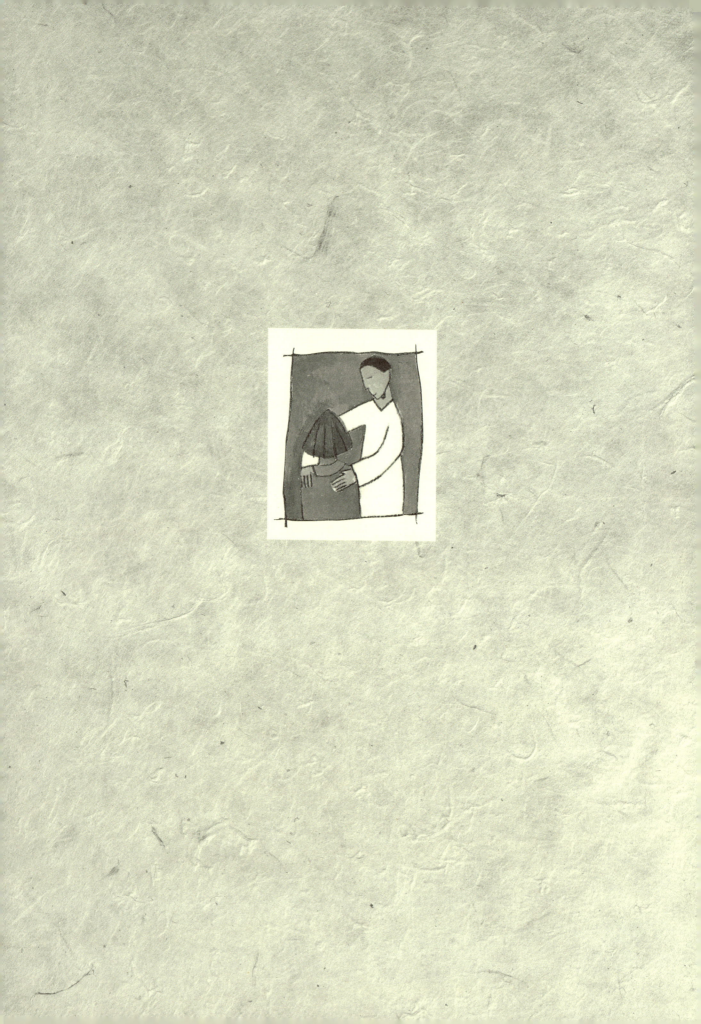